BASTEI
LÜBBE

Kenneth Ring

Den Tod erfahren – das Leben gewinnen

240 ~~137~~

BASTEI LÜBBE

BASTEI-LÜBBE-TASCHENBUCH
Band 60233

Titel des Originals: HEADING TOWARD OMEGA
Einzig berechtigte Übersetzung aus dem Amerikanischen
von Charlotte Franke
Gesamtdeutsche Rechte beim Scherz-Verlag,
Bern, München, Wien
Lizenzausgabe mit Genehmigung des Scherz Verlags,
Bern und München: Gustav Lübbe Verlag GmbH,
Bergisch Gladbach
Printed in West Germany, November 1988
Einbandgestaltung: Adolf Bachmann
Satz: Fotosatz Prechtl, Passau
Druck und Bindung: Ebner Ulm
ISBN 3-404-60233-8

Inhalt

Vorwort

Es ist für mich eine große Ehre und ein Vergnügen, einige einführende Worte zu Kenneth Rings neuem Buch schreiben zu dürfen, das von allen, die mit seinen Forschungen vertraut sind, schon mit großer Ungeduld erwartet wird.

Zwanzig Jahre lang haben wir fleißig Fälle zusammengetragen, die heute als Nah-Todeserfahrungen bezeichnet werden. Erst nachdem Raymond Moodys Buch *Leben nach dem Tod* ein Bestseller wurde, ist dieser Terminus für Fachleute wie für Laien zu einem Begriff geworden. Immer mehr ernst zu nehmende Forscher und Kliniker haben sich im Laufe der Zeit für dieses Phänomen interessiert, das seit Jahrhunderten bekannt, bislang aber nur selten wirklich untersucht worden ist.

Bevor jene, die genug Mut besaßen, damit anfingen, offen über ihre Erfahrungen zu reden, haben sich meine Patienten immer gescheut, ihr Wissen der Öffentlichkeit preiszugeben. Die meisten Menschen, die mir ihr persönliches Nah-Todeserlebnis anvertrauten, begannen fast immer mit Wendungen wie: »Ich bin froh, mit Ihnen über meine Erfahrungen reden zu können, aber Sie müssen mir versprechen, es nicht meinem Arzt, meiner Familie oder meinen Freunden weiterzuerzählen.« Sie hatten Angst, als Psychopathen abgestempelt zu werden, als jemand, der Halluzinationen hat oder »vom Teufel besessen« ist.

Aber durch die Publikation von Werken zu diesem Thema von Persönlichkeiten wie Raymond Moody, Karlis Osis und Michael Sabom — und natürlich auch Kenneth Ring — hat dieses Phänomen an

Glaubwürdigkeit gewonnen, so daß man heutzutage ungeniert darüber reden kann.
Nie werde ich meine eigene erste Erfahrung dieser Art vergessen. Es war nach einem langen, sehr anstrengenden Workshop, als ich mich plötzlich in eine Sphäre unglaublicher Liebe und Fürsorge versetzt fühlte. Ich schwebte dahin, wurde von unsichtbaren, sanften Händen gehalten und spürte, daß ich mich verjüngte und von Energie erfüllt war. Ich kam mir vor wie ein altes Auto, das von einem halben Dutzend Mechanikern liebevoll neu hergerichtet wird. Als ich in meinen physischen Körper zurückkehrte, fühlte ich mich erfrischt und stark und wußte, daß wir nicht allein sind, daß sich jemand um uns kümmert — jenseits unseres Begriffsvermögens.
Erst Jahre später, als ich eine ähnliche, allerdings weitaus intensivere Erfahrung machte, durfte ich Teil jenes Lichts werden, das schon so viele Menschen zu beschreiben versuchten. Jeder, dem die Gnade widerfahren ist, es zu sehen, wird sich nie wieder vor dem Tod fürchten. Die bedingungslose Liebe, das Verständnis und das Mitgefühl, die mit der Existenz dieses Lichts verbunden sind, lassen sich mit Worten nicht fassen.
Und das ist vielleicht sogar der wichtigste Beitrag, den Kenneth' neues Buch leistet:
Es versucht, die Veränderungen greifbar zu machen, die in jenen Menschen vor sich gehen, die diesem Licht begegnet sind. Es ist eine geistige, heilige Erfahrung, die in den betroffenen Menschen tiefgreifende Wandlungen hervorruft. Die Nah-Todeserfahrung verleiht dem Leben eine neue Dimension und erweitert das Verständnis für das menschliche Leben und seinen Sinn.
Ich glaube, daß mit Beginn des New Age immer mehr Menschen diese Gabe und dadurch dieses Wissen erringen werden. Es wird, wie Kenneth zeigt, zur Veränderung des Bewußtseins beitragen, zur Fähigkeit bedingungsloser Liebe — nicht nur im Jenseits, sondern auch hier auf der Erde, wo wir sie so bitter brauchen, um die Wunden so vieler Menschen und Völker zu heilen.
Wenn erst einmal genügend Menschen jene Liebe erfahren haben,

dann wird es uns vielleicht auch gelingen, Frieden zu schaffen auf unserer Erde.
Vielen Dank, Kenneth, für deine meisterhafte Arbeit und für die Objektivität und Offenheit dieses Buches.

Elisabeth Kübler-Ross

Einleitung

Das ganze Jahr hindurch wachen in dem Teil der Vereinigten Staaten, in dem ich lebe, und vielleicht auch andernorts, viele Menschen aus ihrem nächtlichen Schlaf auf und hören herrlichen Vogelsang. Das liegt nicht etwa daran, weil ich in Big Sur wohne, wo man nicht nur im Sommer, sondern auch den ganzen Winter hindurch Vögel singen hören kann; die Vögel, die ich meine, befinden sich in einem Kästchen auf meinem Nachttisch. Das Kästchen ist meine Radiouhr, und die Vogelstimmen, von denen ich geweckt werde, dienen als Erkennungsmelodie zu einem beliebten Morgen-Programm, das klassische Musik bringt. Der Gedanke, daß sich zu eben dieser Zeit viele Menschen gleich mir gemütlich unter ihren Bettdecken strecken und wir alle auf dieselbe Weise geweckt werden, gefällt mir. Ich finde diese Art aufzuwachen höchst erfreulich.

Auch dieses Buch handelt vom Erwachen, allerdings auf eine völlig andere Weise, und die einleitende Melodie, der Lockruf sozusagen, ist, glaube ich, viel eindringlicher. Ich spreche hier nicht von Menschen im allgemeinen, sondern, wie Sie gewiß schon ahnen, von ganz bestimmten Menschen, mit denen ich mich aus beruflichen Gründen beschäftige und die ich in den vergangenen sechs Jahren »ausgeforscht« und über die ich nachgedacht habe — Menschen, die dem Tod sehr nahe gekommen sind oder die den klinischen Tod überlebt haben und behaupten, sich daran erinnern zu können, wie es war, als sie »tot« waren. Allerdings möchte ich gleich an dieser Stelle betonen, daß ich mit meinem Buch nicht einfach nur eine weitere Sammlung authentischer Berichte von »Nah-Todeserfahrungen«

vorlegen will. Mir geht es, um es noch einmal zu wiederholen, um das *Erwachen*.

Aber wessen Erwachen? Und was für ein Erwachen?

Um diese Fragen zu beantworten, muß ich etwas weiter ausholen. In meiner ersten Arbeit über die Nah-Todeserfahrung, meinem Buch *Life at Death,* habe ich mich vor allem darauf konzentriert, die Besonderheiten dieser Erfahrung zu beschreiben. Aus meinen eigenen Untersuchungen und denen anderer geht klar hervor, daß die Nah-Todeserfahrung nicht nur einem ganz bestimmten Muster folgt, sondern daß sie auch als direkte persönliche Vergegenwärtigung einer höheren geistigen Realität zu verstehen ist. Die Nah-Todeserfahrung scheint ein kurzer — ein *sehr* kurzer — Blick zu sein in ein transzendentales Reich, in dem übernatürlicher Frieden und Schönheit herrschen. In diesem Sinne kann man von der Nah-Todeserfahrung als einem Erwachen sprechen.

Über die bereits in *Life at Death* dargelegten Forschungsergebnisse hinaus ist es uns gelungen, völlig neue Erkenntnisse im Hinblick auf die Nah-Todeserfahrung zu gewinnen: Wir sind jetzt in der Lage, in allen Einzelheiten zu beschreiben, was mit Menschen passiert, die eine Nah-Todeserfahrung durchgemacht haben, können also die Nachwirkungen dieses einschneidenden Erlebnisses analytisch erfassen. Und es zeigt sich, daß diese neuen Forschungsergebnisse tatsächlich den Schlüssel zur Bedeutung dieser Erfahrungen liefern und uns zeigen, welchen tieferen Sinn sie für uns alle besitzen, ob wir nun ein Nah-Todeserlebnis hatten oder nicht. *Life at Death* hat versucht zu erklären, was Nah-Todeserfahrungen überhaupt sind; im nun vorliegenden Buch soll gezeigt werden, warum und inwiefern es sich dabei um ein Phänomen handelt, das eine evolutionäre Dimension besitzt. Obwohl ich mich wieder auf empirische Forschungen stütze, habe ich mich bemüht, dieses Buch persönlicher zu gestalten, denn es spiegelt, wie ich glaube, mein eigenes, besseres Verständnis für diese außergewöhnlichen Erfahrungen wider, zu dem ich im Zuge meiner Studien gelangt bin. Ich lasse daher viele der bemerkenswerten Menschen, denen ich im Rahmen meiner Arbeit begegnet bin, selbst zu

Wort kommen, denn sie haben den eigentlichen Stoff für mein Buch geliefert, und ihre Aussagen vermitteln oft mehr Einsichten als alle Statistiken, obwohl deren Stellenwert im Kontext einer wissenschaftlichen Untersuchung natürlich auch nicht unterschätzt werden darf und Sie entsprechendes Material im Anhang aufgeführt finden.

Kehren wir nun zu den Fragen zurück, die ich eingangs gestellt habe: Von wessen Erwachen soll hier die Rede sein? Und wo hinein erfolgt dieses Erwachen?

Ohne dem »Ergebnis« dieses Buches vorgreifen zu wollen, möchte ich schon gleich zu Anfang die meiner Arbeit zugrunde liegende Hypothese festhalten: daß die Menschheit als Ganzes gemeinsam darum ringt, zu einer neuen und höheren Bewußtseinsebene zu erwachen, die häufig als »planetarisches Bewußtsein« bezeichnet wird. Außerdem glaube ich, daß sich bereits eine ganze Reihe von Menschen in Richtung dieses Bewußtseins weiterentwickelt hat oder gerade dabei ist, es zu tun, und daß die Nah-Todeserfahrung als ein evolutionäres Mittel betrachtet werden kann, um diese Transformation im Laufe der Jahre bei Millionen von Menschen in Gang zu setzen. Meiner Meinung nach findet diese Veränderung bereits heute statt und wird sich wahrscheinlich immer stärker intensivieren und ausbreiten. Kurz gesagt, ich vertrete die These, daß wir Zeugen einer großen evolutionären Metamorphose der Spezies Mensch sind und daß die Menschen mit Nah-Todeserfahrungen — bzw. geistigen Erfahrungen, die diesen vergleichbar sind — an der Spitze dieser evolutionären Bewegung stehen.

Da ich keine leichtfertigen visionären Spekulationen anstellen oder gar den Eindruck erwecken möchte, zu viele Science-fiction-Romane gelesen zu haben, hoffe ich, durch die Daten, die ich im Rahmen meines Forschungsprojekts über Menschen mit Nah-Todeserfahrung gewonnen habe, meine These zu belegen. Natürlich kann und will ich weder hier noch an anderer Stelle den Anspruch erheben, daß meine Hypothese durch diese Daten *bewiesen* wird, aber ich glaube, daß sie klarmachen, wie plausibel sie ist, und daß meine Interpretation der Nah-Todeserfahrung zumindest den überzeugenden universalen Rahmen liefert, der ihre große Bedeutung hervorhebt. Auf jeden Fall hoffe ich, daß mein Material und meine darauf basierenden Schlußfolgerungen für die Forscher, die sich mit der Nah-Todeserfahrung und ihren Implikationen beschäftigen, von Nutzen sein werden.

Würde es die Glaubwürdigkeit zu sehr strapazieren, die Behauptung aufzustellen, daß es eine derartige neue Form des Bewußtseins bereits gibt und daß sie anfängt, sich über den ganzen Planeten auszubreiten? Haben die Italiener des 14. Jahrhunderts, die in ihrem mittelalterlichen Weltbild befangen waren, etwa den Geist der Renaissance zu schätzen gewußt, als er sich zu manifestieren begann? In einem Zeitalter wie dem unseren, in dem wir Tag für Tag mit kurzlebigen Nachrichten aus aller Welt, mit nur regional bedeutsamen Ereignissen sowie Details über den Tagesablauf gerade aktueller Berühmtheiten bombardiert werden, ist es verständlich, daß wir in unserer Fixierung auf alltägliche Geschehnisse die Sensibilität gegenüber tiefergreifenden, subtileren Rhythmen evolutionärer Entwicklungen verloren haben, die aber trotz allem existieren und zur Kenntnis genommen werden müssen. Wäre es nicht möglich, daß bei all dem Lärm, der Angst und Verwirrung, die mit dem modernen Leben verbunden sind, irgendwo ein noch leiser Chor erklingt, der einen neuen Morgen für die Menschheit verkündet und uns alle aufruft, uns an dem großen Erwachen zu beteiligen?

Horchen Sie auf die Stimmen in diesem Buch, die sich zu diesem Chor vereinen, und entscheiden Sie selbst, was Sie hören.

1 Eine neue Sicht des Todes

Mehr als sechs Jahre sind vergangen, seit ich mit der Erforschung von Nah-Todeserfahrungen begonnen habe, und während dieser Zeit haben auch viele Menschen in der westlichen Welt angefangen, dem Tod unvoreingenommener, furchtloser zu begegnen. Wodurch ist diese neue Sicht des Todes hervorgerufen worden?

Obwohl es auf dem Gebiet der Thanatologie, der Lehre vom Tod und vom Sterben, in letzter Zeit verschiedene Entwicklungen gegeben hat, die zu dieser neuen Perspektive beigetragen haben, kommt den in den vergangenen Jahren durchgeführten Untersuchungen auf dem Gebiet der *Nah-Todesforschung* zweifellos das Hauptverdienst daran zu. Diese wissenschaftlichen und medizinischen Untersuchungen konzentrieren sich auf das Phänomen der Nah-Todeserfahrung und werden inzwischen von einer ganzen Reihe von Fachleuten durchgeführt, die seit 1977 allein in den USA einen wesentlichen Beitrag zu unserem (veränderten und erweiterten) Verständnis von Tod und Sterben geleistet haben. Die Ergebnisse dieser Arbeiten schienen dazu angetan, unser aller Einstellung gegenüber dem Tod in einem positiven Sinn zu verändern, wie wir es noch vor zehn Jahren kaum für möglich gehalten hätten.

Natürlich waren es nicht so sehr die Nah-Todesforschungen selbst, die zu dieser neuen Sicht des Todes auf breiter Basis geführt haben, sondern vielmehr jene Menschen, die mit ihren Berichten über ihre eigene Nah-Todeserfahrung in der Öffentlichkeit Beachtung fanden. In buchstäblich Hunderten von Radio-, Fernseh- und Illustrierteninterviews haben in den vergangenen fünf Jahren Männer und Frauen

— manchmal kommentiert von Forschern, um den Eindruck von Wissenschaftlichkeit zu erwecken — ihre Sterbeerlebnisse geschildert. Und mit wenigen Ausnahmen stimmten diese Nah-Todeserfahrungen in verblüffender Weise überein: Stets war die Rede von »tiefem Frieden«, »überwältigender Schönheit« und einem allumfassenden Gefühl der Liebe, wenn diese Menschen ihre Begegnung mit dem Tod beschrieben. Fügt man diesen Informationsquellen noch die vielen Bücher und Artikel (siehe Literaturverzeichnis) hinzu, die sich mit der Nah-Todeserfahrung beschäftigen und die seit Mitte der siebziger Jahre veröffentlicht wurden — und gewöhnlich selbst Betroffene ausführlich zu Wort kommen lassen —, dann darf man wohl annehmen, daß es nur wenige Menschen gibt, die in den vergangenen Jahren nicht schon mal das eine oder andere über dieses Phänomen gehört bzw. gelesen haben.

Kurz, in Amerika scheint die Vertrautheit mit Nah-Todeserfahrungen bereits groß zu sein, und die »Augenzeugenberichte« so vieler »beinahe Toter« über ihre entsprechenden Erfahrungen scheinen auch mehr und mehr zu einem *Akzeptieren* dieser Erlebnisdimension zu führen.

Aber was zeichnet diese neue Sicht des Todes, die sich da im Zuge der immer weiter verbreiteten Anerkennung von Nah-Todeserfahrungen entwickelt hat, eigentlich aus?

Man darf nicht vergessen, daß die meisten von uns, bewußt oder unbewußt, »gelernt« haben, eine ganz bestimmte Haltung gegenüber dem Tod einzunehmen. Unsere erste Begegnung mit dem Sterben war vielleicht nur eine geflüsterte Unterhaltung unserer Eltern, die über den Tod eines Familienmitglieds sprachen. Oder wir haben eine Leiche gesehen, die vor der Beerdigung aufbewahrt wurde. Oder wir hatten das Unglück, in einen Autounfall verwickelt zu sein, bei dem ein Freund getötet wurde. Dann sehen wir vielleicht immer wieder den Körper dieses Menschen vor uns, zerschmettert und blutüberströmt, neben der Straße, mit einem Tuch bedeckt — ein ausgesprochen beängstigendes Bild des Todes.

Es könnte aber auch die bloße Vorahnung von Verfall und Sterben sein, die unsere Einstellung gegenüber dem Tod prägt. Wenn wir beispielsweise einen älteren, von schwerer Krankheit gezeichneten Verwandten besuchen und bestürzt sind über den rapiden Abbau seiner physischen Kräfte oder erschrecken über den leeren, starren Blick der Großmutter, die unbeweglich daliegt und nichts mehr sagen kann — welchen Eindruck erhalten wir dann wohl vom Tod? Es ist kaum notwendig, noch weitere mögliche Situationen zu schildern, die mit Sterben oder Tod zu tun haben, um klarzumachen, wie wir erzogen sind, den Tod zu verstehen. Wir lernen es, den Tod *von außen* her zu sehen. Wir sind immer nur Zuschauer und offenbar irgendwie überzeugt, selbst unsterblich zu sein. Wenn wir den Tod aus dieser Perspektive betrachten, sehen wir Bilder des physischen Verfalls und empfinden Trauer über die Trennung von einem geliebten Menschen. Kein Wunder also, daß wir uns vor ihm fürchten, ja, uns abgestoßen fühlen und am liebsten gar nicht darüber reden. Das Thema Tod ist tabu. Selbst Menschen, die von ihrer religiösen Überzeugung her an ein Jenseits, an ein »Leben danach« glauben, sind keineswegs immun gegen das Unbehagen, das einen beim Anblick eines Toten befällt.

Wie sieht nun die Nah-Todesforschung den Tod? Eben nicht von außen, sondern *von innen.* Sie stützt sich auf die unmittelbaren Erfahrungen, die viele tausend Menschen gemacht haben, als sie beinahe oder klinisch tot waren. Die große Übereinstimmung, die diese Berichte aufweisen, zeigt deutlich, daß Menschen mit einer Nah-Todeserfahrung im Prinzip alle das gleiche erleben. Und dieses kollektive Zeugnis, das noch durch die Forschungen, von denen in diesem Buch die Rede sein soll, untermauert wird, deutet darauf hin, daß der Tod eine ausgesprochen angenehme Erfahrung ist. Tatsächlich ist das Wort »angenehm« noch bei weitem zu schwach; viele Überlebende haben ihr Erlebnis geradezu als »Ekstase« bezeichnet. Aber dieses Gefühl höchster Vollkommenheit, das den Eintritt in den Tod zu begleiten scheint, läßt sich offenbar gar nicht in Worte fassen.

Was lehren uns diese Erzählungen über den Tod? Erstens einmal zeigen sie, daß die äußere Erscheinung des Todes ganz und gar nicht der

Erfahrung des Todes entspricht. Der Tod sieht anders aus, als er sich anfühlt. Zweitens lehren sie uns, den Tod nicht zu fürchten. Eine der übereinstimmendsten Erkenntnisse, die durch die Nah-Todeserfahrung gewonnen wurde, ist die, daß sich Menschen mit einer Nah-Todeserfahrung in der Regel nicht mehr vor dem Tod fürchten — auch Jahre später scheint sich diese Einstellung nicht zu ändern. Vielleicht fürchten sich daher auch jene, die Nah-Todesforschung betreiben, weniger vor dem Tod. Das (noch unveröffentlichte) Beweismaterial dafür müßte allerdings erst eingehend analysiert werden, um Genaueres über diesen höchst positiven Effekt sagen zu können.

Stellen Sie sich aber trotzdem einmal vor, was es bedeuten könnte, wenn beispielsweise eine Mutter, die ihr Kind durch einen Unfall verloren hat, wüßte oder zumindest glauben könnte, daß es gar keine Schmerzen gespürt hat, sondern erfüllt war von einem Gefühl außerordentlichen Glücks und Wohlbehagens, daß es, allem äußeren Anschein zum Trotz, bei seinem Tod ein Gefühl absoluter *Vollkommenheit* und *Liebe* hatte. (Übrigens ist das nicht nur eine Hypothese. Ich habe mit Müttern gesprochen, die ein Kind verloren haben und zutiefst froh waren, als sie von dem Phänomen der Nah-Todeserfahrung hörten. Andere Forscher haben ähnliches berichtet.)

Oder stellen Sie sich einen älteren, nicht besonders religiösen Mann vor, der bald sterben wird. Eines Tages schaltet er seinen Fernseher ein und hört das Interview mit einem ähnlich »unfrommen« Menschen, der eine Nah-Todeserfahrung gehabt hat und nun seine Überzeugung zum Ausdruck bringt, daß der Tod nichts ist, wovor man sich fürchten muß, sondern vielmehr ein außerordentlich glückliches Erlebnis. Wie würde sich das wohl auf das Leben dieses alten Mannes auswirken, *bevor* er stirbt? Zu wissen, daß der Tod mehr und vor allem anders ist, als das Auge sehen kann, und daß das, was nicht zu sehen ist, einem Zustand der Vollkommenheit gleichkommt, den man selbst erfahren haben muß, um ihn richtig verstehen zu können, ist in dieser Situation gewiß ein ungeheurer Trost.

Über eines müssen wir uns allerdings klar sein: Nah-Todeserfahrungen und alles, was damit zusammenhängt, vermögen weder den

Schmerz über den Tod noch das Gefühl von Verlust auszuschalten, das uns überfällt, wenn jemand, den wir geliebt haben, stirbt. Die *innere* Sicht des Todes ergänzt die *äußere*, sie ersetzt sie nicht. Der Vorteil, beide Perspektiven berücksichtigen zu können, liegt darin, daß man sich nicht nur mit der traditionellen Sicht und ihren negativen Momenten begnügen muß. Der Sensenmann kommt nie allein, sondern stets in Begleitung des Lichts — so war es schon immer, aber erst die Nah-Todesforschung hat es uns deutlich vor Augen geführt. Raymond Moody hat in seinem Buch *Leben nach dem Tod** den Begriff »Lichtwesen« geprägt, um diese leuchtende, anscheinend allwissende Erscheinung zu beschreiben, die manche Menschen während ihrer Nah-Todeserfahrung wahrgenommen haben und die offensichtlich ein wesentlicher Bestandteil des neuen Todesbildes ist.

Aber die innere Sicht des Todes leugnet oder romantisiert den Prozeß des Sterbens auch nicht. Natürlich ist der Tod, sowohl für den Sterbenden selbst wie für alle, die ihm nahestehen, sehr schmerzhaft. Und die Menschen mit Nah-Todeserfahrung behaupten auch gar nicht, die Angst vor dem *Sterben* verloren zu haben — sie haben nur keine Angst mehr vor dem *Tod*. An dieser Stelle muß daran erinnert werden, daß es der Nah-Todesforschung nicht um »den Weg zum Tod« geht, sondern sie interessiert der Augenblick des (anscheinend) unmittelbar bevorstehenden Todes. In diesem Augenblick wird — von der Warte der inneren Erfahrung aus — der Schnitter Tod in das Lichtwesen umgewandelt, und der Schmerz macht innerem Frieden Platz.

Kurz: Die traditionelle Perspektive entspricht der Situation des Sterbenden, die innere Perspektive dem Tod selbst. Beide sind notwendig, wenn man begreifen will, was Tod wirklich heißt. Daher haben die Untersuchungen von Nah-Todeserfahrungen, die die Sicht auf den Tod »von innen her« ermöglichen, entscheidend dazu beigetragen, den Prozeß des Sterbens in einer ganzheitlichen Weise zu sehen.

Leben im »Nah-Todeshotel«

Während diese neue Sicht des Todes der amerikanischen Öffentlichkeit nahegebracht wurde, war ich mit meinen eigenen Forschungen und dem Schreiben meines Buches *Life at Death* beschäftigt — der ersten wissenschaftlich fundierten Untersuchung von Nah-Todeserfahrungen. Diese Studie, die sich auf hundert Interviews mit Personen, die fast tot waren, aber überlebt haben, stützt, hat die früheren Arbeiten von Raymond Moody und Elisabeth Kübler-Ross, die verschiedene Spezifika der Nah-Todeserfahrung aufgezeigt haben, im großen und ganzen bestätigt. Danach steht fest, daß sich die Nah-Todeserfahrung in mehrere Stadien aufteilt und Form und Inhalt selbst dann stark übereinstimmen, wenn die betreffenden Personen unter ganz konträren Umständen ihren Tod erlebten.

Im Zuge meiner Recherchen für das Buch wurden auch viele meiner persönlichen Fragen hinsichtlich Sterben und Tod beantwortet, und so veröffentlichte ich mein Werk vor allem auch mit einem Gefühl der Dankbarkeit für das, was ich hatte lernen dürfen, und obwohl ich mir über die methodologischen Unzulänglichkeiten von *Life at Death* durchaus im klaren war, dachte ich, daß es mein letztes Wort zu diesem Thema sein würde.

Ich sollte mich irren.

Obgleich das Buch keineswegs Verkaufsrekorde erzielte, schien das Thema bei vielen Menschen auf Interesse zu stoßen. Ich bekam Angebote, im Rahmen einiger Radio- und Fernsehprogramme darüber zu sprechen, und manche, die mich gehört oder gesehen oder *Life at Death* gelesen hatten, schrieben mir und erzählten in ihren Briefen von ihrer eigenen Nah-Todeserfahrung. So führte eins zum anderen. Es folgten noch weitere Programme in den Medien, und immer wieder bat man mich, Diskussionen und Seminare über die Nah-Todeserfahrung abzuhalten.

Nicht genug, daß die meisten Leute positiv auf meine Ausführungen reagierten — nach den Veranstaltungen traf ich unweigerlich irgend jemanden, der selbst schon ein Nah-Todeserlebnis hatte und nun die

die Gelegenheit wahrnahm, mir seine Erfahrungen mitzuteilen. Normalerweise spielte sich das gleich im Vortragssaal oder bei einem Drink danach ab, und meist nahmen mich diese Erzählungen gefangen. Sie mögen vielleicht denken, daß die Aufmerksamkeit nachläßt, wenn man schon viele hundert Berichte ähnlicher Art gehört hat, aber dem war nicht so, und Gesprächen mit anderen Forschern entnahm ich, daß es ihnen genauso erging: Der Gewöhnungseffekt blieb aus. Warum?

Zwei Gründe mögen dafür entscheidend sein: Zum einen, daß Menschen, die von einer Nah-Todeserfahrung berichten, normalerweise zum erstenmal darüber reden (und in manchen Fällen auch nur dieses eine Mal), und zwar gegenüber einem Menschen, der offenbar daran interessiert ist und von dem man annehmen darf, daß er über das Phänomen Bescheid weiß. Dadurch, daß Menschen mit Nah-Todeserfahrung dazu neigen, dieses Erlebnis als »das wichtigste, das mir je widerfahren ist«, zu betrachten, erreicht das meist ja nur kurze Gespräch ungewöhnliche Intenseität, so daß einen die Erzählung eines solchen Menschen buchstäblich gefangennimmt. Zum andern, daß man geradezu ein Herz aus Stein haben müßte, um von diesen Schilderungen nicht bewegt und beeindruckt zu sein; das gilt für das geschriebene wie für das gesprochene Wort gleichermaßen. Mehr als einmal sind mir beim Lesen eines Berichts über eine Nah-Todeserfahrung die Tränen gekommen.

Sie werden verstehen, daß es schwierig ist, nach einem derart »intimen« Gespräch dem anderen einfach höflich zu danken, sich umzudrehen, wegzugehen und das nächste Flugzeug zu nehmen. Statt dessen höre ich mich sagen: »Wissen Sie was, wenn Sie je nach Connecticut kommen sollten, dann . . .«

Meine Lebensgefährtin Norma und ich leben in einem umgebauten Gasthaus, das am Ufer eines hübschen Flusses in einer kleinen Stadt in Connecticut steht, nicht weit von der Universität, an der ich unterrichte. Es ist ein sehr behagliches altes Haus, das sich noch einiges von der anheimelnden Atmosphäre eines Landgasthauses erhalten hat. Und schon bald trafen Leute, die ich spontan aufgefordert hatte, mich mal zu besuchen, tatsächlich bei uns ein. Die meisten dieser Menschen mit Nah-Todeserfahrung stammten aus dem Nordosten, aber einige kamen auch von viel weiter her. Ein Mann aus Kalifornien brauchte per Anhalter eine ganze Woche, um zu uns zu gelangen — und blieb zwei Wochen.

Aber erst so ab 1981 begannen diese Besuche uns allmählich lästig zu werden. Im Dezember 1980 hatte ich zögernd zugestimmt, die Leitung einer kleinen, gerade flügge gewordenen Organisation zur wissenschaftlichen Untersuchung von Nah-Todeserfahrungen zu übernehmen, die ich gemeinsam mit einigen anderen Nah-Todesforschern zwei Jahre zuvor gegründet hatte. Wir nannten sie etwas großartig »The International Association for Near-Death Studies« (IANDS) und bekamen an der Universität ein Büro zur Verfügung gestellt (die Arbeit der IANDS wird in anhang IV genauer beschrieben).

Da die IANDS regelmäßig verschiedene Publikationen sowie eine Fachzeitschrift herausbringen, Tagungen und andere Veranstaltungen über Nah-Todeserfahrungen benötigten, war es wohl unvermeidbar, daß mein Leben schon bald fast völlig von »Nah-Todesangelegenheiten« jeder Art beherrscht wurde. Briefe, Manuskripte, Anfragen zum Thema häuften sich. Manchmal spazierten die Leute buchstäblich von der Straße herein, um von ihrer Nah-Todeserfahrung zu berichten. Forscher aus anderen Teilen der USA — aber auch aus anderen Ländern — fragten an, ob sie kommen könnten, um unser Archiv und unsere Kontakte zu Menschen mit Nah-Todeserfahrungen für ihre eigene Arbeit zu nutzen. Wenn Fachtagungen oder Vorstandssitzungen der IANDS stattfanden, war es nur logisch, diese an der Universität oder bei uns zu Hause abzuhalten. Tatsächlich schien manchmal der einzige Unterschied zwischen unserem Haus und dem Büro an der Uni in einer fünf Meilen langen Autofahrt zu bestehen; an beiden Orten trafen sich dieselben Leute und sprachen über die gleichen Dinge. Höchst selten, daß beim Abendessen einmal *nicht* vom Tod die Rede war! Und die ganze Zeit kamen weitere Menschen mit Nah-Todeserfahrungen, die ich auf meinen

Reisen kennengelernt und eingeladen hatte, übers Wochenende nach Connecticut zu kommen.

Da unser Haus inzwischen also ständig von IANDS-Personal, Nah-Todesforschern sowie einer ganzen Reihe »Informanten« bevölkert war, mußten Norma und ich ihm einfach einen Namen geben, und so nannten wir es »Nah-Todeshotel«, denn dazu hatte es sich mittlerweile wirklich entwickelt. Und unser damals einziges Gästezimmer tauften wir logischerweise »Nah-Todeszimmer«. Und ich bin sicher, daß im Bett dieses Zimmers mehr Überlebende von Nah-Todeserfahrungen geschlafen haben als in irgendeinem anderen Bett auf der ganzen Welt!

Auch wenn wir gelegentlich das Gefühl hatten, von all den Besuchern erdrückt zu werden, herrschte immer gute Stimmung und eine liebevolle Atmosphäre; jeder von uns genoß die Gesellschaft der anderen. Wenn unsere Gäste wieder abreisten, hatten wir meistens eine so enge Beziehung zu ihnen hergestellt, daß wir wußten, wir würden ein Leben lang Freunde bleiben.

Noch etwas anderes wurde mir anläßlich dieser Besuche klar. Ich merkte, daß ich durch meine Freundschaft mit diesen Nah-Todeskandidaten — wie auch mit einer ganzen Reihe anderer Personen, die ich im Zuge meiner Arbeit kennengelernt hatte — Informationen erhielt, von denen die meisten Nah-Todesforscher wahrscheinlich nur träumen können. Vielleicht lag das daran, daß ich diesen Menschen in einer ganz natürlichen Umgebung begegnete und mich völlig »normal« mit ihnen unterhielt. Wogegen ein arrangiertes Interview in unpersönlicher, steriler Umgebung leicht zu einem verkrampften und letztlich für beide Teile unergiebigen Gespräch werden kann. Ich lernte die verschiedensten Aspekte der Charaktere meiner Überlebenden kennen, bestimmte Züge, die mir früher gar nicht aufgefallen waren — gar nicht hatten auffallen können, wenn man die Umstände bedenkt, unter denen Forschungsarbeit normalerweise stattfindet. Mehr und mehr spürte ich, daß ich durch diese zwanglosen Kontakte gewisse Muster erkannte, von denen in der gesamten Literatur über die Nah-Todesforschung noch nie die Rede

war. Nachdem ich mir darüber klargeworden war, wußte ich, daß ich mal wieder an der Angel hing. Mein neugieriger Forschergeist begann zu arbeiten.
Ich hatte das Gefühl, eigentlich erst jetzt der wirklichen Bedeutung von Nah-Todeserfahrungen auf die Spur zu kommen. Ganz allmählich begriff ich, daß und wie die Nah-Todeserfahrungen in einem größeren Kontext zu sehen waren. In meinen bisherigen Arbeiten hatte ich mich in erster Linie auf das Nah-Todeserlebnis als solches konzentriert. Darüber mußte ich nun hinausgehen, wollte ich es in seinem Wesen erfassen.
Das vorliegende Buch berichtet von meiner Suche nach Sinn und Bedeutung dieses Phänomens und von den Menschen, denen ich dabei begegnet bin, die mich gelehrt haben, das Eigentliche zu sehen.

Die Suche nach dem Sinn

Bei meinen Recherchen zu *Life at Death* habe ich mich auf Personen beschränkt, deren Nah-Todeserfahrungen nur die fünf Stunden der »Kernerfahrung«, wie ich sie nenne, umfaßten: Gefühl des Friedens, Trennung vom Körper, Eintritt in die Dunkelheit, Erkennen des Lichts und Eintritt in das Licht. Doch im Zuge meiner weiteren Forschungen für dieses Buch stieß ich auf Beispiele von Nah-Todeserfahrungen, die viel tiefer reichten, intensiver waren als alle Erlebnisse, von denen ich bis dahin gehört hatte. Mir war klar, daß diese Nah-Todesvisionen ungeahnte Erkenntnisse verhießen, und ich nahm an, daß es sich lohnen würde, mehr solcher Menschen ausfindig zu machen, um die volle Bedeutung von Nah-Todeserfahrungen zu erfassen. (Ich werde mich in diesem Buch an verschiedenen Stellen auf diese Fälle beziehen, mit denen wir uns in Kapitel 3 und 8 im einzelnen beschäftigen wollen.)
Bei meinen Unterhaltungen im Nah-Todeshotel und andernorts ist es mir gelungen, die These, die meiner Arbeit zugrunde liegt, intuitiv zu verstehen: *Der Schlüssel zu Sinn und Bedeutung von Nah-Todeser-*

fahrungen liegt in ihren Nachwirkungen. Nachdem ich mehrere Jahre lang Menschen mit Nah-Todeserlebnissen immer wieder in verschiedenen sozialen Umgebungen beobachtet habe, erkannte ich allmählich die subtilen, aber nichtsdestoweniger einschneidenden Veränderungen, die diese Erfahrung in ihrem Leben ausgelöst hat. Darüber hinaus habe ich durch zahlreiche ausführliche Gespräche herausgefunden, was diesen Prozeß der Veränderung und Umwandlung zu behindern und was ihn zu erleichtern vermag. Und schließlich konnte ich — nachdem ich durch unsere IANDS-Archive auch indirekt Zugang zu einer ganzen Reihe von Nah-Todesberichten hatte — sehen, wie grundlegend diese Veränderungen waren und welche Bedeutung ihnen zukam.

Die Nah-Todeserfahrung ist, bildlich gesprochen, wie ein Samenkorn, sie ist, genauer gesagt, eine *Samenerfahrung:* Der Samen gibt sein Wesen nur durch sein Heranreifen preis. Er besitzt die Fähigkeit zu wachsen, aber ob er es auch wirklich tut und mit welcher Geschwindigkeit und welchem Ergebnis, das hängt von vielen Faktoren ab. Wenn er sich entfaltet, kann man ihn »an seinen Früchten erkennen«. Da Menschen mit Nah-Todeserlebnissen nach ihrer Erfahrung »reifen«, wird der Kern dieser Samenerfahrung — ihr Sinn, wenn Sie so wollen — immer deutlicher erkennbar. Und da immer mehr Menschen mit Nah-Todeserfahrung heranzureifen beginnen, scheint auch in ihrer Zahl, und nicht nur in ihrem Wesen, eine Bedeutung zu liegen.

Aus diesem Grund hat keiner von uns Forschern die volle Tragweite des Phänomens, mit dem wir es zu tun haben, früher erkannt. Wir haben den Garten betrachtet, so wie er vor uns lag, unmittelbar nach der Aussaat. Aber inzwischen ist genügend Zeit vergangen, und wir können nun immer deutlicher erkennen, was da gesät wurde. Wir beginnen zu begreifen, daß wir von der Schönheit bisher nur einen kleinen Teil gesehen haben — sie für uns alle sichtbar zu machen ist die Aufgabe, die ich mir mit diesem Werk gestellt habe.

Die Omega-Studie

Um Material für das vorliegende Buch zu sammeln, habe ich mich verschiedener Untersuchungsmethoden bedient. Neben dem direkten Gespräch wurden mehrere Fragebogen ausgearbeitet und eingesetzt, um ausführlicher und gezielter auf die Nachwirkungen der Nah-Todeserfahrung eingehen zu können. Außerdem habe ich viele Briefe und Tonbänder ausgewertet, die mir zugeschickt wurden; in einigen Fällen habe ich auch Leute, die ich bereits durch einen Briefwechsel oder ein Telefonat kannte, noch um ein persönliches Gespräch gebeten. Wie diese Interviews geführt wurden und wie die Fragebogen im einzelnen aussahen, werde ich im folgenden jeweils an entsprechender Stelle darlegen. (Über das von mir angewandte Interview-Schema, wie auch über all die anderen Hilfsmittel, die ich eingesetzt habe, informieren ausführlich Anhang I und II.)

Im Rahmen des Forschungsprojekts — wir haben es »Projekt Omega« genannt —, das eigentlich eine Kombination mehrerer verschiedener Untersuchungen ist, wurden 42 Personen direkt interviewt, während 174 einen Fragebogen ausgefüllt haben. Aus über 150 Briefen von Menschen mit Nah-Todeserfahrung habe ich für diese Studie 62 ausgewählt, und zwar vor allem solche, die ausführlich auf die *Nachwirkungen* ihres Erlebnisses eingegangen sind. Die Besonderheiten der Antworten sollen im jeweiligen Kontext der einzelnen Untersuchungen näher behandelt werden.

Auf ein Spezifikum meines Projekts möchte ich aber schon vorab hinweisen: von den 111 Personen, deren Daten die wesentliche Grundlage für die Untersuchung von Nachwirkungen einer Nah-Todeserfahrung bilden — dazu gehören Briefpartner, die ich interviewt habe, und andere, die ausführliche Fragebogen ausgefüllt haben —, sind 80 Frauen, also fast 72 Prozent aller Befragten. Das liegt wohl einfach daran, daß Frauen eher als Männer zur Feder greifen, um über ihre Nah-Todeserfahrungen zu berichten, und Frauen sind auch leichter dazu zu bewegen, ein Interview zu geben. Da wir jedoch aus früheren Untersuchungen wissen, daß sich die Nah-Todeserfahrungen von Männern und Frauen sehr ähneln, ist unwahrscheinlich, daß es bei den Nachwirkungen signifikante geschlechtsspezifische Unterschiede gibt. Ich habe im Gegenteil den Eindruck gewonnen, was auch die Daten der Erhebung bestätigen, daß in diesem Fall die Übereinstimmung zwischen Männern und Frauen sogar größer zu sein scheint als die Unterschiede.

Andere methodologische Probleme lassen sich nicht so einfach beiseite schieben. Der Fachmann, aber auch der kritische Laie wird schon bald auf einige Schwachstellen stoßen, die diesem Projekt innewohnen. Um den Leser vorzuwarnen, will ich auf die heikelsten gleich selbst aufmerksam machen.

Erstens habe ich meine Fallbeispiele nicht entsprechend der wissenschaftlich geforderten Zufallsauswahl gewonnen, und wahrscheinlich sind sie auch nicht in allen Punkten für alle Menschen mit Nah-Todeserfahrung repräsentativ. Einen repräsentativen Querschnitt von Menschen mit Nah-Todeserfahrungen zusammenzubringen ist für alle Nah-Todesforscher — auch für Moody — schon immer ein Problem gewesen. Aber im nächsten Kapitel soll gezeigt werden, daß die wesentlichen Erkenntnisse, die aus einer Nah-Todeserfahrung gewonnen werden können, trotz dieser Beschränkung im großen und ganzen akzeptiert und bestätigt worden sind. Offenbar sind jene Personen, die bereit sind, per Fragebogen umfassende Angaben zu machen oder längere Interviews zu geben, nicht unbedingt typisch für Menschen mit Nah-Todeserfahrung. Und es sind meist auch nicht die Leute, die man bei Vorträgen antrifft oder die ins Nah-Todeshotel kommen. Infolgedessen habe ich dem statistischen Material auch nicht die übliche Bedeutung beigemessen, da ich mich ja nicht an das Zufallsprinzip halten konnte.

Zweitens war es nicht immer möglich, entsprechende Kontroll- oder Vergleichsgruppen aufzustellen, um zeigen zu können, daß bestimmte psychische Charakteristika bei Menschen mit Nah-Todeserfahrung eher anzutreffen — oder eher nicht anzutreffen — sind als bei »Normalbürgern«. In solchen Fällen werde ich versuchen, meinen Ergebnissen auf andere Weise Validität zu verleihen.

Schließlich besaßen manche meiner Interviews nicht den wissenschaftlich vielleicht wünschenswerten formellen Zuschnitt. Es ist eben schwierig, bei einem Gespräch mit einem Freund genauso neutral zu bleiben wie in der Unterhaltung mit einem Fremden.

Diese nicht unerheblichen Mängel meines Projekts lassen sich nur durch künftige Studien, die den gleichen Fragen nachgehen, korrigieren. Als Folge dieser methodologischen Defizite werden einige Schlüsse, die ich ziehe, vom rein wissenschaftlichen Standpunkt aus mit Vorsicht aufzunehmen sein. Vielleicht sollte man sie einfach als Hypothesen betrachten, die in späteren Untersuchungen — die ich sehr begrüßen würde — noch gründlicher durchleuchtet werden müssen.

Auf jeden Fall stehe ich mit meiner ganzen Person hinter meinen Forschungen und den daraus resultierenden Thesen und bin bereit, meinen wissenschaftlichen Ruf dafür aufs Spiel zu setzen, da ich glaube, behaupten zu dürfen, daß die Ergebnisse meiner Arbeit und die darauf basierenden Schlußfolgerungen im großen und ganzen durch künftige methodisch verbesserte Untersuchungen bestätigt werden. Meiner Meinung nach fügen sich einfach so viele Mosaiksteine zu einem plausiblen Bild zusammen, daß ich gar keinen gravierenden Fehler gemacht haben kann. In dieser Hinsicht setze ich volles Vertrauen in die Daten, genauso wie Raymond Moody es tat, als er in *Leben nach dem Tod* ein Grundmuster der Nah-Todeserfahrung herausarbeitete. Außerdem geht es mir nicht in erster Linie um das empirische Material, das ich zusammengetragen habe und das nach wissenschaftlichen Gesichtspunkten zu beurteilen ist, sondern um dessen *Bedeutung*. »Projekt Omega« soll mehr sein als nur eine weitere wissenschaftliche Untersuchung der Nah-Todeserfahrung. Der Leser muß darauf vorbereitet sein, sich mit Fragen auseinanderzusetzen, die die Wissenschaft allein nicht beantworten kann:

1. Worin besteht das Wesen einer Nah-Todeserfahrung?
2. Welche persönlichen Veränderungen bewirkt die Nah-To-

deserfahrung im Leben eines Menschen, und welcher Wert wird diesen Veränderungen beigemessen?

3. Wie wirkt sich die Nah-Todeserfahrung auf die religiösen Anschauungen des Betreffenden aus?
4. Welche Konsequenzen hat eine tiefe Nah-Todeserfahrung für die weitere psychische Entwicklung eines Menschen?
5. Welche Bedeutung ist den Prophetischen Visionen beizumessen, von denen manche Menschen mit tiefer Nah-Todeserfahrung zu berichten wissen?
6. Gibt es eine biologische Erklärung für Nah-Todeserfahrungen?
7. Welche Bedeutung kommt den Nah-Todeserfahrungen und ihren Nachwirkungen für unser Zeitalter und die Entwicklung des planetarischen Bewußtseins zu?

Eine neue Sicht des Lebens

Ich habe dieses Kapitel begonnen mit dem Versuch zu zeigen, wie sich die Einstellung zum Tod, vor allem aufgrund neuerer Analysen von Nah-Todeserfahrungen, in letzter Zeit gewandelt hat. Die Ergebnisse dieser Forschungen helfen uns nicht nur, die Angst vor dem Tod zu verlieren, wir beginnen auch, ihn in einem neuen Licht zu sehen. Laut den Nah-Todeserfahrungen scheint der Eintritt in den Tod eine Begegnung mit der Liebe zu sein und ein Augenblick unbeschreiblicher Verzückung, wie sie mit Worten kaum auszudrücken ist. Selbst Dante verzweifelte ja daran, die Schönheiten des Paradieses mit Hilfe der vergleichsweise groben menschlichen Sprache zu schildern. Die Nah-Todesforschung hat gezeigt, daß niemand, der eine Nah-Todeserfahrung gemacht hat, dem Tod je wieder mit einem anderen Gefühl als dem unendlicher Dankbarkeit begegnen kann.
Die sorgfältige Untersuchung der *Nachwirkungen* von Nah-Todeserfahrungen hat darüber hinaus noch etwas anderes ergeben — das aber genauso schwer wiegt: nämlich nicht mehr und nicht weniger als ei-

ne *neue Sicht des Lebens.* Ich meine damit nicht etwa das, was gern als »das Leben danach« bezeichnet wird. Dieses Buch handelt nicht vom »Leben danach« oder davon, was Menschen mit Nah-Todeserfahrung über das »Jenseits« denken. Dieses Buch handelt von unserem *Leben hier auf der Erde* und davon, wie wir unsere Vorstellung von der Bestimmung des Menschen vielleicht korrigieren können, wenn wir auf jene Menschen schauen, die den Tod überlebt haben und erkennen, in welch grundlegender Weise diese tiefgreifende Erfahrung sie verändert hat.

2 Die Nah-Todeserfahrung

Da manche Leser die bisherige Literatur zur Nah-Todeserfahrung vielleicht gar nicht oder nur sporadisch kennen, die früheren Forschungsergebnisse aber Voraussetzung waren für die Untersuchungen, über die in diesem Buch berichtet wird, erscheint es mir notwendig, an dieser Stelle einen kurzen Überblick über den gegenwärtigen Stand des Wissens zu geben, was Nah-Todeserfahrungen im allgemeinen betrifft. Das wird es uns erleichtern, die besondere Bedeutung sehr tiefer Nah-Todeserfahrungen, vor allem ihrer Nachwirkungen, von denen in diesem Buch die Rede sein soll, richtig einzuschätzen.

Wie häufig kommen Nah-Todeserfahrungen vor?

Es sind mittlerweile viele tausend Menschen, die über eine Nah-Todeserfahrung berichtet haben. Aber selbst angesichts dieser eindrucksvollen Zahl stellt sich die Frage: Wie viele jener Menschen, die dem Tod nahe waren, können auch über eine Nah-Todeserfahrung berichten? Eine systematische Untersuchung dieser Frage steht noch immer aus, aber es liegen inzwischen genügend Daten darüber vor, um bestimmte Schlüsse daraus zu ziehen.

Von den 102 Überlebenden, die ich für *Life at Death* befragt hatte, erzählten 48 Prozent von einer Nah-Todeserfahrung. Allerdings erschien mir schon damals dieser Anteil ziemlich hoch gegriffen, und ich vermute, daß 40 Prozent wohl eher dem statistischen Durchschnitt entsprechen würden.

Kurz darauf veröffentlichte der Kardiologe Michael Sabom seine *Erinnerungen an den Tod*, eine Untersuchung von Nah-Todeserfahrungen, die sich auf 116 Fälle stützt, hauptsächlich Opfer von Herzattacken. Seine Schätzung — 42 Prozent — kommt meiner sehr nahe. Natürlich hat es außer Saboms Arbeit und meinen Forschungen zahlreiche andere Untersuchungen von Nah-Todeserfahrungen gegeben, aber alle bisher veröffentlichten gehen, obgleich sie eindrucksvolle Beweise für Nah-Todeserfahrungen bringen, stets von weniger als 100 Fallbeispielen aus und liefern folglich auch keine zuverlässige Grundlage für eine genaue Berechnung des Vorkommens von Nah-Todeserfahrungen in der Bevölkerung. Außerdem weisen all diese Untersuchungen ein Manko auf, das für die meisten Forschungen auf diesem Gebiet charakteristisch ist: Die angeführten Fälle sind nicht repräsentativ.

Erst durch die grundlegende Studie von George Gallup jr. und William Proctor, *Begegnungen mit der Unsterblichkeit. Erlebnisse im Grenzbereich zwischen Leben und Tod*, wurden uns gesicherte Daten über die Verbreitung von Nah-Todeserfahrungen — zumindest in den USA — an die Hand gegeben, da die vom renommierten Gallup-Poll-Institut durchgeführte Befragung, auf deren Ergebnisse sich Gallup und Proctor bei ihren Analysen stützen, entsprechend den wissenschaftlichen Erfordernissen — Zufallswahl zahlreicher Fallbeispiele auf breiter Basis — erfolgte.

Man fand heraus, daß ungefähr 35 Prozent aller Personen, die fast tot waren, eine Nah-Todeserfahrung hatten. Wahrscheinlich ist diese Zahl zu niedrig angesetzt, aber selbst dann würde sie im Hinblick auf die Unzulänglichkeit der Methoden, mit der unsere Forschung zu kämpfen hat, in bemerkenswerter Weise mit den Schätzungen übereinstimmen, zu denen Sabom und ich in unseren getrennt voneinander entstandenen Untersuchungen gekommen sind.

Wenn man sämtliche einschlägigen Untersuchungen in Betracht zieht, die bislang publiziert wurden, und dabei annimmt, daß Gallup/Proctors Zahl einen Minimumwert darstellt, würde ich meinen, daß der Prozentsatz all jener, die fast tot waren und von Nah-

Todeserfahrungen berichten, irgendwo zwischen 35 und 40 Prozent liegt.

Aber wie viele Menschen wären das?

Nach Gallup/Proctors Berechnungen wären es acht Millionen!

Die Zahlen der beiden beschränken sich auf erwachsene Bürger der Vereinigten Staaten, und zur Zeit der Untersuchung waren das ungefähr 160 Millionen. Davon hatte nach ihren Feststellungen einer von zwanzig — oder 5 Prozent der erwachsenen Bevölkerung — mindestens eine Nah-Todeserfahrung hinter sich.

Natürlich weisen auch Gallup/Proctors Auswahlmethoden — notgedrungen — Fehler auf. Abr selbst wenn es sich um eine Fehlerquote von mehreren Millionen handelte — was praktisch unmöglich ist —, hätten wir es noch immer mit einem außerordentlichen Phänomen zu tun. Offenbar sprechen die vielen tausend Menschen mit Nah-Todeserfahrung, die befragt wurden, für Millionen andere, die darüber Stillschweigen bewahren.

Und wir haben jetzt nicht nur den Beweis dafür, daß das Phänomen der Nah-Todeserfahrung Millionen betrifft (und indirekt das Leben Millionen anderer berührt), sondern wir können auch — angesichts der hochentwickelten Wiederbelebungstechnologie — mit Sicherheit annehmen, daß in den kommenden Jahren Millionen weiterer Menschen überall auf der Welt diese Erfahrung machen werden.

Bei der Auswertung dieses statistischen Materials über Nah-Todeserfahrungen ist wichtig, zwischen dem *Bericht* von einer Nah-Todeserfahrung und der *Erfahrung* selbst zu unterscheiden. Ich habe bei meinen bisherigen Ausführungen immer streng darauf geachtet, von Berichten über Nah-Todeserfahrungen zu sprechen, denn sie sind das einzige, worauf wir uns berufen können. Natürlich ist anzunehmen, daß es mehr Menschen mit Nah-Todeserfahrung gibt als Leute, die uns darüber erzählt haben. Praktisch jeder von uns träumt in der Nacht, aber nicht jeder kann sich am nächsten Morgen daran erinnern. Im Falle der Nah-Todeserfahrungen liegt es aber bestimmt nicht nur am schlechten Gedächtnis, daß so relativ wenig darüber gesprochen wird. Es ist ein Thema, über das manche Menschen einfach

nicht gern in der Öffentlichkeit reden möchten. Daher liegt das tatsächliche Vorkommen von Nah-Todeserfahrungen wahrscheinlich viel höher als bei 35 oder 40 Prozent, wenn sich das, zumindest zur Zeit, auch nicht direkt beweisen läßt.
Wir sind jedoch davon überzeugt, daß es sogar noch viel mehr Nah-Todeserfahrungen gibt, als selbst die Nah-Todesforscher bislang vermuten ...

Was geschieht bei einer typischen Nah-Todeserfahrung?

Wie Moody als erster festgestellt hat, sind keine zwei Nah-Todeserfahrungen identisch, aber die meisten scheinen einem bestimmten, sich stets wiederholenden Schema zu folgen — und sich vor allem durch das zu unterscheiden, was dem jeweiligen Interviewer verschwiegen wird. In *Life at Death* habe ich, als Summe aller mir bis dahin bekanntgewordenen Nah-Todeserlebnisse, eine Art Musterfall einer »vollständigen« Nah-Todeserfahrung skizziert:

> Es beginnt mit einem Gefühl wunderbaren Friedens und Wohlbefindens, das sich im weiteren zu überwältigender Freude und Glück steigert. Diese ekstatische Stimmung, deren Intensität allerdings von Fall zu Fall verschieden ist, bestimmt die emotionale Grundhaltung, egal welche spezifischen Charakteristika die einzelne Erfahrung dann entwickelt. In diesem Moment wird man sich bewußt, daß man weder Schmerzen noch sonst irgendwelche Körperempfindungen hat. Nichts rührt sich. Daraus schließt man wahrscheinlich, daß man entweder gerade stirbt oder bereits »gestorben« ist.
> Dann hört man vielleicht ein flüchtiges, summendes Geräusch, eine Art leisen Wind, auf jeden Fall stellt man fest, daß man — von irgendeinem weit entfernten Punkt — von außen her auf seinen eigenen Körper blickt. Und man stellt weiter fest, daß man ganz deutlich hören und sehen kann, daß man sogar besser

hören und sehen kann als je zuvor. Man nimmt wahr, was um einen herum vor sich geht, bekommt alles mit, während man als passiver, unbeteiligter Zuschauer danebensteht. All das erscheint einem sehr real — absolut natürlich, ganz und gar nicht wie ein Traum oder eine Halluzination. Man ist geistig hellwach und völlig klar im Kopf.

Irgendwann merkt man dann vielleicht, daß man sich im Zustand eines zweigeteilten Bewußtseins befindet. Während man die Szenerie ringsum weiterhin wahrnimmt, wird man sich zugleich einer »anderen Realität« bewußt, in die man sich hineingezogen fühlt. Man treibt — wie von selbst — auf eine dunkle Leere oder einen Tunnel zu und hat das Gefühl zu schweben. Zuerst fühlt man sich vielleicht ein bißchen einsam, aber auch hier herrscht eine außerordentlich friedliche und feierliche Stimmung. Alles ist ganz still, man ist sich lediglich seiner Gedanken und des schwebenden Gefühls bewußt. Ganz plötzlich spürt man etwas, ein Wesen, sieht aber nichts. Dieses Wesen, das manchmal spricht, manchmal aber auch »nur« Vorstellungen evoziert, veranlaßt einen, das eigene bisherige Leben zu überdenken, und fordert einen auf zu entscheiden, ob man weiterleben oder sterben will. Diese Bestandsaufnahme wird manchmal dadurch erleichtert, daß Bilder aus der Vergangenheit wie ein Film vor dem inneren Auge ablaufen. Ansonsten nimmt man weder Zeit noch Raum wahr, und die Gedanken selbst haben keine Bedeutung. Man ist auch nicht länger eins mit seinem Körper, das heißt, man identifiziert sich nicht mehr über die Physis. Jetzt gibt es nur noch das Geistige; die Ratio erwägt — logisch und vernünftig — die Alternativen, die sich einem an der Schwelle vom Leben zum Tod bieten: Entweder noch weiter in diese Erfahrung vorzudringen oder ins irdische Leben zurückzukehren. Gewöhnlich beschließt man zurückzukehren, nicht etwa um seiner selbst willen, sondern wegen der anderen, die man liebt und die man mit dem Tod zurücklassen müßte. Nachdem man diese Entscheidung getroffen hat, findet die Erfahrung meist ein abruptes Ende.

Manchmal trifft diese Entscheidungskrise jedoch erst sehr viel später ein oder findet überhaupt nicht statt — dann wird die Nah-Todeserfahrung fortgesetzt. In diesem Fall schwebt man vielleicht weiter durch die dunkle Leere, auf ein strahlendes goldenes Licht zu, das Gefühle von Liebe, Wärme und absoluter Anerkennung vermittelt, oder man gelangt in eine »Welt des Lichts« von übernatürlicher Schönheit und trifft (vorübergehend) mit Verstorbenen zusammen, die man geliebt hat — bis man erfährt, daß die Zeit für einen selbst noch nicht gekommen ist und man ins Leben zurückmuß.

Egal, ob man diese Entscheidung nun selbst fällt oder ob einem »befohlen« wird, in den irdischen Körper und die leibliche Welt zurückzukehren: Man kehrt zurück. Normalerweise kann man sich jedoch nicht daran erinnern, wie der »Wiedereintritt« vor sich gegangen ist, denn an diesem Punkt setzt meist das Bewußtsein aus. Manchmal erinnert sich aber doch jemand daran, wie er »in seinen Körper zurückgekehrt« ist — mit einem Stoß oder einem schmerzhaften Ruck. Vielleicht fühlt es sich sogar so an, als sei er »durch den Kopf« wiedereingetreten.

Wenn es einem gelungen ist, diese Erfahrung zu rekonstruieren, stellt man fest, daß es einfach keine Worte gibt, um die Gefühle und die Art des Bewußtseins, an die man sich erinnert, adäquat auszudrücken. Manche Menschen zögern auch, anderen davon zu erzählen, vielleicht weil sie das Gefühl haben, daß sie ja doch niemand verstehen wird, oder weil sie fürchten, daß man ihnen nicht glaubt oder sich über sie lustig macht.

Im nachhinein würde ich vielleicht gern dieses oder jenes Detail des Berichts etwas ändern oder hier und da eine Einschränkung machen, aber im großen und ganzen entspricht die Schilderung den Ergebnissen späterer Untersuchungen ziemlich genau. Sie enthält nichts, was nicht durch die neueren Arbeiten über dieses Phänomen bestätigt worden wäre oder was nicht auch Moody in seiner Version des Prototyps einer Nah-Todeserfahrung dargelegt hat. Eins steht jedenfalls fest: Die Nah-Todeserfahrung ist ein authentisches und sich häufig wiederholendes Phänomen — überhaupt kein Zweifel, daß es sie gibt. (Was natürlich nicht heißen soll, daß sich die verschiedenen Forscher in bezug auf ihre *Interpretation* einig wären; aber das ist ein anderes Problem.)

Vielleicht ist es für alle, die mit der Literatur zur Nah-Todeserfahrung nicht vertraut sind, oder für die, die ihr Gedächtnis auffrischen wollen, ganz nützlich, anhand eines beispielhaften Falles einmal zu zeigen, wie die verschiedenen Elemente des grundlegenden Musters von Nah-Todeserfahrungen zusammenhängen. Ich habe dafür den Bericht eines unserer Gäste im Nah-Todeshotel ausgesucht, den ich mit seiner Zustimmung auf Band aufgenommen habe.

Dieser Mann, der zur Zeit seines Besuchs bei uns einundfünfzig Jahre alt war und dessen Erlebnis fünf Jahre zurücklag, war früher ein eingefleischter Agnostiker gewesen. Vor seiner Nah-Todeserfahrung hatte er viele Jahre als Professor für Anthropologie gearbeitet und sich auf diesem Gebiet einen Namen gemacht.

Er hatte einen Autounfall — ironischerweise in Death Valley —, bei dem er, wie man ihm später erzählte, ungefähr fünfzehn Meter weit aus seinem Wagen geschleudert wurde. Wie durch eine Fügung des Schicksals kam kurz nach dem Unfall zufällig ein Ambulanzwagen vorbei. Unser Gast, er heißt Patrick Gallagher, wurde bald darauf per Flugzeug in ein Krankenhaus im nicht weit entfernten Los Angeles gebracht. Als er dort eintraf, lag er im Koma und war dem Tode nahe. Seine linke Schädelhälfte war zerschmettert, seine rechte Körperseite infolgedessen gelähmt. Aufgrund dieser Lähmung und einiger gebrochener Rippen hatte er Schwierigkeiten beim Atmen. Außerdem hatte er noch mehrere innere und zahlreiche äußere Verletzungen. Wochenlang lag er bewußtlos im Krankenhaus. Und irgendwann während dieser Zeit — wann, weiß er nicht genau — hatte er seine Nah-Todeserfahrung.

> Alles schien mehr oder weniger nacheinander abzulaufen — ich sage mehr oder weniger, weil die Zeit irgendwie aufgehört zu

haben schien. Als erstes bemerkte ich, daß ich tot war, und ... zwar ungefähr auf die Weise, wie man in Fernsehfilmen tot ist, wenn der Sheriff sagt: »Okay, das war's.« [Konnten Sie Ihren Körper sehen?] O ja, ganz deutlich. Ich schwebte über dem Körper in der Luft ... und sah von oben auf ihn hinunter. Dabei war ich kein bißchen bestürzt darüber. Ich war richtiggehend tot, aber es störte mich nicht im geringsten.

Danach stellte ich fest, daß ich ganz leicht fliegen konnte, selbst wenn ich es gar nicht vorhatte ... und entdeckte, daß ich nicht nur dahinschwebte, befreit von den Gesetzen der Schwerkraft, sondern daß auch sämtliche anderen Einschränkungen des Fliegens fehlten ... Es war also nicht so, wie wenn man mit dem Flugzeug fliegt, vielleicht erinnerte es am ehesten an einen Segelflug ... Ich merkte also, daß ich mit ungeheurer Geschwindigkeit fliegen konnte. Es machte mir großen Spaß und vermittelte mir ein Gefühl, als gäbe es nichts anderes, als gäbe es nichts als diese totale Vollkommenheit des Fliegens.

... Dann tauchte vor mir etwas Dunkles auf, und als ich näher kam, sah es wie eine Art Tunnel aus, und ohne weiter nachzudenken, flog ich direkt darauf zu und hinein, und nun war das Fliegen sogar noch schöner ...

Nach relativ kurzer Zeit — wie mir jetzt vorkommt, obwohl die Zeit wieder aufgehoben war — nahm ich sehr weit entfernt eine Art runden Lichtkreis wahr, den ich für das Ende des Tunnels hielt, durch den ich raste ... und das Licht — am ehesten läßt es sich mit einem herrlichen Sonnenuntergang vergleichen, den man betrachten kann, ohne geblendet zu werden ...

Es sah aus wie ein unglaublich hell erleuchteter Raum — im wahrsten Sinne des Wortes — es war nicht etwa nur ungeheuer hell ... phantastisch schön, orange-gelb, sondern eben wie ein herrlicher Ort, an dem man gern bleiben möchte. Dadurch wurde das Gefühl der Freude, das mich schon während des ganzen Flugs erfüllt hatte, noch stärker. Und dann war der Tunnel plötzlich zu Ende — und schlagartig befand ich mich in einer

völlig anderen Umgebung, alles schien gleichmäßig hell, durchflutet von diesem Licht, und . . . da gab es auch noch andere Dinge . . . eine Reihe Leute . . . ich sah dort meinen Vater, der seit fünfundzwanzig Jahren tot war . . .
Ich spürte und sah, daß alle ein tiefes gegenseitiges Mitgefühl verband . . . es kam mir so vor, als sei Liebe das Axiom, dem alle vorbehaltlos folgten. Es war ein phänomenales Gefühl für mich, genauso wie das Gefühl von Freiheit, das mich vorher beim Fliegen erfaßt hatte, es war, als . . . gäbe es nichts außer Liebe . . . einfach einmalig, dieses Gefühl totaler Liebe.
Später spürte ich wegen meiner Kinder und meiner Frau den Wunsch zurückzukehren . . . aber ich erinnere mich nicht mehr, *wie* ich zurückgekommen bin . . .
[War es wie ein Traum?] Nein, es war überhaupt nicht wie ein Traum . . . Wirklich ein sehr merkwürdiges Gefühl, aber man hat den Eindruck, sich in einer Art Ewigkeit zu befinden.

Diese Ausschnitte aus dem fast zwei Stunden dauernden Gespräch mit Patrick lassen, glaube ich, die charakteristischen Merkmale einer Nah-Todeserfahrung recht gut erkennen. Wir werden später auf diesen Bericht zurückkommen, um uns mit jenen darin enthaltenen Elementen zu befassen, die gewöhnlich *nur* in tieferen Nah-Todes erfahrungen — wie der Patricks — vorkommen und nicht für Nah-Todeserfahrungen der »leichteren Art« typisch sind.
Das einzige spezifische Merkmal der Nah-Todeserfahrung, auf das wir an dieser Stelle vielleicht eingehen sollten, ist das Gefühl, den Körper verlassen zu haben, die sogenannte Out-of-Body-Experience (OBE)*, von der auch Patrick berichtet, das Gefühl, losgelöst zu sein von allem Physischen und von einem erhöhten Standort aus sich selbst von außen zu betrachten wie ein unbeteiligter Beobachter.
Die Erforscher von Nah-Todeserfahrungen sind immer wieder auf dieses Phänomen gestoßen, und Michael Sabom hat sich in seinen

* Manchmal auch »exsomatische Erfahrung« genannt. Im allgemeinen behält man jedoch auch in der deutschen einschlägigen Literatur den englischen Begriff bei.

Erinnerungen an den Tod eingehend mit OBE-Berichten im Rahmen von Nah-Todeserfahrungen beschäftigt, weil er der Meinung ist, daß diese Berichte eine der wenigen Möglichkeiten bieten, objektivierbare Fakten über Nah-Todeserfahrungen zu gewinnen. Denn im allgemeinen sind sie ja persönliche Erlebnisschilderungen von inneren Wahrnehmungen und Gefühlen: Wenn ein Mensch mit Nah-Todeserfahrung beispielsweise erzählt, er habe ein strahlendes Licht gesehen, kann der Wissenschaftler nichts anderes tun, als diese Erklärung festhalten; eine Möglichkeit, diese Behauptung zu verifizieren, gibt es nun mal nicht.

Wenn aber ein Patient — dessen Augen abgedeckt sind — während eines chirurgischen Eingriffs einen Herzstillstand erleidet, dabei eine OBE hat und später erzählt: »Ich habe zwei Ärzte gesehen, dem einen — er hatte eine schwarze Hautfarbe — bin ich vorher noch nie begegnet. Sie kamen in den Operationssaal gelaufen, um bei der Defibrillation zu helfen«, und diese dann in allen Einzelheiten beschreibt, so hat man damit einen Bericht in der Hand, dessen Wahrheitsgehalt sich unabhängig von der Aussage des Patienten auch überprüfen läßt.

Und genauso ist Sabom bei einem halben Dutzend Fällen vorgegangen, in denen detaillierte Berichte über OBEs vorlagen. Sabom sprach mit den jeweiligen Operationsteams und mit Familienmitgliedern, die ihm zweckdienliche Auskünfte geben konnten, und überprüfte die Krankenblätter — mit dem Ergebnis, daß diese Patienten offensichtlich über Geschehnisse berichtet haben, von denen sie gar nichts hätten wissen können, wenn sie nicht vorübergehend von ihrem Körper getrennt gewesen wären.

Ich bin im Zuge meiner eigenen Recherchen auf ähnlich provokative Fälle gestoßen, und obgleich es mir nicht möglich war, sie wie Sabom dokumentarisch zu belegen, möchte ich zur Illustration wenigstens ein Beispiel beisteuern, welches deutlich macht, daß Menschen mit OBEs bei ihren Nah-Todeserfahrungen durchaus exakte visuelle Wahrnehmungen haben können, die allen konventionellen Erklärungen zu widersprechen scheinen.

Es handelt sich um den Bericht einer achtundvierzigjährigen Frau, die 1974 nach einer Operation eine Out-of-Body-Experience erlebte. Der zuständige Anästhesist war, so erzählte sie, ein Arzt, der viel mit Kindern zu tun hatte, und weil er gemerkt hatte, daß es die Kinder oft mit der Angst bekommen, wenn sie all die Ärzte in ihren grünen Kitteln nicht voneinander unterscheiden können, hatte er sich angewöhnt, eine gelbe Operationskappe mit Schmetterlingen darauf zu tragen, damit ihn seine kleinen Patienten immer gleich wiedererkannten. Alle diese Details sind in den Bericht der Frau eingegangen. Sie hatte einen Schock erlitten und gehört, wie der Arzt sagte: »Diese Frau liegt im Sterben«, und dann:

> Peng, ging's los! Als nächstes merkte ich, daß ich an der Decke schwebte. Und als ich von dort aus runterschaute und ihn mit seiner Kappe auf dem Kopf sah, wußte ich natürlich sofort, wer das war . . . eben wegen der Kappe . . . sie war so auffällig. Ich bin nämlich sehr kurzsichtig und kann normalerweise in fünfzehn Metern Entfernung gerade noch erkennen, was die meisten Leute auf vierhundert Meter sehen . . . Das war jetzt, nachdem ich meinen Körper verlassen hatte, ganz anders, und darüber wunderte ich mich.
>
> Sie hatten mich mit einer Maschine verbunden, die sich hinter meinem Kopf befand. Und mein erster Gedanke war: »Großer Gott, ich kann sehen! Ich kann es nicht fassen, aber ich sehe alles!« Ich konnte die Zahlen auf der Maschine hinter meinem Kopf lesen, es war furchtbar aufregend. Und ich dachte: »Sie haben mir meine Brille wieder aufgesetzt« . . . Ich war ziemlich durcheinander, weil ich gar nicht wußte, wo ich zuerst hinschauen sollte. Damals waren meine Haare so lang, daß sie mir bis fast an die Hüfte reichten. Das fiel mir als erstes auf — meine Haare, die an der Bettseite runterhingen. Und die Leute machten sich an mir zu schaffen. Jemand rasierte mir den Bauch, und zuerst konnte ich meinen Kopf gar nicht sehen, wegen der vielen anderen Köpfe, die sich über mich beugten . . .

Sie schnallten mich an. Und dann steckten sie mir einen Schlauch in den Arm, bis zu meinem Herzen, und pumpten mich mit Antibiotika voll, wie ich später erfuhr. Und in die Nase hatten sie mir auch eine Röhre gesteckt, damit mein Magen leer blieb. Ich kann mich nicht mehr an alles erinnern, was sie mit mir gemacht haben. Später haben sie mich dann beatmet. [Das konnten Sie alles ganz deutlich sehen, so wie die Zahlen?] Ja, in dem Augenblick wußte ich auch, wer die einzelnen waren ...

Alles war schrecklich klar und hell ... von meinem Platz aus, dort oben, konnte ich runtersehen auf diese enorme, fluoreszierende Lampe — und über dem Licht war sie ganz schmutzig. [Konnten Sie denn den oberen Teil der Lampe sehen?] Ich schwebte doch direkt über ihr. [Sie konnten die Lampe also von oben sehen?] Ja [ein wenig ungeduldig wegen meiner Fragerei], und sie war schmutzig. Ich weiß noch, wie ich dachte: »Das muß ich den Schwestern sagen« ... Ich weiß nicht, wie lange ich dort oben war, aber ich konnte sehen, was in der Kabine nebenan vor sich ging. Wir Patienten lagen alle in aneinander angrenzenden Kabinen, mit Vorhängen dazwischen, und ich konnte die Frau in der Kabine neben mir sehen, sie schlief. In einen anderen Raum oder so bin ich nicht gegangen — ich blieb immer nur direkt über meinem Körper.

Später erzählte mir diese Frau, daß sie, nachdem sie wieder gesund war, darum bat, noch einmal in den Operationssaal gehen zu dürfen, um sich zu vergewissern, ob sie die Zahlen auf der Maschine richtig gelesen hatte — was, wie sie behauptete, tatsächlich der Fall war, und sie hat es damals auch dem Narkosearzt gesagt, aber da er nicht mehr in Connecticut praktiziert, hat sie ihn aus den Augen verloren, und auch mir ist es nicht gelungen, eine Bestätigung ihrer Aussage beizubringen. Trotzdem zeigt dieser Fall deutlich, daß sich derartige Berichte *im Prinzip* nachprüfen lassen.

Der eben zitierte Fall weist aber noch auf ein anderes verifizierbares

Merkmal von Out-of-Body-Experiences hin. Meine Gesprächspartnerin deutete ja auch an, daß es ihr möglich gewesen wäre, sich durch das Krankenhaus zu »bewegen«. Andere Personen mit Nah-Todeserfahrung haben ähnliches behauptet, und ihre Aussagen ließen sich grundsätzlich ebenfalls nachprüfen. Ich will hier nur ein Beispiel anführen, und zwar aus dem Bericht von Barbara Harris, einer neununddreißigjährigen Frau, die sich 1975 einer Rückenmarkoperation unterzog.

> Während der OBE ging ich in die Waschküche — anders kann ich es mir nicht erklären, denn ich weiß noch, daß sie Fenster hatte, und ich konnte die Kissen, auf die ich uriniert hatte, im Trockner liegen sehen. Ich weiß nicht, woher ich es wußte — ich erinnere mich nur daran, daß ich sie *sah.* Ich sah diesen Wäschetrockner . . . ich machte mir wirklich nur Sorgen, weil sie die Kissen in den Trockner gesteckt hatten. [Vielleicht weil sie sie nicht zuerst in die Waschmaschine getan hatten?] Ja . . . als sie nach mir sehen kamen, war ich schon wieder im Bett . . . Ich sagte ihnen, daß sie die Kissen nicht hätten in den Trockner legen sollen — daß sie sie zuerst hätten waschen sollen, weil ich sie beschmutzt hatte. Es war gar nicht meinetwegen, sondern wegen dem nächsten Patienten! Sie beruhigten mich und sahen mich dabei an, als wollten sie sagen: »Woher weiß sie das?« Aber sie überspielten es und gaben mir eine Dosis Valium und eine Dosis Demerol. Und dann war ich wieder weg.

Bevor ich diesen Teil über Form und Inhalt der typischen Nah-Todeserfahrung abschließe, möchte ich noch ein Wort über sogenannte negative Nah-Todeserfahrungen hinzufügen.
Gelegentlich hört man Berichte von Nah-Todeserfahrungen, die dem allgemeinen Muster nicht entsprechen, sondern außerordentlich unangenehm, geradezu entsetzlich sind. Von diesen schlimmen Nah-Todeserfahrungen gibt es in der Literatur ein paar Beispiele, aber sie sind absolut untypisch. Die meisten Fachleute scheinen darin

übereinzustimmen, daß sie vielleicht ein Prozent aller berichteten Fälle ausmachen oder sogar noch weniger. Und obwohl ich viele hundert Menschen mit Nah-Todeserfahrungen befragt habe, bin ich selbst nie einer völlig negativen Nah-Todeserfahrung begegnet, wenn ich auch von einigen Fällen gehört habe, in denen Augenblicke der Ungewißheit, Verwirrung oder vorübergehender Furcht vorgekommen sind. Bis jetzt haben wir einfach noch nicht genügend Informationen über negative Nah-Todeserfahrungen, um etwas anderes über sie aussagen zu können, als daß sie äußerst selten auftreten. Vielleicht ändert sich das schon, wenn die erste systematische Studie über negative Nah-Todeserlebnisse abgeschlossen sein wird, die Nancy Evans Bush, Direktorin von IANDS, 1983 in Angriff genommen hat.

Hat die Art und Weise, wie man fast stirbt, Einfluß auf die Nah-Todeserfahrung?

In *Life at Death* habe ich die Nah-Todeserfahrungen in drei Kategorien eingeteilt und verglichen, und zwar nach den jeweiligen Umständen, unter denen die Menschen fast gestorben wären: Krankheit, Unfall und Selbstmordversuch. Aufgrund dessen, was bei dieser Untersuchung herausgekommen ist, habe ich eine Hypothese aufgestellt, nämlich daß die Situation, die zum Nah-Tod führt, die Nah-Todeserfahrung *nicht* beeinflußt. Ich habe es die »Hypothese der Invarianz« genannt, denn sie besagt, daß zwischen beiden tatsächlich *keine* Verbindung besteht: Die Nah-Todeserfahrung bleibt unter allen Umständen gleich.

Die Forschungsergebnisse, die seit *Life at Death* veröffentlicht worden sind, haben diese meine Hypothese im großen und ganzen bestätigt: Egal ob versuchte Vergewaltigung oder versuchter Mord, elektrischer Strom, Ertrinken, Erhängen, kämpferische Auseinandersetzung oder einfach Krankheit die Nah-Todesursache ist — Form und Inhalt der Nah-Todeserfahrung scheinen davon nicht berührt zu werden.

Spätere Untersuchungen von durch Selbstmordversuche hervorgerufenen Nah-Todeserfahrungen, die Bruce Greyson, Stephen Franklin und ich durchgeführt haben, bestätigen dann meine frühere Vermutung, daß Nah-Todeserfahrungen auch nach Suizidversuchen jeder Art dem Prototyp entsprechen.
Zusammenfassend kann gesagt werden, daß die Situation, die zu einer Nah-Todeserfahrung führt, für Form und Inhalt der Erfahrung selbst kaum von Bedeutung ist.

Haben manche Menschen eher eine Nah-Todeserfahrung als andere?

Frage: Wenn die äußeren Umstände, die zur kritischen Situation führen, keinen nennenswerten Einfluß auf die Nah-Todeserfahrung haben — wie steht es dann mit den persönlichen Eigenschaften des Betreffenden? Ist das Auftreten einer Nah-Todeserfahrung vielleicht kennzeichnend für Menschen einer bestimmten Herkunft, ist es abhängig vom jeweils individuellen Charakter, dem Glauben, oder kommt es gar zu diesem Erlebnis, weil man schon mal gehört hat, daß es so was gibt?
Antwort: Demographische Daten wie Alter, Geschlecht, Rasse, soziale Klasse, Bildungsstand, Beruf, Einkommen, Religionszugehörigkeit und dergleichen scheinen zum Auftreten von Nah-Todeserfahrungen in keiner signifikanten Beziehung zu stehen. Das ist das Ergebnis einer Erhebung, die Gallup in den USA angestellt hat und die als höchst zuverlässig und repräsentativ gilt.
Auch Sabom hat im Rahmen seiner Untersuchungen keine Verbindung zwischen Alter, Wohnort, Größe des Heimatorts, Bildungsstand, religiösem Hintergrund oder Häufigkeit des Kirchenbesuchs und Nah-Todeserfahrungen feststellen können. In *Life and Death* habe ich ebenfalls darauf hingewiesen, daß die Nah-Todeserfahrung nicht von der Zugehörigkeit zu einer bestimmten sozialen Klasse, gesellschaftlichem Status, Rasse oder religiösem Glauben anhängt. Al-

les in allem gibt es nirgends in der Literatur einen Hinweis darauf, daß diese Faktoren auf Vorkommen oder Inhalt von Nah-Todeserfahrungen wesentlichen Einfluß besitzen.

Meine Vermutung eines möglichen, wenn auch geringfügigen Zusammenhangs zwischen Alter und Art der Nah-Todeserfahrung wurde durch Gallups und Saboms Arbeiten nicht bestätigt.

Über die Beziehung zwischen der Persönlichkeit, dem Charakter eines Menschen und den Nah-Todeserfahrungen wissen wir sehr wenig. Im Unterschied zu den meisten demographischen Merkmalen, die relativ stabil sind, können sich die individuellen Eigenschaften eines Menschen im Laufe der Zeit ganz erheblich verändern. Was allerdings erwiesen scheint — und die Daten in diesem Buch werden das noch ausführlich belegen —, ist, daß die Nah-Todeserfahrung selbst die Persönlichkeit eines Menschen häufig drastisch verändert. Da wir einem Menschen mit Nah-Todeserfahrung immer erst *post festum* begegnen, läßt sich schwer sagen, auf welche spezifische Weise er sich, wenn überhaupt, von andern zum Zeitpunkt der Nah-Todeserfahrung unterschieden hat.

Diese Schwierigkeit macht eine Erforschung der Zusammenhänge zwar nicht unbedingt unmöglich, aber die wenigen Informationen, die uns in diesem Punkt zur Verfügung stehen, geben keinen Hinweis darauf, daß irgendein bestimmter Typ besonders zu Nah-Todeserfahrungen neigt. Das haben auch einige neuere Untersuchungen von Twemlow, Gabbard und Jones gezeigt. Die drei haben 339 Personen mit Out-of-Body-Experiences befragt, ohne daß sich dabei ein bestimmtes Persönlichkeitsprofil herauskristallisiert hätte, das man im Unterschied zu anderen als besonders »anfällig« für diese Erfahrungen hätte bezeichnen können. Und es scheint wohl nicht unlogisch anzunehmen, daß für Leute mit Nah-Todeserfahrung das gleiche zutrifft wie für solche mit OBEs.

Aber vielleicht besteht ein Zusammenhang zwischen persönlichen Überzeugungen und dem Auftreten von Nah-Todeserfahrungen? Jemand, der einen starken Glauben bnesitzt (was keineswegs etwas mit der Häufigkeit seiner Kirchenbesuche zu tun haben muß) oder der von der Existenz eines Lebens nach dem Tod überzeugt ist, scheint vielleicht eher für eine Nah-Todeserfahrung prädestiniert zu sein als beispielsweise Agnostiker oder Atheisten.

Obwohl dieser Gedanke einleuchtend ist, zeigen die Ergebnisse mehrerer verschiedener Forschungsstudien, daß das nicht der Fall ist. Weder das Vorhandensein einer religiösen Einstellung noch ihr Fehlen hat irgendeinen Einfluß auf das Auftreten von Nah-Todeserfahrungen, ihre Form und ihren Inhalt. Höchstens wird ein Agnostiker oder ein Atheist — wie eine Reihe von Fällen vermuten läßt — schwerer mit dieser Erfahrung fertig als andere, und er wird sie wahrscheinlich auch nicht in derselben Weise zu interpretieren versuchen, wie es ein gläubiger Mensch täte, aber an der Sache selbst ändert sich deswegen nichts. Eine Nah-Todeserfahrung ist für alle Menschen gleich.

Schließlich können wir noch fragen, ob jemand, der vor seiner eigenen Nah-Todeserfahrung von Nah-Todeserfahrungen gelesen oder gehört hat, eher darüber spricht als andere. Auch diese Annahme scheint logisch, ist aber, wie die uns vorliegenden Daten zeigen, trotzdem falsch.

Sabom und ich haben in unseren getrennt voneinander durchgeführten Untersuchungen ganz gezielt nach einer solchen Verbindung gesucht, haben jedoch beide herausgefunden, daß — ganz im Gegensatz zu unseren Befürchtungen — Personen, die vorher von Nah-Todeserfahrungen gewußt hatten, ungern über ihre eigene sprachen. In einer umfassenden, bislang unveröffentlichten Arbeit, die mit großer methodologischer Sorgfalt von John Audette und Gulley durchgeführt wurde, konnte absolut keine Verbindung zwischen diesen beiden Variablen festgestellt werden. Das vorherige Wissen um Nah-Todeserfahrungen animiert definitiv niemanden dazu, gegenüber Forschern leichter über die eigene Nah-Todeserfahrung zu berichten.

Zusammenfassend bleibt festzuhalten, daß es bisher keinen überzeugenden Beweis gibt dafür, daß persönliche oder soziale Faktoren bei Nah-Todeserfahrungen eine entscheidende Rolle spielen.

Kommen Nah-Todeserfahrungen überall vor?

Da die meisten Untersuchungen über Nah-Todeserfahrungen, die veröffentlicht worden sind, in den Vereinigten Staaten durchgeführt wurden, fragt man sich natürlich, ob die Nah-Todeserfahrungen in anderen Ländern genauso aussehen, vor allem wenn es sich um andere Kulturkreise handelt. Was wissen wir über die Allgemeingültigkeit dieses Phänomens, oder — um es anders auszudrücken — wie weit ist es kulturgebunden?

Leider gibt es da längst noch nicht genug Informationen. Wir haben im IANDS eine Akte über Nah-Todeserfahrungen weltweit, aber das Material ist sehr dürftig. Auf diesem Gebiet bleibt noch viel zu tun übrig, aber ich will kurz zusammenfassen, was uns bis dato vorliegt.

Wir haben bereits genügend Daten, um sicher sagen zu können, daß die Nah-Todeserfahrungen in England und auf dem europäischen Kontinent genauso verlaufen wie in den USA. Das ist natürlich nicht weiter verwunderlich, da wir ein gemeinsames — jüdisch-christliches — kulturelles Erbe und Umfeld besitzen.

Im IANDS haben wir eine Handvoll Fälle aus Südamerika, Indien und Japan gesammelt sowie einige aus der anthropologischen Literatur, die sich auf Nah-Todeserfahrungen in schriftlosen Gesellschaften beziehen. Im allgemeinen weisen diese wenigen Fälle ganz offensichtlich Parallelen zum klassischen Muster auf, aber sie deuten zumindest auch an, daß es vielleicht doch Unterschiede gibt, vor allem in jenen tieferen Stadien der Nah-Todeserfahrung, wo bildliche Archetypen ins Spiel kommen.

Weiter habe ich inoffiziell und in manchen Fällen aus zweiter Hand von den ersten Ergebnissen einiger Forschungsprojekte in Indien und dem Fernen Osten gehört, die alles in allem eine Übereinstimmung mit dem Grundschema bestätigen, aber doch auf die Möglichkeit spezifischer, kulturell bedingter Merkmale hinweisen. Daraus könnte man den Schluß ziehen, daß unsere Daten — ausgenommen Nah-Todeserfahrungen in westlichen Kulturen — einfach noch zu

lückenhaft sind, um ein Urteil darüber zu erlauben, ob das Modell der Nah-Todeserfahrung, wie es zu Beginn dieses Kapitels beschrieben wurde, Allgemeingültigkeit besitzt.
Es gibt allerdings schon genügend sachdienliche Daten, wenn wir die allseits bekannten, mehrere Kulturen umfassenden Forschungen von Karlis Osis und Erlendur Haraldsson über Totenbett-Visionen einbeziehen, die sich zum Teil mit Nah-Todeserfahrungen überschneiden. Sie bilden auch eine solide Grundlage für Nah-Todeserfahrungen, wie wir sie bisher kennen.
In ihrer Arbeit haben Osis und Haraldsson Visionen sterbender Menschen in Indien und den Vereinigten Staaten verglichen. Nach der Auswertung von fast 900 Fällen kamen Osis und Haraldsson zu dem Schluß, daß die Totenbett-Visionen von Indern und Amerikanern sich im großen und ganzen ähneln, es aber trotzdem eindeutig kulturell bedingte Unterschiede gibt, zum Beispiel im Hinblick auf die Persönlichkeiten aus Religion und Geistesleben, die der Sterbende kurz vor dem Tod sieht. Das hieße: Der Form nach entsprechen die Visionen einander, dem Inhalt nach sind sie jedoch vom jeweiligen kulturellen Kontext des Betreffenden abhängig.
Ich vermute aber, daß sich die Nah-Todeserfahrungen eher gleichen. Die positiven Gefühle, die Out-of-Body-Experience, der Weg durch einen dunklen Raum in Richtung eines hellen Lichts mit dem Eingang zu einem Paradies sind meines Erachtens universelle Konstanten der Nah-Todeserfahrung. Die Wesen, die in den Nah-Todeserfahrungen auftreten, wie auch die Umgebung, die wahrgenommen wird, unterscheiden sich wahrscheinlich voneinander. Aber von *irgendwelchen* Wesen und *irgendeiner* Örtlichkeit wird auf die eine oder andere Art wohl immer die Rede sein.
Das ist natürlich, wie gesagt, nur eine Vermutung. So wie die Dinge zur Zeit stehen, ist die Hypothese der Universalität von Nah-Todeserfahrungen zwar nicht bewiesen — aber verlockend.

Zusammenfassung

Als gesicherte Erkenntnis über Nah-Todeserfahrungen steht fest:
1. Die Nah-Todeserfahrung ist ein Phänomen, das in allen westlichen Kulturen vorkommt;
2. sie verläuft im Prinzip nach einem Grundmuster, das von äußerst positiven Gefühlen und transzendentalen Bildern geprägt ist;
3. sie ist ein inneres Erlebnis, das grundsätzlich jedem und unter den verschiedensten Nah-Todesbedingungen widerfahren kann.

Den vielen Arbeiten über die Nah-Todeserfahrung können wir außerdem entnehmen, daß diese ein Phänomen ist, das zweifellos bei vielen Menschen, die klinisch tot waren, aufgetreten ist.

Noch nicht beantwortet ist mit all dem die Frage nach der tieferen Bedeutung der Nah-Todeserfahrung, das heißt: Warum ist dieses Phänomen so wichtig, daß wir uns unbedingt damit beschäftigen sollten?

Um diese Frage beantworten zu können, müssen wir zum Kern der tiefsten Nah-Todeserfahrungen vorstoßen. Erst dort werden wir das Geheimnis erfahren, das alle Menschen mit einer Nah-Todeserfahrung teilen und das sie — oft genug vergeblich — anderen nahezubringen versuchen.

3 Erwachen zum Licht

Wenn wir zum Kern vollständiger Nah-Todeserfahrungen vordringen, begegnen wir einer absoluten geistigen Strahlung. Dieser geistige Kern der Nah-Todeserfahrung ist so ehrfurchtgebietend und überwältigend, daß dieses Erlebnis sofort und für immer einen davon Betroffenen zu einem völlig neuen Menschen macht. Wie wir noch sehen werden, kann es Jahre dauern, bis diese innere Wandlung manifest wird, aber ihren Ursprung hat sie in der Nah-Todeserfahrung selbst. Jemand, der diese Erfahrung gemacht hat, wird hinterher nie mehr so sein wie früher — obwohl manche das sogar gern wären —, es ist ihm einfach nicht mehr möglich, sich mit den bequemen konventionellen Denkweisen und allgemein akzeptierten Werten der Gesellschaft zu begnügen. Was er erlebt hat und was ihm dadurch gegeben wurde, besitzt für ihn einen viel höheren, überzeitlichen Wert. Es ist wichtiger als alles, was er vorher je gelernt hat. Durch eine Kernerfahrung verliert selbst der Glaube — der im Prinzip ja auch nichts anderes ist als eine Idee, ein »Wissensersatz« — jede Bedeutung: Wenn man fühlt, wie das eigene Herz schlägt, dann braucht man nicht mehr zu *glauben*, daß es das tut — dann *weiß* man es.

Menschen mit Kernerfahrungen sind »Wissende«, aber dabei handelt es sich nicht um irgendein Sachwissen. Auf bestimmte Weise sind sie zu dem geworden, was sie wissen; ihr Wissen lebt und wächst in ihnen. Es ist, als würde der Kern der Nah-Todeserfahrung auch ihr Wesenskern werden. Die Nah-Todeserfahrung ist nicht einfach nur ein Erlebnis, das einem in angenehmer Erinnerung bleibt. Sie ist auch nicht einfach nur eine Erfahrung, die »das Leben verändert«.

Sie *ist* das Leben. Und sie wird zur Quelle des eigenen wahren Seins in der Welt.
Wenn man nicht versteht, daß das bei Menschen mit Nah-Todeserfahrung ganz allgemein und denen mit Kernerfahrung im besonderen so ist, dann versteht man auch nicht, warum diese Menschen so wichtig sind für uns alle, und dann wird das, was sie uns »Unerfahrenen« beibringen könnten, verlorengehen.

Die Nah-Todeserfahrung als Katalysator für das Erwachen des Geistes

Die geistigen Dimensionen von Nah-Todeserfahrungen bilden die Grundlage für das Verständnis ihrer Bedeutung. Ziel dieses Buches ist es, wenigstens ein bißchen davon begreifbar zu machen. Um dieses Ziel zu erreichen, mag es sich als hilfreich erweisen, wenn wir eine Hypothese aufstellen, deren Für und Wider wir im folgenden dann erörtern wollen. Die Hypothese lautet: »Die Nah-Todeserfahrung dient als Katalysator für das Erwachen des Geistes.« Das heißt:

> Die Nah-Todeserfahrung ist im wesentlichen ein geistiges Erlebnis, das als Katalysator für spirituelles Erwachen und für geistige Entwicklung fungiert. Mehr noch, die geistige Entwicklung, die einer Nah-Todeserfahrung folgt, nimmt gewöhnlich eine besondere Form an. Und schließlich verfügen Menschen mit Nah-Todeserfahrung — als Nebenprodukt dieser geistigen Entwicklung — über verschiedene psychische Fähigkeiten, die Teil ihrer Veränderung sind.

In den folgenden fünf Kapiteln werde ich einige empirische Daten vorlegen, die diese Hypothese stützen oder zumindest mit ihr übereinstimmen. Danach werden wir genügend Beweismaterial zusammenhaben, um uns ein Urteil über Sinn, Wert und Bedeutung der Nah-Todeserfahrung erlauben zu können.

Geistige Dimensionen der Kernerfahrung

Um die Bedeutung und die Auswirkungen von Nah-Todeserfahrungen erfassen zu können, müssen wir zunächst begreifen, was eigentlich während einer Kernerfahrung geschieht, das heißt, wir müssen versuchen, ihr Wesen zu erkennen. Die Beantwortung folgender drei Fragen sollte uns auf dem Weg dahin ein gutes Stück voranbringen:

1. Was macht eine Kernerfahrung zu jenem offenbar überwältigenden, ja numinosen geistigen Erlebnis?
2. Was für eine Art von Wissen wird dem Menschen durch eine Kernerfahrung vermittelt?
3. Worauf ist jene innere Wandlung zurückzuführen, die eine Kernerfahrung auslöst?

Bevor wir uns mit der Beantwortung dieser Fragen befassen, möchte ich kurz auf einige zentrale Probleme hinweisen und Ihnen ein paar Ratschläge geben, wie Sie am besten damit fertig werden.

Zunächst müssen Sie sich unbedingt darüber im klaren sein — und manche von denen, deren Erlebnisse ich hier als Fallbeispiele anführen werde, sagen das auch ganz deutlich —, daß es so gut wie unmöglich ist, das Essentielle einer Nah-Todeserfahrung mit den uns zur Verfügung stehenden Worten auszudrücken. Kein Bericht kann mehr geben als einen schwachen Abglanz des Erlebten; es läßt sich einfach nicht beschreiben. Wenn Sie also die Schilderungen in diesem Kapitel lesen, dann sollten Sie sie nicht wie einen gewöhnlichen Text betrachten, sondern versuchen, die Worte möglichst zu spüren, ja, sich vorzustellen, daß Sie das alles selbst erleben. Ich habe festgestellt, daß jemand, dem es gelingt, sich mit den Berichten von Nah-Todeserfahrungen zu identifizieren, sie nachzuempfinden, diese viel besser verstehen kann. Das ist auf jeden Fall wichtig, wenn man hinter ihre wirkliche Bedeutung kommen will.

Einige der folgenden Erzählungen sind eher spontan entstanden und in einfachen Worten abgefaßt, während andere sich um eine möglichst auch literarisch gelungene Wiedergabe bemühen. Lassen Sie sich von diesen formalen Unterschieden nicht ablenken — sie sind unwichtig. Die stilistisch eleganteren Berichte besitzen für unsere Zwecke nicht mehr Wert als die anderen. Uns geht es hier nur darum, soweit wie möglich zu erkennen, was sich hinter den in jedem Fall ungenügenden Worten verbirgt.

Dem Leser, der mit der Literatur über Nah-Todeserfahrungen schon vertraut ist, wird vielleicht ein Teil des hier vorgestellten Materials bekannt vorkommen. Aber der Kontext, in den wir es bringen, ist neu, das müssen wir immer im Hinterkopf behalten, wenn wir die Fallgeschichten durchgehen. Es werden hier nicht einfach nur ein paar weitere Beispiele von Nah-Todeserfahrungen zitiert, sondern Material, das Licht auf die *Kernerfahrung* wirft. Am Ende des Kapitels sollte der Unterschied klar zu erkennen sein.

Schließlich habe ich diese Fallgeschichten ausgewählt — alles in allem vierzehn —, um zu zeigen, was ich unter Kernerfahrung verstehe. Ich hätte noch viel mehr Beispiele geben können, denn Material dazu habe ich reichlich, aber das würde den Rahmen dieses Buches sprengen.

Ich rate, die einzelnen Berichte langsam zu lesen und dann jeweils einen Augenblick dabei zu verweilen, bevor man sich der nächsten Schilderung zuwendet, um nicht das Gefühl aufkommen zu lassen, immer wieder dasselbe zu hören. Viele Gründe sprechen dafür, sich Zeit zu nehmen. Wenn Sie meinem Rat folgen, kann ich Ihnen garantieren, daß die Fallgeschichten, die ich Ihnen hier vorlege, Sie sehr stark beeindrucken werden.

Kernerfahrungen: Fallbeispiele

Beginnen wir mit dem kurzen Bericht eines einundvierzigjährigen Mannes aus Connecticut, den ich recht gut kenne. Joe Geraci hat auch das Nah-Todeshotel besucht, aber ich war ihm vorher schon des öfteren begegnet, meist im Zusammenhang mit Veranstaltungen über Nah-Todeserfahrungen oder im Rahmen meiner Vorlesungen

an der Universität, zu denen ich Joe eingeladen hatte, damit er den Studenten von seiner Nah-Todeserfahrung berichtet.
Joes Nah-Todeserfahrung fand im Frühjahr 1977 statt. Er hatte nach einer Operation das Hospital bereits wieder verlassen, als er eines Abends zu Hause plötzlich starke Blutungen bekam und schnell ins Krankenhaus gebracht wurde, wo er, laut ärztlichem Befund, zwei bis drei Minuten lang klinisch tot war. Joe glaubt, daß seine Nah-Todeserfahrung während dieser Zeit stattgefunden hat. Später sagte er darüber:

> In diesem Augenblick erlebte ich – erlebte ich, was wir eine Nah-Todeserfahrung nennen. Aber das Gefühl von »nah«, »beinahe«, hatte ich nicht – alles war voll da.
> Es war wie ein totales Eintauchen in Licht, Helligkeit, Wärme, Frieden, Sicherheit. Außerhalb meines Körpers spürte ich überhaupt nichts. Ich sah weder meinen Körper noch sonst jemanden. Ich kam einfach nur plötzlich in dieses wunderbare helle Licht. Es ist schwierig zu beschreiben; eigentlich ist es unmöglich, es zu beschreiben. Nicht mit Worten. Es ist, als würde man selbst dazugehören, als wäre man eins mit diesem Licht. Ich könnte sagen: »Ich war Frieden, ich war Liebe.« Ich war die Helligkeit, sie war Teil von mir . . . Man weiß es einfach. Man ist allwissend – und alles ist ein Teil von einem selbst – es ist – es ist so wunderbar. Wie die Ewigkeit. Als wäre ich schon immer dort gewesen, als würde ich immer dort *sein* und als wäre mein Dasein auf der Erde nur ein kurzer Augenblick gewesen.

Wie wir noch bei anderen Kernerfahrungen sehen werden, wiederholen sich viele Punkte, die Joe hier relativ knapp darlegt, immer wieder, oft beredter und weitschweifiger, das Erlebnis selbst bleibt jedoch stets das gleiche.
Kommen wir jetzt zu dem Bericht eines Mannes, der im Jahre 1956 beinahe ertrunken wäre. Damals war er gerade vierzehn Jahre alt. Inzwischen ist er vierzig und Vater von zwei Jungen. Ich kenne ihn

nur aus unserem Briefwechsel. Der Unfall fand statt, als er mit seinen Eltern von Texas nach Mississippi unterwegs war. Das Auto wurde von einer Flutwelle mitgerissen und versank darin. Er schreibt:

> Ich wußte, daß ich entweder schon tot war oder gleich sterben würde. Aber dann passierte etwas. Es war so ungeheuerlich, so mächtig, daß ich mein Leben vergaß, um zu sehen, was es war. Ich wollte dabeisein, dazugehören, und ich merkte, wie ich schwebte, auf etwas zuschwebte, das aussah wie ein langer Lichttunnel. Aber es war nicht nur Licht, es war auch Energie, und am Ende war es sehr hell. Ich wollte es sehen, es berühren. Es gab keine irdischen Geräusche. Nur Feierlichkeit, fremdartige Musik, wie ich sie noch nie gehört hatte. Eine Symphonie von unbeschreiblicher Schönheit, die sich mit dem Licht verband, dem ich mich näherte.
>
> Ich gab mein Leben auf, ließ es hinter mir zurück, um dahin zu kommen. Es war so wunderbar. Ich wollte nicht zurück ins Leben. Denn das, was dort vor mir lag, war so herrlich und schön, daß mich nichts davon abhalten konnte, dorthin zu gelangen. Als ich die Lichtquelle erreichte, konnte ich hineinschauen. Ich will gar nicht erst versuchen, das Gefühl zu beschreiben, das sich meiner dabei bemächtigte. Ich sah eine unendlich große Welt voller Ruhe und Liebe und Energie und Schönheit. Es war, als wäre das menschliche Leben unwichtig, verglichen damit. Aber gleichzeitig betonte es den Wert des Lebens und zeigte den Tod als einen Weg zu einem anderen, besseren Leben. Alles war Sein, alles Schönheit, alles Bedeutung der wahren Existenz. Es war die Energie des Universums, auf ewig versammelt an diesem grenzenlosen Ort.

Die Erzählung dieses Mannes ist für Berichte über Kernerfahrungen keineswegs ungewöhnlich. Obwohl sie sicher besser formuliert ist als viele andere, bedient auch sie sich einer auf den ersten Blick etwas extravaganten, exaltierten Sprache, um das Unbeschreibliche zu beschreiben. Meiner Meinung nach sind diese Formulierungen und der Hang zu Superlativen, die diesen Berichten eigen sind, jedoch keineswegs exaltiert, sondern einfach adäquat. Und doch ist es wichtig, sich immer wieder klarzumachen, daß eigentlich gar keine Worte existieren, um das, was bei Kernerfahrungen gesehen und gefühlt wird, wiederzugeben.

Im nächsten Fall geht es um die Nah-Todeserfahrung einer vierundsechzigjährigen Frau aus Seattle, mit der ich schon einige Jahre korrespondiert hatte, bevor ich im September 1982 fünf Tage bei ihr und ihrer Familie verbrachte, als ich in Seattle einen Workshop über Nah-Todeserfahrungen leitete. Die bereits durch den langen Briefwechsel bestehende freundschaftliche Beziehung intensivierte sich noch durch den persönlichen Kontakt.

Sie war 1975 am offenen Herzen operiert worden, und über ihre Nah-Todeserfahrungen während des Eingriffs hatte sie nicht nur einen Bericht auf Band gesprochen, sondern auch eine Broschüre geschrieben mit dem programmatischen Titel »Fürchte dich nicht«. Darin heißt es:

> Ich war mir ... meines früheren Lebens bewußt. Es war, als wäre alles aufgezeichnet, als würde es wie ein Film vor mir ablaufen . . . und es herrschte die wärmste, wunderbarste Liebe. Überall um mich herum Liebe ... ich fühlte mich leicht — gut — glücklich — voller Freude — unbeschwert. Für immer — ewige Liebe. Zeit bedeutete nichts. Nur das Sein. Liebe. Reine Liebe. Liebe. Das Licht war gelb. Es war in allem und um alles herum und überall ... Es ist Gott, sichtbar gemacht. In allem und um alles herum und überall. Wer es nicht selbst erlebt hat, kann es sich nicht vorstellen. Wer es erlebt hat, wird es nie vergessen, sehnt sich nach diesem vollkommenen Gefühl und sehnt sich danach, aufgenommen zu werden.

Sehen wir uns als nächstes einige etwas längere Berichte an, um bestimmte Merkmale, denen wir schon begegnet sind, wie auch einige neue Elemente von Kernerfahrungen noch deutlicher zu machen. Wir wollen mit den Erfahrungen eines guten Freundes von mir beginnen — Tom Sawyer.

Vielleicht denken Sie jetzt, daß ich mir einen Spaß erlaube oder es sich um ein Pseudonym handelt, aber ich versichere Ihnen, daß der Name echt ist: Tom Sawyer (auch nicht Thomas — einfach Tom). Tom wandte sich, kurz nachdem 1980 *Life at Death* erschienen war, an mich. Er schrieb mir und bot mir einen Tonbandbericht über seine Nah-Todeserfahrung an. Ich antwortete ihm und teilte ihm mit, daß ich natürlich sehr daran interessiert sei. So begann unsere Freundschaft. Seitdem war Tom — mal mit, mal ohne seine Familie — mehrmals für längere Zeit Gast im Nah-Todeshotel, und Norma und ich haben auch schon die Sawyers in ihrem Haus im nördlichen Teil des Staates New York besucht. Tom hat mir im Laufe der Zeit noch mehrere andere Bänder geschickt, auf denen von den Nachwirkungen seiner Nah-Todeserfahrung die Rede ist. Ich darf also wohl behaupten, ihn fast genauso gut zu kennen wie jeden anderen Menschen mit Nah-Todeserfahrung in meinem Bekanntenkreis.

Mein Interesse an Tom beruht jedoch nicht etwa nur auf seiner Nah-Todeserfahrung — er ist ganz einfach ein netter Kerl —, und außerdem hat sein Erlebnis außergewöhnliche — man kann schon fast sagen: einzigartige — Nachwirkungen gezeitigt. Aber diesen Teil von Toms Story heben wir uns bis zum nächsten Kapitel auf, wo ich auch ausführlich auf seine Hintergrundgeschichte eingehen werde. Im Moment geht es uns nur um die Erfahrung als solche.

Sie fand statt im Mai 1978, als Tom dreiunddreißig Jahre alt war. Er hatte schon den ganzen Tag an seinem Laster gearbeitet, der Wagen war aufgebockt, und Tom lag darunter (ich habe ein Foto davon in meinen Akten und auch eine Kopie seiner Krankengeschichte), als plötzlich die Stützen nachgaben und der Lastwagen auf Tom rutschte und seinen Brustkorb zerquetschte. Tom wäre erstickt, wenn sein Sohn Todd, damals gerade neun Jahre alt, nicht sofort Hilfe geholt hätte.

Der folgende Auszug stammt aus Toms Bandaufzeichnung. Und

sein Bericht ist nicht nur sehr ausführlich, sondern auch äußerst emotional. Der Ausschnitt der Bandaufzeichnung beginnt, während er sich noch im »Tunnel« befindet:

> Dann geht es immer schneller und schneller . . . Man hat das Gefühl, sich mindestens mit Lichtgeschwindigkeit fortzubewegen. Vielleicht ist es ja sogar Lichtgeschwindigkeit oder noch schneller als Lichtgeschwindigkeit. Man merkt, wie schnell man vorankommt und in Hundertstelsekunden riesige Entfernungen zurücklegt . . .
> Und dann sieht man allmählich ganz, ganz weit hinten — wieder über eine unvorstellbar große Entfernung hinweg — so was wie das Ende des Tunnels. Und alles ist in ein weißes Licht getaucht . . . und die ganze Zeit merkt man, wie schnell alles geht. Und dieser ganze Vorgang dauert nur . . . sagen wir, eine Minute, und ich muß noch mal betonen, daß man das Gefühl hat, bis in die Unendlichkeit gereist zu sein, unzählige Meilen zurückgelegt zu haben.
> Und dann kommt man zum Ende des Tunnels, und dieses Licht ist nicht einfach nur Helligkeit am Ende des Tunnels — es ist so unbeschreiblich hell, dieses Licht. Es ist rein und weiß. Und so hell . . .
> Und dann ist es direkt vor einem — entschuldigen Sie, bitte [er macht eine Pause] — dieses herrliche, einfach phantastische, wunderbare, helle, weiße oder blauweiße Licht [wieder eine Pause]. Es ist unheimlich hell, *heller* als Licht, von dem man sofort geblendet würde, aber dieses Licht tut den Augen *überhaupt* nicht weh — es ist so hell, so strahlend, so wunderbar — aber es tut nicht weh. Und dann passieren eine Menge Dinge — in Millisekunden —, alle mehr oder weniger auf einmal, aber natürlich kann man sie nur nacheinander beschreiben.
> Das nächste, was man spürt, ist dieses herrliche, wirklich herrliche Gefühl, das von dem Licht ausgeht — fast wie von einer Person. Aber es ist keine Person, sondern . . . eine Art Wesen.

Es ist Energie. Es hat keinen Charakter, nicht wie man es bei einem Menschen sagen würde, aber es hat insofern einen Charakter, als es mehr ist als nur eine Sache. Man kommuniziert mit ihm, und man akzeptiert es. Und seine Größe — es ist einfach überall und schließt alles völlig in sich ein . . .

Dann nimmt das Licht plötzlich Kontakt auf mit einem . . . auf irgendeine telepathische Art, könnte man sagen. Absolut plötzlich, absolut deutlich. Ganz egal, ob es eine andere Sprache ist . . . was immer man gedacht hat und sagen wollte, es kommt augenblicklich und absolut klar rüber. Da gibt es keinen Zweifel.

Als erstes wird einem gesagt: »Entspanne dich, alles ist wunderbar, alles ist in Ordnung« . . . Man fühlt sich sofort entspannt. Es ist das angenehmste Gefühl, das man sich vorstellen kann. Man hat ein Gefühl von absoluter, reiner Liebe. Es ist das wärmste Gefühl überhaupt. Aber man darf es nicht mit meßbarer Wärme verwechseln, denn mit »Temperatur« oder so hat das nichts zu tun. Was immer man spürt, fühlt sich absolut vollkommen an — und falls es Temperatur ist, dann ist es eine absolut vollkommene Temperatur. Wenn es ein aufregendes oder beruhigendes Gefühl ist, dann ist es absolut vollkommen, das spürt man ganz genau. Es ist *absolut* lebendig und klar.

Dann geschieht es, das Licht kommuniziert mit einem, und zum erstenmal im Leben . . . spürt man wahre, reine Liebe. Es läßt sich nicht mit der Liebe einer Frau oder der Liebe zu seinen Kindern vergleichen, auch nicht mit einer intensiven sexuellen Erfahrung, die mancher vielleicht als den schönsten Augenblick in seinem Leben betrachtet — nichts davon läßt sich auch nur im geringsten damit vergleichen. All diese wunderbaren Gefühle zusammen lassen sich nicht mit jenem Gefühl wahrer Liebe vergleichen. Wenn man sich vorstellen könnte, wie wahre Liebe ist, dann müßte es dieses Gefühl sein, das einem dieses strahlende weiße Licht entgegenbringt.

Tom beschreibt dann noch einen anderen wichtigen Aspekt der Kernerfahrung, auf den die bisher zitierten Auszüge nur andeutungsweise eingegangen sind, der aber in vielen der folgenden Berichte noch eine Rolle spielen wird:

> Die zweite herrliche Erfahrung ist, daß einem plötzlich klarwird, daß man mit dem absoluten, allumfassenden Wissen in Verbindung steht. Es läßt sich schwer beschreiben . . . man denkt eine Frage . . . und weiß sofort die Antwort. So einfach ist das. Und es kann jede beliebige Frage sein. Es kann jedes Thema sein. Es kann etwas sein, wovon man überhaupt keine Ahnung hat, das man normalerweise kaum verstehen würde, und das Licht gibt sofort die richtige Antwort und macht, daß man es versteht . . .
> Ich brauche wohl nicht extra zu betonen, daß mir viele Fragen beantwortet wurden und daß ich viel erfuhr, manches war sehr persönlich, manches hatte mit Religion zu tun . . . Eine der Fragen, die mit Religion zu tun hatten, bezog sich auf ein Nachleben, und die wurde durch mein Erlebnis selbst eindeutig positiv beantwortet . . . Es gab absolut keine Frage, die mir das Licht nicht beantwortet hätte. Der Eintritt in dieses Licht — die Atmosphäre, die Energie, diese totale reine Energie, das totale Wissen, diese vollkommene, reine Liebe — das *ist* das Leben nach dem Tod.

Tom schließt seinen Bericht mit einer Erklärung, die nach allem, was er erlebt hat, nur logisch ist und die in vergleichbaren Erzählungen immer wieder vorkommt:

> Nach diesem Erlebnis habe ich kaum noch Angst davor, eines Tages zu sterben . . . denn wenn der Tod auch nur annähernd so ist wie das, was ich erlebt habe, dann muß er wunderbar sein, etwas, auf das man sich freuen kann, wunderbarer als alles andere.

Toms Geschichte entspricht die Kernerfahrung einer anderen guten Freundin von mir, einer vierzigjährigen Frau, die ich Janis nennen möchte. Ich traf Janis zum erstenmal Anfang 1981 in Detroit, wo wir zusammen in einem Fernsehprogramm auftraten. Während wir auf unseren Einsatz im Aufnahmestudio warteten, erzählte sie mir ganz beiläufig von ihrer Nah-Todeserfahrung. Danach brachte sie mich zusammen mit ihrer Freundin zum Flughafen und versprach beim Abschied, mal zu schreiben. Sie hielt Wort, und es entwickelte sich ein so freundschaftlicher Briefwechsel, daß wir uns unbedingt wiedersehen wollten, um ausführlicher miteinander zu reden.

Im Oktober 1982 klappte es schließlich. Nach einer IANDS-Tagung in Virginia fuhren wir über Pennsylvania zurück, wo Janis damals lebte, und machten einen Abend lang bei ihr halt. Nachdem sich meine Reisebegleiter längst zurückgezogen hatten, blieben Janis und ich noch bis drei Uhr morgens auf, und sie erzählte mir zum erstenmal ausführlich von ihrer Nah-Todeserfahrung. Das redigierte Manuskript dieser Unterhaltung umfaßt zehn engbeschriebene Seiten, und ich zitiere daraus nur ein paar Absätze. Wie im Falle von Tom werden wir später auch auf Janis' Erlebnis zurückkommen, aber an dieser Stelle ist es aufschlußreich, zunächst mal nur Janis' Nah-Todeserfahrung als solche mit der von Tom zu vergleichen; die Ähnlichkeiten sind frappierend.

Janis wäre im Juni 1973 nach einem Autounfall in Kalifornien fast gestorben. Neben anderen Verletzungen erlitt sie einen Blutsturz und »lag lange Zeit im Koma«. Aufgrund ihrer Verletzungen leidet sie jetzt an Epilepsie. Genau wie Tom machte auch sie eine »Reise zum Licht«, aber unser Ausschnitt setzt erst bei ihrer »Ankunft« dort ein:

> Ich stand ganz allein vor dieser riesigen — es war wie eine goldene Sonne. [Hat es Ihren Augen weh getan, sie anzuschauen?] Nein! Es war hell. Es war derart hell und strahlend, daß ich mir die Netzhaut verbrannt hätte, wenn es so etwas wie die Sonne gewesen wäre und ich direkt hineingesehen hätte. Ich wäre

blind geworden. Aber, nein. Es tat überhaupt nicht weh. [Was haben Sie gefühlt angesichts dieses Lichts?] Frieden. Heimkehr. Es ist komisch, aber ich habe es noch nie mit Worten auszudrücken versucht. Es war wirklich so, als käme man heim. Es war wunderbar, es war herrlich. Und es war so warm. [Auf was für eine Weise warm?] Auf jede Weise. Ich hatte das Gefühl einer greifbaren Wärme, wie ich sie schon vorher gespürt hatte ... Aber es war noch intensiver. Ich meine, es war nicht direkt heiß; es war nur eine größere Wärme. Diese Wärme war da, und dann war da auch noch eine andere Wärme. Wie — aufgenommen zu werden, richtig aufgenommen zu werden.

Ich wurde gefragt, ob ich bereit sei zu bleiben. [Wer hat Sie das gefragt?] Dieses Licht. [Hatte man bei dem Licht das Gefühl, da sei irgend jemand?] O ja. Und ich muß auch sagen, als ich ... mit dem Licht Kontakt aufnahm, da wurden überhaupt keine Worte gewechselt. Ich meine, es wurde nichts gesprochen. Es ist wie denken, wie wenn man einen Gedanken hat und sofort die Antwort weiß — also Gedankenübertragung. Es passierte alles auf einmal.

Ich wurde gefragt, ob ich bereit sei zu bleiben. Und ich wußte es nicht. Ich wußte es wirklich nicht. Und man sagte mir, daß ich einen Entschluß fassen müßte. Daß ich mich entscheiden müßte ...

Später, bevor ich diese Entscheidung traf ... ließ ich mein Leben noch mal an mir vorüberziehen. [Erzählen Sie davon.] Mein ganzes Leben rollte vor mir ab — »fft« [sie stößt einen schnellen, zischenden Ton aus], einfach so. Ja, wie in einem Fünfunddreißig-Millimeter-Film zog, »klick, klick«, im Bruchteil einer Sekunde alles vorbei. Es war schwarzweiß, und ich sah alles. Ich sah mein ganzes Leben an mir vorüberziehen. [In einer bestimmten Reihenfolge?] O ja. Alles chronologisch. Alles ganz genau. Es zog einfach an mir vorbei. Mein ganzes Leben. [Haben Sie die Ereignisse noch mal erlebt, oder haben Sie sie wie ein Zuschauer betrachtet?] Ich war, ja, ich war wohl mehr ein

> Zuschauer ... Gefühle kamen nicht auf. Ich sah nur zu, und ich sah mein ganzes Leben an mir vorbeiziehen. Und als mein Leben abgelaufen war — in Schwarzweiß —, »zoooom!«, war es nicht mehr schwarz und weiß, sondern in Farbe, und ich sah Dinge, die noch gar nicht geschehen waren. Dinge, von denen ich noch nichts wußte, die aber danach geschehen sind!*

Als Sie den ersten Teil von Janis' Bericht über ihre Kernerfahrung lasen, dachten Sie vielleicht, daß sie Toms Nah-Todeserlebnis gekannt und seine Schilderung unbewußt nachgeahmt hat.
Ich kann Ihnen versichern, daß das nicht der Fall ist; keiner von beiden weiß vom anderen.
Und hier ist noch eine dritte, sehr ähnliche Beschreibung einer Kernerfahrung. Jayne Smith, eine Frau von Anfang Fünfzig, lernte ich im April 1982 auf einer Tagung über Nah-Todeserfahrungen in Philadelphia kennen. Eine Freundin von ihr hatte mir erzählt, daß Jayne ein paar Jahre zuvor eine Nah-Todeserfahrung gehabt hätte.
Bei nächster Gelegenheit fragte ich Jayne, ob sie vielleicht mit unserer Gruppe über ihr Erlebnis sprechen wolle. Obwohl sie an so etwas noch nie gedacht hatte, war sie gern dazu bereit. Ich bin sehr froh darüber, daß sie es getan hat, denn es handelte sich, wie sich herausstellte, um eine sehr tiefe Nah-Todeserfahrung. Ein Mitglied der Gruppe hat Jaynes Bericht dankenswerterweise auf Band festgehalten und mir eine Kopie der Aufzeichnung zur Verfügung gestellt. Die folgenden Auszüge stammen aus diesem spontanen Vortrag.
Jaynes Nah-Todeserfahrung fand 1952 während der Geburt ihres zweiten Kindes statt. Sie fühlte, wie sie starb (und später sagte ihr der Arzt, daß sie tatsächlich in Lebensgefahr geschwebt hatte):

> Ganz plötzlich merkte ich — daß ich in einem Nebel stand, und da wußte ich sofort, daß ich gestorben war, und ich war so glücklich, daß ich tot war, dabei lebte ich noch. Ich kann Ihnen

* Auf den Aspekt der »Präkognition« werden wir in Kapitel 7 näher eingehen.

gar nicht sagen, was ich *gefühlt* habe. Ich dachte: »O Gott, ich bin tot, aber ich bin hier! Ich bin ich!« Dabei war ich erfüllt von ungeheurer Dankbarkeit . . . Mein ganzes Bewußtsein war Dankbarkeit, weil ich noch existierte, obwohl ich genau wußte, daß ich gestorben war . . .

Und während ich noch von diesem Gefühl erfüllt war . . . breitete sich in dem Nebel plötzlich ein gewaltiges Licht aus, und dieses Licht wurde immer heller und heller und heller, es ist unheimlich hell, aber es tut den Augen nicht weh — trotzdem ist es heller als alles, was einem je begegnet ist. Von da an spürte ich meinen Körper nicht mehr. Ich war nur noch Bewußtsein. Und dieses enorm helle Licht schien mich einzuhüllen. Ich schien nur noch in ihm zu existieren und ein Teil von ihm zu sein und von ihm genährt zu werden, und dieses Gefühl wurde immer stärker und stärker und immer wunderbarer und vollkommener. Und es war alles — alles in einem —, wenn man die tausend schönsten Dinge nimmt, die einem im Leben begegnet sind, und sie mit einer Million multipliziert, dann hat man vielleicht annähernd dieses Gefühl, ich weiß es nicht. Aber es hüllt einen völlig ein, und man weiß plötzlich furchtbar viel. Ich erinnere mich noch, daß ich wußte, daß überall im Universum vollkommene Ordnung herrscht, daß der Plan vollkommen ist. Daß alles, was geschieht — Kriege, Hunger, egal, was —, in Ordnung ist. Alles war vollkommen. Irgendwie war alles Teil der Vollkommenheit, und man brauchte sich überhaupt keine Sorgen zu machen. Und die ganze Zeit war ich in diesem Zustand, er schien unendlich zu sein. Alles war unendlich. Zeitlos. Ich war einfach ein unendliches, vollkommenes Wesen. Und dann diese Liebe und Sicherheit und Geborgenheit und die Überzeugung, daß einem nichts passieren kann und man für immer heimgekehrt ist. Daß man für immer in Sicherheit war. Und daß alle andern es auch sind.

gar nicht sagen, was ich *gefühlt* habe. Ich dachte: »O Gott, ich bin tot, aber ich bin hier! Ich bin ich!« Dabei war ich erfüllt von ungeheurer Dankbarkeit . . . Mein ganzes Bewußtsein war Dankbarkeit, weil ich noch existierte, obwohl ich genau wußte, daß ich gestorben war . . .
Und während ich noch von diesem Gefühl erfüllt war . . . breitete sich in dem Nebel plötzlich ein gewaltiges Licht aus, und dieses Licht wurde immer heller und heller und heller, es ist unheimlich hell, aber es tut den Augen nicht weh — trotzdem ist es heller als alles, was einem je begegnet ist. Von da an spürte ich meinen Körper nicht mehr. Ich war nur noch Bewußtsein. Und dieses enorm helle Licht schien mich einzuhüllen. Ich schien nur noch in ihm zu existieren und ein Teil von ihm zu sein und von ihm genährt zu werden, und dieses Gefühl wurde immer stärker und stärker und immer wunderbarer und vollkommener. Und es war alles — alles in einem —, wenn man die tausend schönsten Dinge nimmt, die einem im Leben begegnet sind, und sie mit einer Million multipliziert, dann hat man vielleicht annähernd dieses Gefühl, ich weiß es nicht. Aber es hüllt einen völlig ein, und man weiß plötzlich furchtbar viel. Ich erinnere mich noch, daß ich wußte, daß überall im Universum vollkommene Ordnung herrscht, daß der Plan vollkommen ist. Daß alles, was geschieht — Kriege, Hunger, egal, was —, in Ordnung ist. Alles war vollkommen. Irgendwie war alles Teil der Vollkommenheit, und man brauchte sich überhaupt keine Sorgen zu machen. Und die ganze Zeit war ich in diesem Zustand, er schien unendlich zu sein. Alles war unendlich. Zeitlos. Ich war einfach ein unendliches, vollkommenes Wesen. Und dann diese Liebe und Sicherheit und Geborgenheit und die Überzeugung, daß einem nichts passieren kann und man für immer heimgekehrt ist. Daß man für immer in Sicherheit war. Und daß alle andern es auch sind.

Und das waren seine letzten Worte ... [bevor sie ins physische Leben zurückkehrte].

Wir werden noch in anderem Zusammenhang auf Jaynes Nah-Todeserfahrung zurückkommen, wollen aber zunächst mit unseren Fallgeschichten über Kernerfahrungen weitermachen.
Als nächstes werden wir uns mit einem längeren Auszug aus dem Bericht eines Mannes beschäftigen, der sich in mancher Hinsicht von den beschriebenen Personen unterscheidet, über deren Erfahrungen wir bisher gehört haben.
Joseph F. Dippong, einen sechsundvierzigjährigen Autor, Verleger und Geschäftsmann, der das Kundalini Research Institute of Canada* leitet, kenne ich in erster Linie durch einen beruflich bedingten, ausgedehnten Briefwechsel. Aber bevor ich mit ihm zu korrespondieren begann, hatte ich schon einen Bericht über seine Nah-Todeserfahrungen gelesen, der mich sehr beeindruckte und den ich meiner Sammlung derartiger Fälle hinzugefügt habe. Form und Stil von Mr. Dippongs Bericht unterscheiden sich insofern von den bisher zitierten Fällen, als er mit literarischen Ambitionen abgefaßt wurde, so daß uns die gleichen transzendentalen Inhalte auf besonders beeindruckende, das Ehrfurchtgebietende und Einzigartige des Erlebnisses einer Kernerfahrung deutlich machende Weise nahegebracht werden.
Mr. Dippongs Nah-Todeserfahrung fand im November 1970 statt, als ihn auf einem geschäftlichen Treffen, in dessen Verlauf verbale Feindseligkeit plötzlich in physische Attacke umschlug, ein paar wütende Kollegen angriffen, und er fast erstickt wäre. Mr. Dippong schreibt:

Ich merkte nicht, was im Zimmer vor sich ging, denn wo ich mich befand und was ich erlebte, war nicht von dieser Welt.

* Auf den Zusammenhang von Kundalini-Energie und Nah-Todeserfahrung werden wir in Kapitel 9 ausführlich eingehen.

Das letzte, an das ich mich erinnerte, war, daß ich zu Gott gebetet hatte.* Dann begann sich langsam ein anderes Bewußtsein zu entfalten. Innerhalb von Sekunden, Minuten, Jahren oder sogar während einer ganzen Ewigkeit.

Zuerst nahm ich wunderbare Farben wahr, alle Farben des Regenbogens. Sie wirkten durch das kristallisierte Licht noch kräftiger, leuchteten hell nach allen Seiten. Es war, als fiele dieses Licht durch ein Prisma aus einem herrlichen reinen Diamanten auf mich, andererseits hatte ich gleichzeitig das Gefühl, mich in seinem Zentrum zu befinden. Ich stand auf einer himmlischen Weide mit Blumen. Es war ein anderer Raum, eine andere Zeit und vielleicht sogar ein anderes Universum. Aber ganz bestimmt war es ein anderes Bewußtsein — vibrierend und lebendiger, als ich es von meinem irdischen Leben her kannte. In meinen Ohren klang Musik, so wunderbar, wie kein Komponist sie je zustande bringt. Sie war auch nicht von dieser Welt. Sie war besänftigend, zart und wärmend und schien tief aus meinem Innern zu kommen.

All dies geschah mit mir, während ich mich in diesem besonderen Bewußtseinszustand befand. Es war mit nichts vergleichbar, das ich je erlebt hatte, und war mir trotzdem so vertraut — als hätte ich schon immer davon gewußt. Jetzt noch, beim Schreiben, bin ich von Ehrfurcht erfüllt. Es gibt keine Worte, in keiner Sprache, die etwas so Großartiges beschreiben könnten. Selbst der begabteste Literat könnte, wenn er das Glück hätte, diesen begnadeten Zustand zu erleben, nur einen dürftigen Abglanz dieser wahren Schönheit schaffen. Ich weiß bis heute nicht, wo ich war — meiner physischen Existenz auf der Erde, meiner Freunde, meiner Familie oder meiner Verwandten war ich mir nicht mehr bewußt. Ich befand mich in einem Zustand, der aus nichts anderem bestand als Bewußtsein, aber was für ein

* Obwohl er zu dem Zeitpunkt wie »fast mein ganzes Leben lang« Atheist war. Auch andere Personen mit Nah-Todeserfahrung bezeichneten sich als »wenig religiös« in ihrem Erlebnis.

erhabenes Bewußtsein! Es war wie die Wiedergeburt in eine andere, höhere Art Leben.
Während sich meine Sinne immer mehr erweiterten, sah ich Farben, die über das Spektrum des Regenbogens hinausreichten, die das menschliche Auge nie zuvor erblickt hat. Mein Bewußtsein besaß einen Radius von 360 Grad. Ich hatte das Gefühl, mich im Zentrum einer Lotosblume zu befinden, die ihre Schönheit in alle Richtungen entfaltet. Ich wurde mir bewußt, in der Mitte eines Tunnels zu sein. Und ich näherte mich einem Licht am anderen Ende. Weit entfernt sah ich etwas, das ich in der begrenzten Sprache, die mir hier zur Verfügung steht, nur als zwei Kreise beschreiben kann.
In der Mitte des einen Kreises befand sich ein herrliches Wesen. Es war weder ein Mann noch eine Frau, sondern beides zusammen. Noch nie zuvor hatte ich etwas so Wunderschönes, Liebenswertes und durch und durch Erfreuliches gesehen wie dieses Wesen — und auch seither nicht wieder. Es strahlte reine Liebe aus. Jede Pore seines Gesichts war in ein unglaubliches Licht getaucht. Das Licht leuchtete in den prächtigsten Farben, lebhaft und vibrierend. Es strahlte nach außen — in einem gleißenden Weiß, über dem so etwas wie ein Hauch von Gold lag. Ein starkes Gefühl von Freude und Ehrfurcht erfüllte mich. Ich wurde von einer unbeschreiblichen Woge der Liebe erfaßt. Mir war, als stünde ich am Ursprung meines Lebens, vielleicht sogar vor meinem Schöpfer. Trotz der ungeheuren Ehrfurcht vor diesem Wesen spürte ich, daß es mir zutiefst vertraut war. Mit meinem ganzen Herzen wünschte ich mir, es zu umarmen und mich mit ihm zu vereinen, eins zu werden mit ihm — denn obwohl es weder meine Mutter noch mein Vater war, verkörperte es beide.
Der zweite Kreis umgab den ersten. Darin nahm ich sechs schimmernde perlmuttartige Prägungen wahr, die sich entfalteten und öffneten wie die Blütenblätter einer Blume an der Sonne. Es waren Lebewesen. Ihre Schönheit, ihr Charme, ihre

prächtigen strahlenden Farben und die Nähe, die ich zu ihnen verspürte, waren atemberaubend. Und daneben das gewaltige, strahlende, helle weiße Licht! Es saugte mein Bewußtsein völlig auf. Es erleuchtete diese prächtige Szene gleich der aufsteigenden Sonne am Horizont — wie durch einen Schleier, der sich plötzlich hebt. Dieses herrliche Licht schien sich durch einen glitzernden Kristall über alle zu ergießen. Es schien direkt aus dem Zentrum des Bewußtseins zu kommen, in dem ich mich befand, und die unendlichen Weiten des Universums zu erhellen. Mir wurde klar, daß es Teil aller lebenden Dinge war und daß alle lebenden Dinge Teil von ihm waren. Ich wußte, daß es allmächtig war, daß es grenzenlose, göttliche Liebe verkörperte. Mein Herz drängte aus mir heraus und zu ihm. Es war fast so, als wäre ich meinem Schöpfer begegnet. Und obwohl dieses Licht tausend- und abertausendmal stärker zu sein schien als das hellste Sonnenlicht, tat es meinen Augen nicht weh. Ich hatte nur den einen Wunsch: immer mehr und mehr davon zu bekommen und auf immer und ewig darin zu baden.

Vielleicht sollten wir uns angesichts dieses Berichts von Mr. Dippong kurz an die knappe Beschreibung erinnern, die Joe Geraci von seiner Nah-Todeserfahrung gegeben hat, da Sie jetzt gewiß verstehen werden, warum ich sagte, daß Joe Geraci mit wenigen Worten das innerlichste Wesen der Kernerfahrung auszudrücken versuchte. Und warum Joe — so wie Mr. Dippong — fürchtete, daß es ihm nie gelingen würde, für sein Erlebnis adäquate Begriffe zu finden. Aber aufgrund der verschiedenen Perspektiven einer gemeinsamen Erfahrung können wir vielleicht doch ahnen, was Worte nicht auszudrücken vermögen. Das ist auch einer der Hauptgründe dafür, daß ich Ihnen in diesem Kapitel so viele Schilderungen von Kernerfahrungen vorlege.

Und es soll auch gleich weitergehen mit Fallgeschichten, in denen vor allem bestimmte Merkmale der Kernerfahrung, die bisher höchstens flüchtig berührt wurden, deutlich werden.

Wir fahren fort mit dem Bericht eines vierundsechzigjährigen Mannes, den ich Harold nenne. Im April 1977 erlitt Harold, als er gerade vor seinem Haus Laub harkte, einen Herzanfall. Er schreibt:

> Eine strahlende, weißgelbe, warme Lichtsäule ragte vor mir auf. Ich war jetzt von einem schimmernden, goldenen Kreis umgeben, und ein ungeheures Gefühl von Wärme und Liebe und Zärtlichkeit ergriff mich. Als ich aufblickte (oder so was ähnliches, ein besserer Ausdruck fällt mir nicht ein), sah ich das herzliche Lächeln und die Liebe meines Vaters vor mir, wie damals, als ich noch klein war und er mich auf den Arm nahm und zärtlich zu mir war. Ich fühlte, wie diese Liebe mein Dasein durchdrang. (Ich habe mich nie bewußt daran erinnert und schon seit Jahren nicht mehr an meinen Vater gedacht.)
> Mein ganzes Leben lag offen vor dieser wunderbaren Erscheinung — »GOTT«. Ich spürte tief in mir, daß er mir all die Dinge in meinem Leben vergab, deren ich mich schämte. Es schien so, als wären sie für ihn ohne Bedeutung. Ich wurde gefragt — aber ohne Worte, durch direkte, mentale Kommunikation: »Was hast du getan, um der Menschheit zu helfen oder sie weiterzubringen?« Gleichzeitig sah ich mein ganzes Leben an mir vorüberziehen, und ich begriff, was zählte. Ich will hier nicht weiter darauf eingehen, aber glauben Sie mir, ich wurde erlöst für etwas, das ich für unwichtig gehalten hatte, und was mir wichtig vorgekommen war, bedeutete nichts.

In diesem Bericht treffen wir eine Reihe bereits vertrauter Elemente der Kernerfahrung an — das Licht, die Liebe, das Gefühl, aufgenommen zu werden, Vergebung usw. —, aber das Phänomen der Rückschau auf das eigene bisherige Leben ist hier von besonderem Interesse. In diesem Fall steht der »Lebensfilm« in engem Zusammenhang mit der Frage: »Was hast du aus deinem Leben gemacht?« Und bei der Antwort darauf kommt es für Harold zu einer verblüffenden Umwertung der Werte: Er muß feststellen, daß alles, was er für wichtig gehalten hat, »dort« nichts zählt, während das, was ihm unbedeutend erschien, das Wesentliche ist. In den folgenden Fällen werden wir sehen, daß Harold nicht der einzige ist, der diese Erfahrung gemacht hat.

Als nächstes mache ich Sie mit dem Fall eines weiteren Freundes von mir bekannt, den ich hier Hank nenne. Ich lernte Hank durch John Audette kennen, einen Forscher, dem Hank schon von seinem Erlebnis berichtet hatte. Hank und ich trafen uns zum erstenmal im August 1979 bei einer Tagung der American Psychological Association in New York. Norma begleitete mich auf dieser Reise, und wir fühlten uns beide sofort zu Hank hingezogen. Seitdem haben wir uns schon mehrmals gegenseitig besucht (Hank wohnt in Virginia) und viele Gespräche über seine Nah-Todeserfahrung und ihre Nachwirkungen geführt. Einmal sprach ich noch spät abends mit ihm in einem Hotel in Baltimore, wo wir beide am nächsten Tag einen Termin beim Fernsehen hatten, und bei dieser Gelegenheit habe ich seinen Bericht in voller Länge aufgezeichnet. Der folgende Auszug stammt aus diesem Gespräch mit ihm.

Im November 1975, er war gerade neunzehn Jahre alt, wurde Hank bei einem Autounfall schwer verletzt, und zuerst glaubte man, er würde nicht überleben.

Im ersten Teil seiner Nah-Todeserfahrung fand er sich in einem »sehr großen Raum« wieder, in dem auch andere »Wesen« waren.

> Plötzlich kam aus der vorderen linken Ecke ein weiteres Wesen in den Raum. Dieses Wesen hatte eine noch hellere Aura — ein Glühen — als wir anderen. Es glühte, als würde es die Arme nach uns ausstrecken, um es mal so auszudrücken; es trat einfach auf uns zu und hüllte uns ein. Es füllte jeden Winkel des Raums aus . . . obwohl es gleißend hell war, konnte man ein paar charakteristische Züge erkennen. Die Helligkeit tat den Augen überhaupt nicht weh . . . Es war irgendwie golden und weiß — mehr weiß, würde ich sagen —, und ich konnte seine Umrisse sehen . . . Es war ein sehr starkes Gefühl, fast als würde

es mich völlig einhüllen, und das Licht verbreitete auch Wärme und Liebe. Ich spürte die Wärme und die Liebe zu diesem Wesen so stark, so voller Vertrauen, nicht wie die Liebe, die ich früher jemandem entgegengebracht habe. Das läßt sich schwer beschreiben, denn es ist schwer, eine durch und durch hingebungsvolle Liebe zu begreifen, eine absolute Liebe, in der man irgendwie versinkt. So in der Art von: Egal, was es von mir verlangt hätte, ich hätte es getan . . .

Diesen Teil der Kernerfahrung kennen wir inzwischen recht gut, aber was Hank danach berichtet, ist von besonderer Bedeutung.

Dann fragte es mich: »Weißt du, wo du bist?« . . . Ich erwiderte: »Ja« . . . Und es fragte weiter: »Hast du dich entschieden?« Als es das sagte . . . da hatte ich das Gefühl, als sei jede Einzelheit, jede Kleinigkeit, die je in meinem Gehirn gespeichert worden war, augenblicklich präsent. Alles, was ich von Beginn meines Lebens an je gewußt hatte, wußte ich jetzt wieder. Und was mich auch irgendwie erschreckte, war, daß ich alle im Zimmer kannte, wußte, daß ich sie kannte und daß es nichts gab, was man hätte verbergen können — die guten Zeiten nicht, die schlechten Zeiten nicht, gar nichts . . . Ich besaß das totale, vollständige Wissen von allem, was je in meinem Leben geschehen war, hatte es klar vor Augen — selbst die nebensächlichen Dinge, die ich längst vergessen gehabt hatte . . . einfach alles, was mir in diesem Moment half, die Dinge zu begreifen. Alles war so klar . . .
Mir wurde bewußt, daß es bestimmte Dinge gibt, die jeder Mensch verstehen und lernen muß — etwa Liebe, daß man Liebe teilen, anderen schenken muß. Daß das Wichtigste im Leben die menschlichen Beziehungen sind, Liebe — und nicht das Materielle. Man muß sich darüber klar sein, daß alles, was man im Leben tut, jede noch so kleine Einzelheit, aufgezeichnet wird; auch Dinge, die man selbst sofort wieder vergessen hat, kehren später wieder ins Bewußtsein zurück. Zum Beispiel, wenn man

> ... an einer Ampel steht, und man ist in Eile, und die Frau vor einem fährt nicht gleich los, wenn die Ampel auf Grün springt, sie bemerkt gar nicht, daß die Ampel grün ist, und wenn man sich dann ärgert und auf die Hupe drückt, damit sie sich beeilt. Das sind die kleinen Dinge, die alle aufgezeichnet werden, die man in dem Moment gar nicht weiter registriert. Sehr wichtig ist, wie ich entdeckt habe, daß man Geduld hat mit anderen Menschen und daß man sich darüber im klaren ist, daß man vielleicht selbst einmal auf deren Geduld angewiesen ist.

Wenn Sie zu einem früheren Bericht zurückblättern — zu dem der vierundsechzigjährigen Frau aus Seattle —, dann werden Sie am Anfang der Schilderung eine kleine Anspielung auf das finden, was Hank hier so detailliert beschreibt. Sie sagte: »Ich war mir ... meines früheren Lebens bewußt. Es war, als wäre alles aufgezeichnet ...« Und was Hank erlebt hat, erweitert nicht nur unsere Informationen über diesen Aspekt der Kernerfahrung, es deckt sich auch mit Harolds Aussage.

Der nächste Bericht läßt das zugrunde liegende Muster noch deutlicher werden.

Belle ist das Pseudonym einer Frau, die jetzt Mitte Fünfzig ist und die ich im Frühjahr 1981 auf einer Reise nach Georgia kennenlernte, wo ich mit Belle und einigen anderen Leuten reden wollte, über deren Nah-Todeserfahrung Raymond Moody bereits berichtet hatte. Ich hatte vor, sie im Zusammenhang mit einem anderen Forschungsprojekt zu sprechen, auf das ich später (in Kapitel 8) noch näher eingehen werde. Ich verbrachte zwei Tage mit Belle und ihrer Familie, und wir führten lange Gespräche. Die folgenden Auszüge stammen aus diesen Gesprächen, die ich auf Band aufgenommen habe.

1971 wurde Belle wegen chronischer Rückenschmerzen operiert. Während der Operation setzte ihr Herz aus. Ich hatte zwar keine Gelegenheit, ihr Krankenbett einzusehen, aber sie sagte mir, daß ihr Hausarzt sich von der Klinik hätte bestätigen lassen, daß sie zwanzig Minuten lang »klinisch tot« gewesen sei!

Der erste Teil ihrer Kernerfahrung, dem ich hier nur ein paar kurze Sätze entnehme, betrifft ein Erlebnis, von dem wir schon wiederholt gehört haben:

> Ich begegnete diesem wunderschönen Lichtwesen. Es ist die schönste Gestalt, die ich kenne, aber kein bißchen weichlich. Männlich, voller Liebe, von Liebe pulsierend, man ist um und um von Liebe eingehüllt. Aber nicht physische, sexuelle Liebe. Es ist Gottes Liebe zum Menschen und die Liebe der Menschen zu Gott. Es ist ein alles verzehrendes Gefühl.

Ihre nächsten Bemerkungen gehen dann auf das Phänomen der Lebensrückschau ein und gleichen sehr den Beobachtungen von Harold und Hank:

> Man bekommt sein Leben vor Augen geführt — und man urteilt über sich selbst. Hatte man getan, was man hätte tun sollen? Man denkt: »O ja, ich habe jemandem, der kein Geld hatte, sechs Dollar geschenkt, das war toll von mir.« Aber so was ist ohne jede Bedeutung. Von Belang sind die kleinen Dinge — ein Kind getröstet zu haben, das sich weh getan hat, oder mit einem einsamen, alten Menschen freundlich geplaudert zu haben. Das sind die wichtigen Dinge . . . Man urteilt über sich selbst. Es sind einem alle Sünden vergeben worden, aber kann man sich selbst verzeihen, daß man etwas, das man hätte tun sollen, nicht getan hat, und daß man manchmal kleine Gemeinheiten begangen hat? Kann man sich vergeben? Du selbst sprichst dein Urteil.

Auf meiner Reise in den Süden traf ich auch einen zweiunddreißigjährigen Mann, den ich hier Darryl nenne. Er ist einer der faszinierendsten Menschen mit einer Nah-Todeserfahrung, dem ich je begegnet bin. Ich wünschte nur, Darryl hätte mir erlaubt, mehr von den Gesprächen aufzuzeichnen, die wir in den drei Tagen, die wir zusammen verbrachten, geführt haben, denn er erzählte mir einige persönliche Erlebnisse, die ich damals ganz erstaunlich fand, an die ich mich heute jedoch nur noch in groben Zügen erinnere. Aber die Schilderung seiner Nah-Todeserfahrung durfte ich auf Band aufnehmen, so daß ich daraus einige Auszüge wiedergeben kann.

Darryl hatte sein Nah-Todeserlebnis im September 1971. Eines Abends telefonierte er während eines schweren Gewitters mit einem Freund, und als ein Blitz in sein Haus einschlug, erhielt er einen elektrischen Schlag. Später erfuhr er, wie er mir erzählte, daß sein Puls und die Atmung mindestens neun Minuten lang ausgesetzt hatten. Als Folge davon litt er an bleibenden neurologischen Schäden und Muskelschwund.

Darryls Erlebnis enthält einige Elemente der Kernerfahrung, die wir schon kennengelernt haben — aber zusätzlich noch ein paar neue. Im Verlauf seiner Erfahrung sah auch er ein Licht:

> Als das Licht auf mich zukam, wurde es zu einer Person — das heißt, eigentlich war es keine »Person«. Es war ein Wesen, das Strahlen aussandte. Und im Innern dieses strahlenden, leuchtenden Lichts, das irgendwie silbrig aussah — weiß, mit einem Stich ins Silbrige — befand sich ... ein Mensch ... also, es sah jedenfalls aus wie ein Mensch, wissen Sie, es war die erste Person, die auftauchte, und ich spürte, wie dieses Gefühl der Liebe in mir immer ehrfürchtiger und reiner wurde, je näher das Licht mir kam — ich würde das Gefühl jedenfalls Liebe nennen ...
>
> Und diese Person fragte: »Weißt du, wo du bist?«
>
> Ich kam aber gar nicht dazu, die Frage zu beantworten, denn plötzlich »zog mein Leben an mir vorbei« — ich kann es nicht anders ausdrücken. Dabei war es nicht eigentlich mein Leben, was ich da sah, es waren vielmehr die Gefühle ... jedes einzelne Gefühl, das ich in meinem Leben je empfunden hatte und jetzt noch einmal spürte. Und mit meinen Augen sah ich, wie diese Emotionen mein Leben beeinflußt hatten. Womit ich in mei-

nem Leben das Leben anderer Menschen beeinflußt hatte, und verglich es mit dem Gefühl reiner Liebe, die mich umgab. Und es war schrecklich, was ich getan hatte. Großer Gott! Das ist meine feste Überzeugung. Wissen Sie, ich habe schreckliche Dinge angerichtet, wenn ich es an *der* Liebe messe . . . Wenn man so überlegt, wie wenig Liebe man andern gegeben hat, dann steht man wirklich schlecht da. Einfach verheerend. Darüber kommt man nie weg. Es sind nun sechs Jahre her seit jenem Tag [seiner Nah-Todeserfahrung], und ich bin bis heute nicht darüber weg.

Später merkte Darryl, daß er sich auf etwas zubewegte, was in anderen Kernerfahrungen ebenfalls vorkommt: eine Lichterstadt.

Ich bewegte mich näher auf die Lichter zu und stellte fest, daß es Städte waren — Städte aus Licht. Und im selben Augenblick wurde mir klar, daß wir . . . angekommen waren. Die Reise war zu Ende. Und ich schwebte auch nicht mehr.
Ich stand auf dem Platz einer hellen, sehr schönen Stadt.
Ich will die Stadt beschreiben: Das Gebäude, in das ich ging, war eine Kathedrale — gebaut im Stil der Markuskirche oder der Sixtinischen Kapelle, aber die Ziegel und Steine schienen aus Plexiglas zu sein. Es gab Plätze, die hatten eine Dimension, aber man konnte durch sie hindurchsehen, und in der Mitte jedes Platzes war dieses golden und silbern schimmernde Licht. Man konnte das Gebäude sehen — aber aufgrund der Helligkeit auch wieder nicht . . . Also, diese Kathedrale bestand buchstäblich aus Wissen. Ich war am Ort des Lernens. Ich konnte es spüren . . . ich wurde geradezu bombardiert mit Daten. Von allen Seiten stürzten Informationen auf mich ein — als hätte ich den Kopf in fließendes Wasser getaucht, und jeder Wassertropfen war eine Information, die an meinem Kopf vorbeifloß.

In anderen Berichten von Kernerfahrungen sind solche Städte noch detaillierter beschrieben. Zum Beispiel von Stella, einer einundvierzigjährigen Frau, die ich im März 1981 bei einer Tagung kennenlernte, auf der sie von ihrer Nah-Todeserfahrung erzählte. Wie üblich bei solchen Anlässen, gingen wir hinterher noch irgendwohin, um weiterzureden. Und schließlich kam Stella auch wiederholt zu längeren Besuchen ins Nah-Todeshotel. Während eines dieser Aufenthalte haben wir ihren Bericht über ihre Nah-Todeserfahrung — die übrigens infolge eines Blutsturzes nach einer Operation im Juni 1977 stattfand — auf Band genommen:

> Plötzlich brach ein ungeheures Licht herein, und ich wurde umgedreht . . . zu diesem Licht hin. Ganz weit von mir entfernt sah ich eine Stadt . . . aber nicht so, als würde man von einem Flugzeug aus plötzlich eine Stadt unter sich liegen sehen . . . Selbst aus dieser ungeheuren Entfernung wirkte sie *riesig!* Alles schien gleich groß zu sein, und nichts schien die Stadt irgendwie zu sützen, und es schien auch gar nicht *nötig*, sie zu stützen. Und dann wurde mir klar, daß das Licht aus dieser Stadt kam, daß es sich nur um einen Laserstrahl aus Licht handeln konnte, der aus ihrer Mitte zu kommen schien und direkt auf mich gerichtet war. Und ich glitt einfach auf diesem Laserstrahl aus Licht entlang, durch unermeßliche Weiten, und bemerkte andere Lebensformen, die an mir vorbeikamen [das haben Belle und Darryl ebenfalls erwähnt]; aber das war nur ein kleiner Teil dessen, was ich erlebte. Mein Hauptinteresse galt dem Ziel, auf das ich zusteuerte.
> [Hattest du ein Gefühl, wie schnell du dich fortbewegtest?] Es war ungeheuer schnell, ganz ungeheuer schnell. [Gab es Veränderungen in der Geschwindigkeit?] Ich glaube, daß ich immer schneller wurde, je näher ich kam. Es schien mir fast so, als bilde dieses Licht gar keinen Bogen. Ich hatte vielmehr das Gefühl, bis ganz auf die Spitze von dem zu gelangen, was ich sah. Man kann sich kaum vorstellen, daß etwas so schnell gehen kann.

Und doch empfand ich es viel intensiver und tiefer als alles, was ich vorher gekannt hatte. Dann kam ich zu einem Punkt, von dem aus ich fast hinuntersehen konnte. Ich dachte plötzlich: »Schätze, ich hab's geschmissen!« [Sie lacht.] Denn ich kam so schnell voran, daß ich schon dachte, ich sei vorbeigeflogen. Aber fast im selben Augenblick — anscheinend genau der richtige Augenblick — war ich mittendrin. Ich weiß nicht, wie ich es erklären soll. Es war nicht so, als wäre ich »gelandet«, aber ich kam einfach vom einzig möglichen Punkt aus runter in die Stadt.

Das erste, was ich sah, war die Straße. Eine solche Pracht! Das einzige, womit ich sie in diesem Leben in Verbindung bringen kann, ist Gold, aber alles war so rein und klar ... so transparent ... Alles besaß eine derartige Reinheit und Klarheit ... Der Unterschied [zwischen hier und dort] war auch, daß man bei Gold an etwas Hartes und Sprödes denkt; aber dort — alles war glatt und weich. Keine nachgiebige Weichheit, sondern fast schmelzend ... Einerseits war alles genau abgegrenzt gegeneinander, andererseits verschmolz alles ineinander.

Die Blumen und die Blütenblätter neben dieser Straße — die Intensität, die kräftigen Farben, wie Kieselsteine, die unter fließendem Wasser poliert wurden, sie sahen alle aus wie kostbare Steine, Rubine und Diamanten und Saphire. Einer, der mir besonders deutlich vor Augen steht, war gelb, trotzdem erinnerte er mich an einen Diamanten ... Alle diese Dinge waren um Blumen herum verteilt. [Wie sahen die Blumen aus?] Sie sahen aus wie ... Tulpen, dufteten aber wie Rosen. Es roch stark nach Rosen.*

Und ich ging weiter durch die Straße und ... dann sah ich, als ich im Gehen nach unten blickte, die Füße, nein, nur die Zehen von den Füßen dieses Mannes und den unteren Saum seines Gewandes direkt vor mir. Ich durfte nicht weitergehen.

* Geruchswahrnehmungen kommen selbst bei Kernerfahrungen äußerst selten vor; es handelt sich hier um eine ausgesprochen *un*typische Erscheinung.

> Und ich konnte *Sprachen* verstehen. Alle Sprachen. Sprachen, die ich noch nie gehört hatte. Ich wollte, daß man mich weitergehen ließ. Ich wußte, daß es noch so viel zu sehen gab, und ich wollte es erleben, es sehen . . . Und hinter allem, das ich dir kaum zu beschreiben vermag, stand das Wissen. Mir begann klarzuwerden, daß ich wieder weg mußte von dort, aber ich wollte nicht weg [beginnt zu weinen].

Jayne — deren Kernerfahrung ich bereits auszugsweise gebracht habe — berichtet von ähnlichen Wahrnehmungen wie Stella, allerdings bestand die Stadt bei Jayne nicht aus Lichtern. Trotzdem gibt es deutliche Parallelen. In dem Teil ihrer Erfahrung, der gleich folgt, hat sie das Gefühl, nicht nur selbst »ein unendlich vollkommenes Wesen« zu sein — *alles* kam ihr vollkommen vor:

> Nach dieser, wie es schien unendlichen Zeit fand ich mich plötzlich in einer grünen Ebene wieder. Und ich hatte wieder einen Körper. Ich war mir meines Körpers bewußt. Und ich sah eine herrliche grüne Wiese mit wunderschönen Blumen, wunderschönen Blumen, die wieder von diesem prächtigen strahlenden Licht erleuchtet waren, einem Licht, wie wir es gar nicht kennen; aber es gab auch einen Himmel, Gras, Blumen, in Farben, wie ich sie noch nie gesehen hatte. Und ich weiß noch genau, wie ich sie anschaute und dachte: »Solche Farben habe ich noch nie gesehen!« Einfach umwerfend, diese Farbenpracht. Und ich ging weiter und bemerkte auf einer kleinen Anhöhe vor mir Leute. Ich ging also auf diese Leute zu, um mit ihnen zu reden, und als ich den Hügel fast erklommen hatte, sah ich eine Stadt.

So wie ich versucht habe, das Wesentliche unserer ersten Sequenz von Kernerfahrungen mit einem literarisch ambitionierten Bericht zusammenzufassen, möchte ich auch diesen zweiten Teil mit einer besonders eindrucksvollen Schilderung abschließen.

Mit Rev. Carol Parrish-Harra, die sowohl Geistliche wie auch Heilerin ist, habe ich 1980 einen Briefwechsel begonnen, und im April 1982 hatten wir schließlich Gelegenheit, uns persönlich kennenzulernen. Damals schrieb Carol gerade an ihrem Buch *A New Age Handbook on Death and Dying*, in dem auch ein Bericht über ihre eigene Nah-Todeserfahrung enthalten ist. Diese hatte sich 1958 zugetragen, als Carol, die gerade ein Kind bekommen hatte, auf ein Medikament allergisch reagierte.

Carol beschreibt nicht nur besonders eindringlich ihre Begegnung mit einem »Lichtwesen«, sondern versteht es vor allem auch, mit einfachen Worten auszudrücken, auf welche Weise transzendentales Wissen während dieser Erlebnisse vermittelt wird und welche Form es annimmt:

> Neben mir stand ein herrliches Wesen. Ich konnte keine genauen Umrisse erkennen, nur ein Licht, dessen Strahlen alles um mich herum erleuchtete und das mit einer Stimme sprach, die so sanft war . . . so sanft, wie man es sich kaum vorstellen kann . . . Während dieses liebevolle, aber zugleich ehrfurchtgebietende Wesen zu mir sprach, erhielt ich einen so tiefen Einblick in die Bedeutung der Dinge, daß ich es nicht mit Worten wiederzugeben vermag. Ich begriff den Sinn von Leben und Tod und hatte plötzlich keine Angst mehr. In dieser Vergegenwärtigung lag etwas wie Absolutheit, Vollkommenheit, an der ich auch weiterhin teilhaben konnte, so daß es überhaupt keinen Grund dafür gab, meinen wilden Überlebenskampf fortzusetzen.
> Während einer Zeit, die mir endlos vorkam, betrachtete ich dieses Wesen — ein Lichtwesen, rein, gewaltig, sich nach allen Seiten erstreckend, ohne feste Form, und sein Bewußtsein flutete in großen Wellen zu mir — in mich — in mein Bewußtsein.
> Während ich diese Offenbarungen in mich aufnahm, erkannte ich, daß alles so sein mußte. Es machte überhaupt keinen Unterschied, ob man lebte oder starb — alles war klar und eindeutig. Es herrschte völliges Vertrauen und größtes Verständnis für

die Bedeutung seiner Worte. Es schien, als würden sich *Wahrheiten* vor mir auftun. Gedanken rollten in Wellen über mich hinweg — Ideen, größer und reiner, als ich je zu denken gewagt hätte, kamen mir jetzt wie von selbst in den Sinn. Schwierige gedankliche Inhalte enthüllten sich mir mühelos in ihrem ganzen Umfang, wenn auch nicht in logischer Folge. Ich verstand einfach alles in Anwesenheit dieses herrlichen Wesens. Mir wurde klar, daß Leben Bewußtsein ist — dieses Bewußtsein, das hinter unserer Persönlichkeit steht, war immer da und wird immer da sein. Ich weiß jetzt, daß der Sinn des Lebens nichts mit mir, mit meinem kleinen Ich, zu tun hat; das Leben besitzt seinen eigenen Sinn. Mir wurde klar, daß es weiterströmen wird, wie auch ich weiterbestehen werde. Und eine heitere Ruhe erfüllte mich.

Währenddessen breitete sich ein so starkes Gefühl in mir aus, als würde mich das Licht, das dieses Wesen umgab, einhüllen und zugleich in jeden Teil von mir eindringen. Als ich die Energie in mich aufnahm, spürte ich eine tiefe Wonne, anders kann ich es nicht beschreiben — dieses Gefühl war lebendig, bewegend, herrlich, anschwellend, überschwenglich — absolute *Wonne.* Es wirbelte um mich herum und durchdrang meine Brust, strömte durch meinen Körper, und für eine unbeschreibliche Zeit war ich eingetaucht in Liebe und Bewußtsein.

Von all den vielen wunderbaren Briefen, die ich erhielt, seit ich 1976 mit meinen Untersuchungen der Nah-Todeserfahrungen begonnen habe, hat mich der Brief einer einundfünfzigjährigen Frau, der ich nie persönlich begegnet bin, am tiefsten berührt.

Ich glaube, daß ich Ihnen diesen Brief nicht vorenthalten sollte. Ich wünschte zwar, ihn in seiner vollen Länge wiedergeben zu können, aber da er fünfzehn Seiten umfaßt, muß ich mich damit begnügen, einige Abschnitte daraus zu zitieren. Ich hoffe vor allem, daß Eltern, die ein Kind verloren haben, vor allem ein Neugeborenes, durch diesen Brief Trost, ja Freude finden werden.

Im Juli 1982 trat ich zusammen mit vier Personen mit Nah-Todeserfahrungen in der Donahue Show auf, die Ann zufällig sah. Sie schrieb mir daraufhin:

> Ich habe heute mit großem Interesse Ihren Auftritt in der Donahue Show verfolgt, denn ich gehöre auch zu »den Leuten«, die den Frieden und die absolute Liebe geistiger Existenz erfahren haben. Sie dürfen mein Erlebnis gern für ihre Untersuchungen verwenden, denn abgesehen davon, daß es meine Persönlichkeit grundlegend verändert hat, durfte ich dabei Dinge erfahren, die mir sehr geholfen haben, den schrecklichen Kummer über den Tod meines Mannes und meiner beiden Kinder ertragen zu können.
>
> Ich war zweiundzwanzig Jahre alt, als ich mein zweites Kind, ein kleines Mädchen, bekam. Es war der 18. Juni 1954. Ich hatte starke Blutungen (wie man mir sagte) und heftige Schmerzen in der Brust, die es mir unmöglich machten, nach dem Ausatmen wieder Luft zu holen. Ich erinnere mich, das Gefühl gehabt zu haben, von irgendeiner starken Kraft angezogen zu werden — nach oben, nicht nach unten! —, zuerst aus dem Zimmer heraus und auf ein helles Licht zu, das anfangs weit weg war, auf das ich aber sehr schnell »zuflog«. Die Schmerzen blieben hinter mir zurück wie flatternde Bänder oder Streifen, während ich »wußte«, daß ich mich immer schneller und schneller fortbewegte. Das »Licht« schien eine Art Fenster zu sein, und ich hatte kurz Angst, daß ich mich verletzen könnte, wenn ich dagegenstieß, denn bei der Geschwindigkeit, die ich draufhatte, konnte ich unmöglich rechtzeitig anhalten. Ich kniff also die Augen zu und bereitete mich auf den »Zusammenstoß« vor, der mir unvermeidbar schien.
>
> Aber nichts geschah. Ich hielt plötzlich an und spürte, daß ich völlig still dalag — als würde ich auf dem Wasser treiben. Meine Gefühle von Sehnsucht, Liebe, Frieden und Wohlbefinden waren einfach unbeschreiblich schön [so wie die anderen es auch

erzählt haben]. Es war einfach absolut — vollkommen — wundervoll. Ich wußte nicht, wo ich mich befand, aber das machte nichts, ich würde für *immer* hierbleiben! Ich war allein, fühlte mich aber nicht einsam. Obwohl ich nicht direkt erkennen konnte, welche Lage ich in diesem räumlichen »Nichts« einnahm, »wußte« ich, daß ich lag — und nicht stand.

Dann erfuhr ich (aber es war niemand bei mir, und es sprach auch niemand so, wie ein Mensch spricht), daß ich dort warten sollte, bis jemand käme, um mit mir zu reden. Und ich »wußte«, daß jemand aus unvorstellbarer Ferne auf dem Weg zu mir war. Er (oder »es«, weniger »sie«) näherte sich mir mit unglaublich hoher Geschwindigkeit. Ich befand mich in einer Welt (einer riesigen Welt) des totalen Nichts, nur ich ganz allein war da. Das helle Licht, das ich anfangs für ein Fenster in aller Welt vollkommener Dunkelheit gehalten hatte, war jetzt überall um mich herum, aber nicht mehr so hell — eher weich, besänftigend —, oder vielleicht war es gar kein Licht (und auch keine Dunkelheit). Mehr ein Dunstschleier. Ich fühlte mich unheimlich wohl dort.

Ich »spürte«, wie jemand näher kam, und ich »wußte« genau, wann er die Grenze zu der Welt (oder dem Bewußtsein?) überschritt, in der ich mich befand. Er kam von rechts auf mich zu. Innerhalb von Sekunden betrat er »meine Welt«, aus einer Entfernung von Hunderten, Tausenden Lichtjahren kam er zu mir, stand neben mir und ergriff meine rechte Hand.

Als er meine Hand nahm, wußte ich sofort, daß er der beste Freund war, den ich besaß. Ich wußte auch, daß *ich* jemand ganz besonderes für ihn war. Der Schauer, der mich durchfuhr, als sich unsere Hände berührten, ist mit nichts zu vergleichen, was ich je auf der Erde erfahren hatte, in dem Leben, das wir kennen. Wir begegneten uns, indem wir einander »verstanden« — »spürten« —, aber nicht »sahen«. Ohne Worte »sagte« er mir, daß er wegen meines Kindes gekommen sei. *»Mein Kind?«* fragte ich und war vor lauter Freude und Glück darüber, daß eines meiner Kinder *mit ihm* gehen würde, ganz überwältigt! Es war eine sehr große Auszeichnung, dazu auserwählt zu sein, das »wußte« ich. Ich hatte die Ehre, die Mutter eines ganz besonderen, außergewöhnlichen Kindes zu sein, und ich war unbändig stolz, daß er ausgerechnet *mein* Kind gewählt hatte. (Wir sprachen über sein *Leben*, nicht über seinen Tod!) Es war eine einmalige Chance für mein Kind, und es wäre mir nie eingefallen, mich zu weigern, es diesem Mann anzuvertrauen.

Und so »gab« ich ihm mein Kind, oder wollte es jedenfalls tun, aber ich konnte nicht, denn — wie ich zu meiner großen Enttäuschung feststellte — ich hatte mein Kind gar nicht bei mir! Ich besaß kein Kind, das ich ihm hätte geben können! Ich begann zu weinen, weil ich nun eine so großartige Gelegenheit verpaßte. Kein Kind, um es ihm geben zu können! Ich war eine Mutter ohne Kind! Es kam mir so schrecklich vor, kein Kind zu haben, um es diesem Mann geben zu können. Ich war ganz verzweifelt, weil mein Kind diese wunderbare Gelegenheit nicht wahrnehmen konnte — wenn ich doch nur ein Kind gehabt hätte, um es ihm zu geben! Aber ich hatte keins, und mir war nicht mal klar, warum ich keins hatte, denn ich wußte genau, daß ich Mutter war!

Er streichelte mir mitfühlend die Hand und versicherte mir, daß ich Mutter sei und tatsächlich ein Kind hätte, aber das Kind mußte sich irgendwie verspätet haben. Dann wischte er mit der Hand durch die Luft, und der Dunstschleier vor uns hob sich. Ich konnte die Krankenschwestern und Ärzte mit meinem Baby sehen. Der Doktor untersuchte das Kleine und legte es auf eine Art Waage, die seine Lebensdauer (nicht sein Gewicht!) anzeigen sollte. Wir konnten sehen, daß das Gerät nicht ordentlich funktionierte und falsche Angaben machte. Der Doktor gab das Baby der Krankenschwester und sagte, es würde achtzig Jahre leben. Aber der Mann neben mir schüttelte den Kopf und sagte zu mir: »Die Menschen haben so viel Vertrauen zu ihren Maschinen, daß sie die Wahrheit nicht sehen. Die Waage irrt, das Kind wird nur vier Tage alt.«

»Würde mein Kind achtzig Jahre leben, wenn man das Gerät reparierte?« fragte ich. »Ja, aber sie wissen gar nicht, daß es nicht in Ordnung ist.« — »Dann werde ich es ihnen sagen! Wenn ich zurückkomme, werde ich es ihnen sagen!« — »Nein, das wirst du nicht. Denn du wirst dich an nichts erinnern, wenn du zurückkehrst.« — »Dann will ich nicht zurück, ich will bei dir bleiben.« — »Das kannst du nicht. Ich bin wegen des Kindes hier. Für dich ist die Zeit noch nicht gekommen, mit mir zu gehen. Du mußt zurückkehren.«
»Und was geschieht jetzt mit meinem Kind?«
»Ich komme in vier Tagen wieder, um dein Kind zu holen.«
Und das erfüllte mich erneut mit großer Freude. Nach diesem Versprechen war ich bereit zurückzukehren . . . Ich war von Herzen bereit, zurückzukehren und darauf zu warten, bis ich »an der Reihe war«, und völlig damit einverstanden, daß mein Kind *zuerst* ging.
Ich hatte mein Kind noch nicht gesehen (wie wir auf der Erde »sehen«) und im Arm gehalten, aber ich empfand für dieses Kind eine so überwältigende Liebe, daß ich alles dafür geopfert hätte. Und »zurückzugehen« war ein Opfer — jedenfalls kam es mir in diesem Moment so vor.
»Ich werde ihnen sagen, daß die Maschine kaputt ist, wenn ich wieder zurück bin.«
»Du wirst dich nicht daran erinnern.«
»Doch, das werde ich! Das *muß* ich!«
»Die meisten Menschen können sich nicht an diesen Ort erinnern, wenn sie wieder zurückgekehrt sind. Und selbst wenn du dich erinnerst, wird man dir nicht glauben. Wahrscheinlich ist es besser, du erinnerst dich an nichts.«
»Nein, ich werde mich daran erinnern — und es ist mir egal, ob man mir glaubt oder nicht, das macht mir nichts. Ich *muß* mich an hier erinnern!«
Er ließ meine Hand los, und ich fühlte, wie ich von ihm wegfiel, mich ziemlich schnell nach unten bewegte, zurückblickte

zu ihm und immer wieder und wieder sagte: »Ich werde mich daran erinnern, ich werde mich daran erinnern.«

Dann rief mich jemand beim Namen und schlug mir ins Gesicht, aber ich war so damit beschäftigt, daß ich nicht darauf reagierte. Ich wußte, ich war jetzt wieder auf der Entbindungsstation, und ich erkannte die Krankenschwester, die sich über mich beugte und mir auf die Wangen schlug und meinen Namen rief, aber wenn ich ihr antwortete, würde ich bestimmt vergessen, woran ich mich unbedingt erinnern wollte. Irgendwie wußte ich, daß ich es, wenn ich ihr antwortete, für immer vergessen würde — deshalb antwortete ich nicht. Ich antwortete absichtlich nicht.

Dann sagte sie: »Hier ist Ihr Baby«, und damit lenkte sie mich ab. Ich wollte mein Baby nur ein einziges Mal sehen, bevor es von mir ging. Ich erwiderte: »Aber ich darf es nicht vergessen!« Was für die Krankenschwester (wie sie später sagte) überhaupt keinen Sinn ergab. In diesem Augenblick, in dem ich mit ihr sprach, hatte ich alles wieder vergessen. Ich wollte nur mein Baby sehen.

Ann schildert dann die darauffolgenden Tage im Krankenhaus. Ihr eigener Zustand war, wie sie erfuhr, tatsächlich sehr kritisch gewesen, aber jetzt sah für beide, für Mutter und Kind (sie hatte eine Tochter bekommen, die sie Tari nannte), alles ganz hoffnungsvoll aus. Trotzdem ließ sie das Gefühl nicht los, daß es da etwas gab, was sie dem Arzt über ihr Baby sagen müßte — aber sie konnte sich einfach nicht daran erinnern, was es war.

Am zweiten Tag stellte der Arzt bei dem Baby schwere Gehirnblutungen fest, so daß dessen ganze rechte Seite gelähmt war, und er wußte, wie er Ann später sagte, daß es höchstwahrscheinlich sterben würde. Er bemühte sich, Ann vorsichtig darauf vorzubereiten. Aber die junge Mutter machte sich zu diesem Zeitpunkt um die Gesundheit ihres Kindes überhaupt keine Sorgen:

Ich war in Gedanken andauernd damit beschäftigt, mich an etwas zu erinnern, was mir völlig entfallen zu sein schien, was ich aber unbedingt dem Arzt mitteilen mußte. Ich hörte und verstand zwar alles, was man zu mir sagte, aber es beunruhigte mich nicht im geringsten; ich hatte auch keine Angst und war nicht traurig. Ich war jetzt wieder von diesem Gefühl des Friedens und Wohlbehagens erfüllt, obgleich ich mich an nichts erinnerte, und ich konnte nicht erklären, warum »ich mir wegen meiner kleinen Tochter keine Sorgen machte« und woher ich »wußte«, daß alles gut werden würde für sie. Es paßte nicht zu dem, was der Arzt mir mitteilte.

Am Morgen des vierten Tages, dem 22. Juni, starb Tari. An diesem Morgen, schreibt Ann, »wachte ich auf, war plötzlich hellwach. Ich 'spürte', daß etwas mit mir geschehen war, aber ich wußte nicht, was«. Da dem Arzt ihre merkwürdige, ruhig-heitere Reaktion auf Taris kritischen Zustand aufgefallen war, hatte er das Personal strikt angewiesen, Ann nichts zu sagen, wenn die Kleine gestorben war, da er ihr diese Nachricht selbst überbringen wollte.
Aber es kam anders. Ann stellte fest, daß man sie für die Entlassung aus dem Krankenhaus vorbereitete, und erklärte einer der Krankenschwestern, daß sie vor der Entlassung noch einige Papiere unterzeichnen müßte.

Da merkte ich, daß die Schwester ganz unruhig war. Sie wußte bereits, daß Tari tot war. »O Gott!« jammerte sie. »Der Arzt sollte längst hier sein! Ich darf es Ihnen eigentlich nicht sagen, aber ich kann Sie doch nicht einfach in dem Glauben gehen lassen, daß Tari lebt. Die Kleine ist heute morgen gestorben.«
Während sie von ihrem Schreibtisch aufstand und zu mir kam, um mir tröstend den Arm um die Schultern zu legen, erinnerte ich mich wieder an alles — an jede Einzelheit. Erlebte es fast noch einmal. Ich denke, ich bin ihr etwas merkwürdig vorgekommen.

> »Alles in Ordnung mit Ihnen?« fragte sie.
> »Heute ist der vierte Tag!« (Eine große Freude erfüllte mich!)
> In den darauffolgenden Wochen war ich überhaupt nicht traurig, vielmehr taten mir meine Freunde und Verwandten leid, die nicht wußten, wo Tari jetzt war, und die nicht glauben — nicht *wirklich* glauben konnten, daß meine »Erfahrung« mehr war als nur ein lebhafter Traum.

Ihr Ehemann und ihr Arzt (dem schon Patienten mit Nah-Todeserfahrungen begegnet waren — auch wenn es 1954 diese Bezeichnung natürlich noch nicht gab) glaubten, daß Ann etwas »Wirkliches« erlebt hatte. Nicht so ihr Seelsorger.

> Der tat mein Erlebnis als eine Halluzination ab, wie sie in besonderen Streßsituationen nun mal vorkommt. Für ihn gab es das einfach nicht — daß jemand aus diesem Leben in ein anderes Leben geht und wieder hierher zurückkehrt. Es handle sich dabei um eine psychologische Abwehrreaktion, meinte er, und es wäre besser für mich, einfach alles zu vergessen, damit ich mich meinem Schmerz hingeben und die notwendige Trauerarbeit leisten könne, um dann wieder ein »normales« Leben zu führen ...
> Dieses Gespräch mit meinem Seelsorger warf mich fast um ... aber ich folgte seinem Rat, ohne Fragen zu stellen — jedenfalls bemühte ich mich, es zu tun. Aber nach mehreren Monaten war es mir noch immer nicht gelungen, alles zu vergessen, und ich hielt mich fast schon selbst für eine Art Monstrum. Ich glaube, es wäre mir leichter gefallen, meinen eigenen Namen zu vergessen als dieses wunderbare Gefühl, diese Woge reiner Freude, die mich erfaßt hatte, als er meine Hand ergriff und mir sagte, er sei gekommen, um *mein* Kind zu holen. Das war der größte Augenblick in meinem Leben.
> Ich weiß noch immer nicht, *wer* er war, aber das ist mir auch egal! Wenigstens weiß ich, daß es ihn gibt.

Jedenfalls wurde mir schon bald klar, daß ich »so tun« mußte, als würde ich um mein Baby trauern, wenn ich in dieser Welt wieder akzeptiert werden wollte. Folglich tat ich es — für die andern. Nur mein Mann glaubte mir, und — indirekt — half mein Erlebnis auch ihm ein bißchen. Als »Thema« wurde es fallengelassen, aber nicht vergessen.

Ann schließt ihren Brief mit den Worten:

Sie verstehen jetzt wohl, daß ich allen, mit denen Sie zusammen in der Donahue Show aufgetreten sind, sehr aufmerksam zugehört habe, und natürlich glaube ich nicht nur, daß sie das alles *wirklich* erlebt haben — ich *weiß* es. Für mich klang alles so wahr, und ich verstehe auch, wie ungeheuer schwierig es sein muß, hinterher die richtigen Worte dafür zu finden, damit auch andere es glauben können. Man muß es so schrecklich ... verwässern. Auch mir ist es nicht besonders gut gelungen ...
Ich danke Ihnen, daß Sie mich angehört haben — indem Sie meinen Brief lasen. Entschuldigen Sie, daß er so lang geworden ist, aber ich habe sowieso schon so viel weggelassen, um nicht noch ausführlicher zu werden.

Und dann folgte noch ein Postskriptum:

Ich habe nach Tari noch drei weitere Kinder geboren.
Mein geliebter Mann starb sechs Jahre nach meinem Erlebnis, mein erstgeborener Sohn wurde fünfundzwanzig und kam dann, sieben Jahre nach dem Tod meines Mannes, bei einem Autounfall ums Leben (*sofort* — ohne Schmerz und Leid).
Mein Kummer wurde jedesmal schwächer und kürzer. Die Leute sagten: »Sie steht unter einem Schock, sie wird später trauern.« Und später sagten sie: »Sie muß sehr stark sein, um all das, was ihr zugestoßen ist, so ruhig ertragen zu können.« Beides stimmte nicht. Es tut gut, einmal jemandem die Wahrheit

sagen zu können. Sie sind nicht tot. Sie leben und warten auf mich. Unsere Trennung ist nur vorübergehend und von sehr kurzer Dauer — gemessen an der Ewigkeit.

Zusammenfassung

Durch diese ausführliche Einführung in Fallgeschichten von Kernerfahrungen ist, glaube ich, wenigstens ein bißchen von der ungeheuren geistigen Kraft, die mit ihnen verbunden zu sein scheint, deutlich geworden. In gewisser Hinsicht sprechen die Erfahrungen für sich selbst. Doch um ein wirklich umfassendes Verständnis zu ermöglichen, ist es nötig, die einzelnen »Fäden« miteinander zu verknüpfen, um ein »Bild« der Kernerfahrung zu erhalten, um bestimmte Muster deutlich zu machen.

So habe ich zum Beispiel diese Berichte bereits absichtlich in einer bestimmten Reihenfolge angeordnet, um zu zeigen, daß ihnen allen — obwohl jenseits einer *Zeit*-Erfahrung* — eine Art von *Progression* innewohnt.

Wir erinnern uns in diesem Zusammenhang (1.) an die unglaubliche Geschwindigkeit und das Gefühl der Aufwärtsbewegung, während man sich (2.) dem Licht nähert, das (3.) von überwältigender Helligkeit ist, aber (4.) den Augen nicht wehtut. Wir erinnern uns, daß man bei dem Licht (5.) reine Liebe, (6.) totale Annahme, (7.) Vergebung der Sünden und (8.) das Gefühl heimzukehren verspürt; daß (9.) die Kommunikation mit dem Licht direkt, aber nicht verbal zustande kommt und daß das Licht (10.) universelles Wissen vermittelt und (11.) dazu befähigt, sein gesamtes Leben vor sich ablaufen zu sehen und zu verstehen, so daß (12.) deutlich wird, was im Leben wirklich zählt. Wir erinnern uns auch, daß man beim tieferen Vordringen in die Erfahrung (13.) transzendentale Musik, (14.) eine para-

* Es war »wie die Ewigkeit«, sagte Joe. »Als wäre ich immer dort gewesen, als würde ich immer dort *sein* . . .«

diesische Umgebung und (15.) Städte aus Licht wahrnimmt. Und daß man sich (16.), wenn man dem Licht begegnet ist, danach sehnt, für immer bei ihm zu bleiben.

Damit sind zumindest die auffälligsten Merkmale der Nah-Todeserfahrung aufgezählt, und wenn man sich nun die entsprechenden Beschreibungen in den Berichten ins Gedächtnis ruft, dann haben wir auch eine Antwort auf die erste jener Fragen, die wir zu Beginn dieses Kapitels gestellt haben: Nämlich was eine Kernerfahrung zu einem so überwältigenden, ja numinosen geistigen Erlebnis macht.

Unsere zweite Frage lautete: Was für eine Art von Wissen wird dem Menschen durch eine Kernerfahrung vermittelt?

Wie wir gesehen haben, entspricht dieses Wissen manchmal allgemeinen universellen Prinzpien (Bewußtsein = Leben, unabhängig vom je einzelnen, individuellen Bewußtsein weiterbestehend), manchmal ist es von direkter, persönlicher Bedeutung (»Lebensfilm«, der beeindruckt und erschüttert) für das vergangene Leben oder (wie bei Janis und Ann) für das, was noch vor einem liegt, oder man kommt gar — wie im Falle von Tom Sawyer und anderen — dem »absoluten Wissen« nahe.

Es ist wohl ziemlich klar, daß man das, was Menschen mit Kernerfahrungen erleben, normalerweise Gott nennen würde, oder wenn nicht Gott selbst, dann den Eindruck seiner Grenzenlosigkeit, die Ahnung eines höheren Prinzips. Wenn es bei dieser Erfahrung *nicht* um Gott geht — was könnte sie dann sein?

Natürlich läßt sich darüber streiten — und manche Menschen werden das zweifellos tun —, ob diese Erlebnisse wirklich mehr sind als bloße transzendentale Halluzinationen. Aber selbst wenn man diesen Standpunkt vertritt, wäre noch immer offensichtlich, daß Menschen mit Nah-Todeserlebnissen, oder wie man es sonst nennen mag, bis zum Erfahrungsursprung des universellen menschlichen Glaubens an eine andere — religiöse — Dimension vorgedrungen sind. Es könnte sein, daß ein solcher Glaube falsch ist, aber ich bin der Überzeugung, daß Kernerfahrungen einen direkten Zugang zur

Quelle der Religiosität vermitteln, ob es sich nun um Wahrheit oder um Aberglauben handelt.

Das bedeutet umgekehrt, daß Menschen mit Kernerfahrungen (und Menschen mit Nah-Todeserfahrungen ganz allgemein) ein unmittelbares, unbestreitbares und absolut unvergeßliches Erlebnis gehabt haben, das sie mit der Existenz Gottes in Berührung gebracht hat und durch das sie erkannten, daß »einem nichts passieren kann und man für immer heimgekehrt ist. Daß man für immer in Sicherheit ist. Und daß alle andern es auch sind«, wie Jayne es ausdrückte. Die Wirkung einer solchen Erfahrung auf einen Menschen kann man sich vielleicht vorstellen: Nicht länger nur aus einer religiösen *Tradition* heraus zu glauben, sondern aus eigenem Erleben zu wissen, daß Gott existiert, und seine pulsierende, alles umfangende Liebe direkt zu spüren! Wundert es da, daß Menschen mit Nah-Todeserfahrung, wie etwa Ann (und viele andere), wenn sie zurückkehren, behaupten, eine totale Veränderung ihrer Persönlichkeit durchgemacht zu haben?

Aber das ist noch nicht alles. Da Menschen mit Nah-Todeserfahrung nun wissen, daß es der Tod ist (natürlich nicht nur der Tod), der diesen Kontakt mit einer alles liebenden Gotteskraft herstellt, ist es geradezu logisch, daß jede Angst vor ihm augenblicklich vergeht. Für Menschen mit Nah-Todeserfahrung ergibt sich offenbar die Gleichung Tod = Gott = Liebe — und zwar völlig unabhängig vom Grad ihrer Religiosität bzw. ihrer Glaubensrichtung zum Zeitpunkt ihrer Nah-Todeserfahrung.

Auch welche Vorstellung von Gott die einzelnen sich nach diesem Erlebnis machten, läßt sich nicht so einfach auf ihre frühere — katholische, evangelische, jüdische — religiöse Orientierung (bzw. areligiöse Einstellung) zurückführen. Fest steht jedoch, daß Menschen mit Nah-Todeserfahrungen *nach* diesem Erlebnis zutiefst von der Existenz Gottes überzeugt sind. Das zeigt jedenfalls die Auswertung eines Fragebogens, den bislang 25 Leute mit Nah-Todeserfahrung im Rahmen meiner Omega-Studie beantwortet haben. Dabei sollte unter anderem anhand einer Fünf-Punkte-Skala der Glaube an Gott *vor* bzw. *nach* der Nah-Todeserfahrung angegeben werden. Die Skala reicht von —2 (starke Zweifel) bis zu +2 (starker Glaube). *Ohne Ausnahme* kreuzten alle die +2 für ihre Einstellung *nach* der Nah-Todeserfahrung an.

Jeder Experimentalpsychologe weiß, wie selten es vorkommt, daß bei der Einschätzung eines bestimmten Punktes 25 Personen zum absolut gleichen Ergebnis kommen, deren »Werte« sich ansonsten durchaus unterschieden: 60 Prozent der Personen mit Nah-Todeserfahrung beispielsweise haben bekundet, daß ihr Glaube an Gott vor der Nah-Todeserfahrung nicht besonders stark war, das heißt, sie haben auf der Skala ihr Kreuz irgendwo von —2 bis +1 gemacht und entsprachen damit durchaus einer ganz normalen Durchschnittsauswahl von Probanden *vor* ihrem Erlebnis.

Schließlich gibt es noch einen weiteren Aspekt der Kernerfahrung, den wir näher untersuchen müssen: das oder die »Lichtwesen«. Wen oder was hat man sich darunter vorzustellen, welche Identität »verbirgt« sich dahinter?

Aus den vielen mir vorliegenden Manuskripten und Briefen, aus denen ich ja auch zitiert habe, geht deutlich hervor, daß es so etwas wie eine Hierarchie leuchtend heller Wesen zu geben scheint. Manche werden als Verwandte wiedererkannt, andere sind völlig Fremde, wieder andere sind nicht direkt zu sehen, jedenfalls nicht im physischen Sinne, und ihre Identität bleibt ungeklärt (denken Sie beispielsweise an das Wesen, das Ann wahrnahm).

Natürlich weckt dieses »überirdische« Licht selbst das größte Interesse. Ist es Jesus?

Nur einer hielt es dafür — ein Mormone; zwei andere — beide christlich erzogen — schlossen es nicht aus, wollten sich aber nicht so genau festlegen. Die meisten Menschen mit Kernerfahrung identifizieren das Wesen nicht als eine bestimmte Person. Sogar Carol Parrish-Harra nicht, die von Beruf Geistliche ist. Sie nennt es einfach ein »Lichtwesen«. Typisch ist Anns Beschreibung: »Ich weiß noch immer nicht, *wer* er war, aber das ist mir auch egal! Wenigstens weiß ich, daß es ihn gibt.«

Dem möchte ich noch zwei kurze Bemerkungen hinzufügen:
1. In den sechs Jahren, in denen ich Nah-Todeserfahrungen untersucht habe, kann ich mich an keinen einzigen Fall erinnern, bei dem ein Lichtwesen *sich selbst* als Jesus identifiziert hätte.
2. Ich bezweifele sehr, obwohl darüber nichts bekannt ist, daß jemand aus einer anderen religiösen Tradition heraus Christus nennen würde. Auch Belle, die zumindest nicht ausschloß, daß es sich bei dem »Lichtwesen« um Christus gehandelt haben könnte, meinte: »Egal, welcher der großen Religionen man angehört, . . . man verehrt immer nur den einen Gott, egal, wie man ihn nennt: Allah, Gott, Jesus oder was weiß ich. Und wenn man mosaischen Glaubens ist, dann wird man das Licht vielleicht als Abraham oder als einen Engel sehen . . .« (Wir werden in Kapitel 6 noch näher auf dieses Problem eingehen.)

Und schließlich unsere letzte Frage: Worauf ist jene innere Wandlung zurückzuführen, die eine Kernerfahrung auslöst?

Versucht man, die Quintessenz aus den verschiedenen Aussagen darüber zu ziehen, so läuft es darauf hinaus, daß der Frieden und die Liebe, die man während der Kernerfahrung spürt, derart Besitz von einem ergreifen, daß man selbst Teil des Lichts, Teil dieser Liebe wird. Das Licht dringt sozusagen ins tiefste Innere des Betreffenden ein — vereinigt sich mit ihm. So wie Meister Eckart von der mystischen Einheit Mensch/Gott sprach, erleben die Menschen in ihrer Kernerfahrung die Verschmelzung ihrer eigenen individuellen Existenz mit dem Göttlichen. Die Lichtenergie, die »jenseits der Zeit« in sie eingegangen ist, behält ihre Kraft auch, wenn sie wieder in Raum und Zeit zurückgekehrt sind. Der Anstoß für die grundlegende Veränderung erfolgt also während der Nah-Todeserfahrung, aber ob dieser »Same« nachher wirklich aufgeht und heranreift, hängt von Faktoren ab, die mit der Erfahrung selbst nichts zu tun haben.

Rev. Carol Parrish-Harra bemerkte dazu:

> Währenddessen breitete sich ein so starkes Gefühl in mir aus, als würde mich das Licht, das dieses Wesen umgab, einhüllen

und zugleich in jeden Teil von mir eindringen. Als ich die Energie in mich aufnahm, spürte ich eine tiefe Wonne.
[Später fügt sie hinzu:]
Ich sehnte mich danach, alles zu verstehen, wieder diese Liebe zu spüren. Ein Teil davon ist in meinem Herzen zurückgeblieben, und dieser Teil lebt weiter. Manchmal dehnt er sich aus, und manchmal zieht er sich zusammen, aber er ist für mich das Zeichen einer anderen Dimension von Liebe, Leben und Macht. Ich nenne dieses Gefühl Liebe, aber das trifft es nur annähernd. Es ist viel mehr als Liebe.

Und Janis schickte mir nach unserem Gespräch noch einen langen Brief, in dem sie versuchte, einige Punkte zu verdeutlichen. Im Zusammenhang mit dem Licht schrieb sie:

> Ich erwähnte das »goldene« Licht — einfach weil ich kein angemesseneres Wort kenne —, aber es hat meinen Augen nicht im geringsten weh getan. Vielmehr ist etwas von seiner Kraft auf mich übergegangen, als ich hineingeschaut habe. Wenn man in dieses herrliche goldene Licht sieht, kommt es einem so vor, als würde seine Energie irgend etwas ganz tief in einem selbst zum Leben erwecken. Es fand eine Übertragung von höherer Kraft, Wissen und Verstehen statt, und man bekam eine Ahnung von der »Einheit aller Dinge« — wenn man in das Licht sah.

Es sieht also so aus, als würden die Menschen im Zuge ihrer Kernerfahrung nicht nur einen starken Eindruck von der Energie des Lichts erhalten, sondern als würde das Licht seine Energie in sie *hineinprojizieren* und sie mit seiner Liebe erfüllen. Das ist auch der Grund, warum die Kernerfahrung — und Nah-Todeserfahrungen ganz allgemein — niemals nur »eine schöne Erinnerung« ist. Sie ist ein Erlebnis, das in einem weiterwirkt und das gegebenenfalls später nach außen strahlt.
Wir werden nun in den nächsten Kapiteln versuchen herauszufin-

den, was mit den gewaltigen Energiemengen, die bei einer Nah-Todeserfahrung auftreten und offenbar gespeichert werden, geschieht, wenn der oder die Betreffende in unsere normale Welt zurückkehrt, und welche Veränderungen in seinem oder ihrem Leben eintreten.

4 ». . . und jetzt bin ich ein völlig anderer Mensch«

Geistige Erleuchtung und emotionale Ekstase sind kennzeichnend für ein Nah-Todeserlebnis — vor allem für eine Kernerfahrung —, kein Wunder also, daß ein Mensch, der diese Erfahrungen machen durfte, höchst ungern in die irdische Welt zurückkehrt. Das Reich, das man bei einem Nah-Todeserlebnis betritt, ist jenseits von Zeit und Raum und gewährt totale Freiheit. Man hat das Gefühl, sich in alle Richtungen auszudehnen und erfüllt zu sein von göttlicher Liebe und unendlichem Wissen. Meist wünscht man sich nichts sehnlicher, als für immer in diesem Zustand zu verharren.

Plötzlich fühlt man, wie man zurückgezogen wird, wie einem dieses glückselige Reich wieder entgleitet, das Paradies verlorengeht. Die Reise zurück kann bewußt wahrgenommen werden, aber auch völlig unbemerkt stattfinden — die Rückkehr selbst ist auf jeden Fall nur allzu real: Man spürt wieder physische Schmerzen, der Körper kommt einem vor wie ein Käfig, in den man eingesperrt ist und der einem Qualen bereitet. Man ist zurückgekehrt in die Welt der Zeit und des Raums mit all ihren Einschränkungen. Das Bewußtsein hat sich wieder verengt, und man lebt erneut innerhalb der Begrenzungen des eigenen Ichs. Anscheinend ist alles, was man gerade noch war und was man immer hatte bleiben wollen, verlorengegangen. Wer könnte das Ausmaß der Verzweiflung verstehen, die einen in diesem Moment überfällt, wer ermessen, was man zurückgelassen hat?

Aber die eigene Veränderung hat bereits begonnen, und um diesen Prozeß von Anfang an verfolgen zu können, müssen wir zuerst den Vorgang des Zurückkehrens untersuchen.

Die Rückkehr

Noch bevor sie zurückkehren, sind sich die Menschen mit Nah-Todeserfahrung des Ausmaßes ihres kommenden Verlustes bewußt, und sie reagieren darauf höchst emotional.
Darryl wurde von einem Lichtwesen aufgefordert zurückzugehen, um »seine Aufgabe« zu erfüllen. Darauf fragte Darryl:

> »Welche Aufgabe?« Und dann bekam ich Angst — eine schreckliche, unbeschreibliche Angst, wie ich sie wohl noch nie in meinem Leben empfunden habe: Mir war klargeworden, daß ich wieder auf diese Erde zurückmußte. So gelitten habe ich noch nie — weder davor noch danach. Es war so entsetzlich, daß ich mir nichts Schlimmeres vorstellen kann. Ich wollte nicht zurück. Und jetzt, nachdem ich wieder hier bin, weiß ich genau, daß ich nicht zurückkommen wollte . . . Die Erde ist ein wunderbarer Ort zum Leben, wenn man nichts anderes kennt. Aber ich kenne etwas anderes . . .

Als Stella mir von ihrem Erlebnis erzählte, wurde sie von ihren Gefühlen geradezu überwältigt, als sie von ihrer Rückkehr sprach. Ich nehme ihren Bericht an der Stelle wieder auf, an der wir ihn in Kapitel 3 unterbrochen haben.

> Mir wurde allmählich klar, daß ich wieder wegmußte von dort, aber ich wollte nicht weg [beginnt zu weinen] . . . Ich hörte, wie jemand meinen Namen rief, und spürte eine mächtige Kraft, die mich fortzog; dann hörte ich die Stimme ein zweites Mal [sie weint noch immer], stärker, plötzlich war ich [schluchzt] draußen, vor der Stadt. Ich versuchte, mich an der Mauer festzuhalten, ich wollte nicht fort [schluchzt]! Ich suchte nach einer Möglichkeit, dort zu bleiben . . . dieses Licht, das von den glitzernden Farben auszugehen schien, von ganz innen . . . und als ich die Mauer berührte, konnte ich noch immer die Wärme dieses

Lichts spüren und den Frieden, den es ausstrahlte, und die Liebe in diesem Licht . . . aber ich fand keinen Halt. Da drehte ich mich um und sah einen mit Gras bedeckten Hügel und unten am Hang einen Fluß, neben dem ein Baum stand. Wieder hörte ich meinen Namen rufen [schluchzt noch immer], und mir wurde klar, daß ich zurück in meinem Körper war, in dieser physischen Gestalt. Und auch der Schmerz war wieder da . . . [Wie haben Sie sich gefühlt, als Sie zurückkamen?] Ach, wütend! Wütend, wütend, wütend. [Wie lange?] Oh, ein gutes Jahr lang. Einmal, weil ich überhaupt zurückmußte von jenem wunder-, wunderschönen Ort — mir fehlen einfach die Worte, um die Schönheit der Formen, den Frieden, die Liebe, die Sprachen, die Musik, dieses Wesen, die Mauer, den Glanz über allem beschreiben zu können. Und dann diese Geschwindigkeit, mit der ich mich von selbst fortbewegte, ohne durch einen Körper behindert zu sein! Und all das Wissen — es ist, als würde man einen Schritt zurück machen, wissen Sie? Zurückkehren zu müssen in diese Enge — geistig und räumlich.

Und praktisch unmöglich, jemandem zu erklären, was für Ideen und Gefühle man hat, was man empfindet angesichts eines solchen Erlebnisses. Man möchte mit jemandem darüber reden, aber alle starren einen nur an . . .

Natürlich reagieren nicht alle so heftig auf die Rückkehr — und viele werden, wenn vielleicht auch nicht sofort, dankbar sein für ihr »zweites Leben«, vor allem jene ohne Kernerfahrung, aber in der Regel haben sie Schwierigkeiten, sich wieder zurechtzufinden. Diese Schwierigkeiten ergeben sich oft auch, weil etwa das Krankenhauspersonal oder die Freunde und Bekannten, die die persönliche Bedeutung einer Nah-Todeserfahrung gar nicht ermessen können, häufig versuchen, das Ganze möglichst herunterzuspielen. Ein gutes Beispiel dafür ist der Fall der einunddreißigjährigen Barbara Harris, von deren Out-of-Body-Experience in der Wäscherei des Krankenhauses ich bereits berichtet habe.

[Haben Sie versucht, jemandem von dem Erlebnis zu erzählen?] Ja, ich habe am nächsten Morgen der Krankenschwester erzählt, daß ich das Bett verlassen hätte und in die Halle gegangen sei, aber sie erwiderte nur, das sei unmöglich, ich hätte Halluzinationen gehabt, und damit war das Thema für sie erledigt. Hatte keine Zeit für so alberne Dinge.
[Haben Sie versucht, es sonst noch jemandem zu erzählen?] Ja, ich wollte es meinem Internisten sagen. Fehlanzeige. Da fragte ich ihn, ob ich wohl einen Psychiater konsultieren sollte, und er meinte, nein, es ginge mir gut. Alle versicherten, daß es mir gut ginge . . . Sie haben die Erfahrung einfach ignoriert. Abr ich konnte nicht so einfach zur Tagesordnung übergehen. Ich wollte unbedingt mit einem Psychiater sprechen.
[Warum?] Weil Dinge passierten, die ich einfach nicht verstehen konnte, und ich dachte, daß mir ein Psychiater vielleicht dabei helfen könnte, sie zu verstehen . . . Damals glaubte ich wirklich, daß ein Psychiater die Lösung für mein Problem wüßte, aber niemand verstand mich, keiner wollte mir helfen.
[Und wie haben Sie sich da gefühlt?] Ich habe mich mehr und mehr in meine eigene Welt zurückgezogen. Ich hatte wirklich keine große Lust mehr zu leben. Ich wollte unbedingt zurück in den Tunnel . . . ich wollte sterben.

Schließlich, nachdem sie das Krankenhaus verlassen hatte, aber noch immer im Gipsverband lag, konnte sie ihren Bruder (bei ihrem Mann war sie auch auf taube Ohren gestoßen) dazu überreden, sie zu einem Psychiater zu bringen. Später berichtete sie:

Ich war ziemlich fertig und wirklich ganz schön pathetisch. Er [der Psychiater] saß hinter seinem Schreibtisch, jede Menge Papier — Aufzeichnungen und so — vor sich, und das erste, was er zu mir sagte, war: »Barbara, wenn ich durchgemacht hätte, was Sie durchgemacht haben, dann brauchte ich auch einen Psychiater.« Er versuchte einfach, mich zu beruhigen . . . Es hatte nämlich einigen Ärger gegeben, weil ich unbedingt zu einem Psychiater wollte. Meine Familie war strikt dagegen, sie schämten sich für mich ...

Ich versuchte dann, ihm den Tunnel zu erklären ... aber ... er unterbrach mich gleich, ließ mich gar nicht ausreden. Er wollte sich nicht darauf einlassen, weil er das Gefühl hatte, ich sei noch nicht genug bei Kräften. Ich sollte mich ruhig verhalten und erst mal richtig gesund werden. Wissen Sie, einfach die Medikamente einnehmen, die die Ärzte mir gaben, mit ihnen zusammenzuarbeiten. [Brav sein?] Ja . . . mich benehmen . . . Wenn ich ihm wenigstens hätte erzählen können, was ich erlebt habe — so wie ich es Ihnen gerade erzählt habe —, mehr wollte ich ja gar nicht ... Statt dessen wischte er alles vom Tisch und forderte mich auf, das Ganze einfach zu vergessen. Was ich auch tat. Ich hatte sechs Monate lang regelrechte Entzugserscheinungen.

Barbaras Erfahrung ist vielleicht ein etwas extremes Beispiel dafür, wie die Umwelt auf Nah-Todeserfahrungen reagiert, obwohl es keineswegs der einzige derartige Fall ist, dem ich im Zuge meiner Untersuchungen begegnet bin. Ein besonders bitteres Beispiel für das mitleidlose Abtun einer Nah-Todeserfahrung ist Nel, ein Frau von Ende Vierzig, die 1972 fast an einem blutenden Geschwür gestorben wäre.

Ich lernte Nel im Februar 1983 bei einem Workshop in Boston kennen, in dessen Rahmen sie ihr Erlebnis zum erstenmal öffentlich preisgab. Eine Woche später schrieb sie mir einen umfassenden Bericht darüber — auch über die schmerzlichen Erfahrungen, die sie »nachher« machen mußte: Die Reaktionen, die ihre Nah-Todeserfahrung bei anderen auslöste, hatten in ihr die unterschwellige Furcht ausgelöst, verrückt zu sein, und zehn Jahre lang litt sie unter Depressionen, von denen sie sich erst vor wenigen Monaten befreien konnte, wie ihr Psychiater bestätigte. Hier ist ihr Bericht über ihre Rückkehr:

Ich war richtig »high«! Ich mußte unbedingt erzählen, was ich erlebt hatte — ich platzte fast vor Begeisterung. Welch ein Wunder ich gesehen hatte! Oh, ich wollte meine Freude über diese himmlische Erfahrung teilen, ich wollte darüber reden . . . daß ich dem Heiligen Geist begegnet war und mit ihm gesprochen hatte! Ich mußte mich bemühen, das Licht, seine unendliche Kraft und Anmut, richtig zu beschreiben. Ich legte die rechte Hand auf die Brust und dachte: »Welch ein Glück, daß ich ein Stück davon mit zurückgebracht habe; es wird immer in meinem Herzen sein.«

Eine Krankenschwester kam, um meinen Blutdruck zu messen. Ich sah sie und begann sofort, ihr von meinem Erlebnis zu erzählen. Sie hörte zu, bis ich fertig war. Als sie die Manschette vn meinem Arm löste, meinte sie: »Das ist wirklich sehr interessant, meine Liebe, aber Sie sind krank und hatten eine Halluzination.« Sie schien wirklich nicht verstanden zu haben, was ich ihr mitzuteilen versuchte. Sie sagte mir nur, daß alles normal sei mit mir — die Blutung hatte aufgehört — und ich wieder gesund werden würde.

Ein wenig später kam eine zweite Schwester herein, und auch ihr erzählte ich meine Geschichte. Sie meinte daraufhin nur, daß die Medikamente, die sie mir gaben, manchmal merkwürdige Träume auslösen würden. Aber ich wußte, was ich gesehen hatte; ich wußte, was mit mir geschehen war, und es war kein merkwürdiger Traum! Wie konnte etwas so Lebendiges und Wirkliches ein Traum sein? Trotzdem nahm ich mir vor, lieber ein bißchen zu warten, bis ich wieder jemandem von meiner Erfahrung erzählte.

Aber als die Nachtschwester kam, versuchte ich es zum drittenmal. Als ich fertig war, sagte sie kühl und gleichgültig, daß sie einen Psychiater rufen würde, wenn ich noch lange so weiterredete. Da bekam ich schreckliche Angst. Ich dachte, wenn schon die Leute vom Fach glaubten, ich sei verrückt, dann sollte ich die ganze Sache lieber für mich behalten. Mir wurde klar, daß

> ich mich am besten an dem Licht festhielt, es niemals losließ, aber Stillschweigen darüber bewahrte, tiefes Stillschweigen. Und das tat ich — zehn Jahre lang.

Aber nicht nur für die eigene Psyche, auch für die persönlichen Beziehungen — Kinder, Ehepartner — kann die Tatsache eines Nah-Todeserlebnisses weitreichende Folgen haben. Hier der Fall von Sonja, einer Frau Mitte Fünfzig, die eine Kernerfahrung hatte. Sie beantwortete meine Fragen (siehe Anhang I) hinsichtlich der Reaktion anderer auf ihre Nah-Todeserfahrung ausführlich.
Ihr Arzt interessierte sich dafür. Obgleich er sich, wie Sonja sagte, auf die klinischen Aspekte ihrer Nah-Todeserfahrung konzentrierte, vor allem auf ihren »halluzinatorischen« Charakter, ermutigte er sie, anderen davon zu erzählen. So ging sie zu zwei Seelsorgern:

> Father X und Father Y haben irgendwie »abgewiegelt« — verstehen Sie? Sprich nicht darüber, sprich lieber nicht darüber. Und als ich es einer Schwester im Krankenhaus gegenüber erwähnte, war ihre Reaktion . . . sehr negativ. Sie sagte: »Sprechen Sie nicht darüber, wir wollen nichts davon wissen.« Jeder im Krankenhaus, mit dem ich darüber sprechen wollte, schien irgendwie Angst zu haben, auch nur zuzuhören.
> Ich versuchte, meinen Kindern davon zu erzählen, aber sie schienen sich nur über mich lustig zu machen, und ich merkte genau, daß sie nicht wirklich daran glaubten.
> Als ich meinem Mann davon erzählte, hörte er höflich zu, als sei er dazu verpflichtet. Und dann, nach einer Weile, sagte er: »Eigentlich will ich gar nichts darüber wissen.«
> Jedem, zu dem ich ging . . . ich hatte das Gefühl, ich platze, ich mußte einfach loswerden, was mit mir geschehen war. Und ich denke, ich wollte eine Bestätigung, daß es so was gibt, daß diese Dinge möglich sind und daß ich nicht etwa nur spinne oder so.

Sonja ließ sich später scheiden, und obwohl es dafür natürlich verschiedene Gründe gab, war die Unfähigkeit des Mannes, auf ihre Nah-Todeserfahrung adäquat zu reagieren, einer der wichtigsten. Ganz allgemein habe ich beobachtet — obgleich ich darüber keine speziellen Untersuchungen angestellt habe —, daß praktisch alle Ehen einer Zerreißprobe ausgesetzt sind, nachdem einer der Partner eine Nah-Todeserfahrung hatte. Manche Beziehung ist um ein Haar daran kaputtgegangen oder schließlich wirklich geschieden worden. Natürlich haben auch viele diese Krise überstanden, aber alle hatten sie eine schwere Zeit miteinander.
Joe Geracis Ehe hielt stand, was vor allem dem echten Verständnis eines Priesters zu danken war:

> Es dauerte mindestens — mindestens! — sechs Monate, bis ich meiner Frau davon erzählen konnte. Es war ein so starkes, herrliches, überwältigendes Gefühl in mir, daß ich jedesmal, wenn ich versuchte, es auszudrücken, zu explodieren glaubte — verstehen Sie? Ich brach zusammen und weinte. Und die andern wußten überhaupt nicht, was mit mir los war ... [Im Krankenhaus, unmittelbar nachdem er wieder zu Bewußtsein gekommen war.] Ich weiß noch, daß ich außer mir war, weil sie mich zurückgeholt hatten, und meine Frau fragte später: »Du hast so wütend ausgesehen, warum?« Ich konnte es ihr einfach nicht sagen.
> Das waren wahrscheinlich die frustrierendsten sechs Monate meines Lebens. Nachdem ich etwas so Vollkommenes und Schönes erfahren hatte, wollte ich mich daran festhalten. Ich wollte es nicht loslassen. Aber es war nicht leicht. Als ich wieder nach Hause kam, schien alles verändert. Es war fast so, als würde ich mein Leben von vorn beginnen. Ich war noch »unschuldig«, noch ohne die Fehler, die ich in meinem Leben gemacht hatte ...
> Und ich erinnere mich genau, wie ich dieses Gefühl festzuhalten versuchte, diesen Frieden, und dann natürlich im Alltag

ständig aneckte. Meine erste frustrierende Erfahrung machte ich mit dem Fernsehen. Ich konnte einfach nicht mehr fernsehen. Wenn ein Werbespot kam, für Kosmetik oder so, dann konnte ich es nicht aushalten — ich mußte abschalten, weil es etwas so Unechtes war, etwas so Überflüssiges, ein Schwindel. Auch jede Art von Gewalt war mir unerträglich. Selbst wenn ein alter Western lief, mußte ich abschalten. Es kam mir so dumm vor, Menschen zu zeigen, wie man Menschen tötet. Mit ruhigem Familien-Fernsehen war's natürlich vorbei. Um nicht alle restlos zu verärgern, zog ich mich meist gleich in mein Zimmer zurück.

Aber auch sonst hatte ich große Mühe, mich wieder einzufügen. Da kam ein enger Freund von mir, Priester von Beruf, eines Tages auf mich zu, setzte sich ein paarmal mit mir zusammen, und wir redeten über Gott und die Welt. Er war *sehr* verständnisvoll. Ich merkte, hier war ein Mann, dem ich gar nicht erst zu erzählen brauchte, was mit mir los war, sondern der schon alles zu wissen schien. Vielleicht das wichtigste, was er für mich tat, war, daß er mir dabei geholfen hat, das Leben hier wieder zu akzeptieren und zugleich zu begreifen, daß das »andere« — Sie verstehen — wiederkommen wird. Und daß das hier viel mehr ist und daß ich aus einem ganz bestimmten Grund hier bin.

Und Joe schloß lachend und irgendwie reuevoll seine Geschichte, indem er zugab, daß er sich schließlich doch wieder angepaßt habe, fernsähe — »sogar Boxkämpfe« — und auf seinem langen Weg zurück ins Leben ein zweites Mal »angekommen« sei.

Aber nicht immer stößt ein Mensch mit Nah-Todeserfahrung nur auf Unverständnis und Ablehnung bei seinen nächsten Angehörigen. Jayne, die ihr Erlebnis bereits vor dreißig Jahren (!) hatte, fand dank der Hilfe ihres Mannes wieder voll ins Leben zurück. Sie hatte ihre Kernerfahrung während der Geburt eines ihrer Kinder. Über das, was danach kam, berichtet sie:

Als ich dann wieder zu Bewußtsein kam und in mein Zimmer zurückgerollt wurde, war ich von einer großen Ehrfurcht erfüllt. Ich mußte schließlich glauben, der einzige Mensch auf der ganzen Welt zu sein, der je etwas Derartiges erlebt hatte ... vor dreißig Jahren, da hatte man — ich — noch nie davon gehört ... und ich konnte einfach nicht begreifen, was das alles zu bedeuten hatte. Ich wußte, es war die Gnade meines Lebens, aber ich wußte nicht, was ich damit anfangen sollte.

Ich versuchte, meiner Mutter und meinem Vater davon zu erzählen, aber sie wollten es nicht hören — ich glaube, ich hatte noch keine zwei Sätze gesprochen, da sagte mein Vater: »Leg den Kopf zurück, mach die Augen zu. Du hast viel durchgemacht. Denk nicht mehr daran.« Daher erwähnte ich mein Erlebnis Mutter und Vater gegenüber nicht mehr, denn sie glaubten, ich läge im Delirium oder so.

Zum Glück dachte mein Mann völlig anders darüber ... er half mir sehr ... er wußte, daß alles wirklich geschehen war ...

Immer wieder sagte ich zu ihm: »Ich würde alles dafür geben, um wieder zurückzukönnen«, denn als dieses Wesen mir eröffnete, daß ich nicht bleiben dürfte, war ich schrecklich enttäuscht. Aber ich war bereit zu gehen. Ich wußte, daß es sein mußte, daß es einfach dazugehörte; ich dachte gar nicht daran, etwas dagegen einzuwenden, aber sehr enttäuscht war ich schon. Ich wäre so gern geblieben. Das sagte ich auch immer wieder zu meinem Mann: »Ich wäre so gern geblieben.« Als ich sah, wie traurig ihn das machte, versuchte ich, ihm zu erklären, daß das überhaupt nicht *persönlich* gemeint war! Umsonst. Er konnte es ja auch gar nicht verstehen. Und so sagte ich nichts mehr, um ihm nicht weh zu tun. Aber in den ersten Wochen wäre ich jede Sekunde zurückgegangen.

Und dann, ganz allmählich, begann diese Sehnsucht nachzulassen. Man wird nach und nach wieder Teil dieser Welt. Trotzdem wäre ich noch Jahre später sofort, ohne zu überlegen, zurückgegangen. Aber jetzt bin ich wieder fest verwurzelt hier und bereit zu warten, bis die Reihe an mir ist. Ich meine, mir gefällt das Leben jetzt wirklich, es geht mir gut!

So sehen die Gefühle und Gedanken von Menschen nach einer Nah-Todeserfahrung üblicherweise aus. Offenbar tun sich viele von ihnen schwer mit dem »normalen Leben«, vor allem im ersten Jahr nach ihrem Erlebnis. Aber wie Jaynes (und Joes) Beispiel zeigt, können das Mitgefühl und das Verständnis eines vertrauten Menschen dabei helfen, das Erlebte zu verarbeiten, und wenn genügend Zeit vergeht, gelingt es fast allen — auch jenen, die wenig Zuspruch in ihrer unmittelbaren Umgebung finden —, sich zurechtzufinden. Aber ohne Zweifel beeinflußt die positive bzw. negative Reaktion von Ärzten, Schwestern, Familienangehörigen und Seelsorgern Form und Dauer des individuellen Veränderungsprozesses, den die Nah-Todeserfahrung auslöst.

Persönliche Veränderungen nach Nah-Todeserfahrungen

Im vorigen Kapitel erwähnte Ann in ihrem Brief, daß die Nah-Todeserfahrung eine totale Veränderung ihrer Persönlichkeit zur Folge hatte. Und Ann ist in dieser Hinsicht keineswegs ein Einzelfall. Ich habe in meinen Unterlagen eine ganze Reihe ähnlicher Aussagen von Menschen mit Nah-Todeserfahrung. Mr. Dippong — ein Fall, mit dem wir uns bereits vertraut gemacht haben — schrieb dazu:

Obwohl dieses Ereignis nun schon sehr lange Zeit zurückliegt, hat es eine deutliche Zäsur in meinem Leben bedeutet. Ich habe ein neues Kapitel begonnen — ein Kapitel, das bis zum Ende meines Lebens dauern wird. Jener Moment und die darauf folgenden Minuten und Stunden haben mein Leben völlig verändert. Ich habe mich von einem Mann, der innerlich ohne festen Standpunkt war und nur einen Wunsch hatte: materiellen

Wohlstand, in einen Menschen verwandelt, der eine tiefe Motivation besitzt, einen Sinn im Leben erkennt, eine definitive Richtung und die Überzeugung gewonnen hat, daß einen am Ende des Lebens eine Belohnung erwartet — wie im Märchen der Topf Gold am Ende des Regenbogens . . .
Die Veränderungen in meinem Leben waren außerordentlich positiv. Mein Interesse an materiellen Gütern, meine Gier nach Besitz wurde abgelöst durch einen Hunger nach Erkenntnis und der leidenschaftlichen Sehnsucht nach einer besseren Welt.

Briefliche Äußerungen von Menschen, die ich nicht persönlich kenne, stützen die Ergebnisse meiner Befragungen.
Eine Frau, die 1977 einen Selbstmordversuch unternahm, schrieb:

Ich kann Ihnen nicht sagen, was mit mir passierte, denn ich weiß es nicht. Aber irgend etwas passierte mit mir, denn seither bin ich nicht mehr derselbe Mensch wie früher. Die anderen sagen, ich sei regelrecht »high«. Und sie haben recht. Ich bin dankbar für jeden Tag, den Gott mir schenkt, und nie wieder werde ich auch nur einen einzigen Augenblick als selbstverständlich betrachten. Ich wünschte, ich könnte deutlich machen, wie sehr dieses Erlebnis mich verändert hat, aber ich finde einfach nicht die richtigen Worte, um es auszudrücken. Aber eines weiß ich bestimmt: Der innere Frieden, der mir geschenkt wurde, wird mir für immer erhalten bleiben — er macht mich auf eine merkwürdige Weise ruhig und sicher.

Ein — mittlerweile entwöhnter — Alkoholiker, der fast an Leberversagen gestorben wäre, teilte mir, ebenfalls 1977, mit:

Ich weiß, daß ich jetzt ein völlig anderer Mensch bin. Es ging mir früher wirklich miserabel, ich tat alles, um mich selbst zu zerstören, und jetzt bin ich zufrieden und ruhig und glücklich und nutze jede der 24 Stunden am Tag, indem ich versuche, ein

> wenig für andere zu tun, und wenn ich nur einen Menschen anlächle, der unglücklich aussieht.

Wie ich schon sagte, habe ich in meinen Unterlagen reichlich Material dieser Art, aber solche persönlichen Berichte lassen sich natürlich nicht durch objektive Daten bestätigen. Trotzdem deutet die Übereinstimmung dieser Berichte mit den Ergebnissen meiner Erhebungen darauf hin, daß solche Erfahrungen für Menschen mit einem Nah-Todeserlebnis typisch sind.
Natürlich ist diese angebliche Veränderung der Persönlichkeit, die als Folge der Nah-Todeserfahrung betrachtet wird, oft sehr speziell und begrenzt. Beispielsweise ist in den Gesprächen immer wieder zum Ausdruck gekommen, daß es sich in erster Linie offenbar um eine Veränderung des Selbstbewußtseins und ein gesteigertes soziales Interesse handelt. Hier einige einschlägige Beispiele aus dem Material, das ich gesammelt habe. Bedenken Sie aber, daß diese Erklärungen entweder spontan abgegeben wurden oder daß es sich dabei um Antworten auf eine eher allgemein gehaltene Frage handelt — das heißt, ich habe die Befragten *nicht* gezielt nach ihrem Selbstbewußtsein gefragt oder ob sie »danach« mehr Interesse an ihrer Umwelt hatten.

> Ich glaube, ich war früher ein sehr oberflächlicher Mensch, habe mich immer aufgespielt, um zu gefallen oder akzeptiert oder gemocht zu werden. Jetzt ist mir das völlig egal. Es ist wirklich ein herrliches Gefühl . . .

> Ich habe mich immer schnell einschüchtern lassen . . . das passiert mir jetzt nicht mehr . . . ich kann jetzt mit jedem reden . . . ich habe Vertrauen zu mir selbst . . .

> Vorher war ich immer unsicher . . . wenn mich jetzt jemand nicht mag, dann rege ich mich deswegen nicht weiter auf . . . Ich war immer — ob Sie es nun glauben oder nicht — scheu und ge-

hemmt, und ich konnte mich einfach nicht überwinden, vor einer Gruppe von Menschen aufzustehen und etwas zu sagen. Also, ich habe mich in dieser Hinsicht grundlegend geändert . . .

Ich weiß, daß sich meine Persönlichkeit verändert hat, ich war immer sehr schüchtern. Ich habe lieber ein Buch gelesen, anstatt auf eine Party zu gehen. Nicht, daß ich jetzt ein Partymensch geworden wäre, aber ich bin »danach« viel aktiver geworden. Ich habe mich mit den verschiedensten Dingen beschäftigt und Vorlesungen belegt. Ich habe alle möglichen Sachen unternommen, während ich früher einfach nur dasaß, ohne einen Finger zu rühren . . .
Ich habe mich total verwandelt — von einem sehr scheuen, introvertierten Mensch in einen extrovertierten. In jeder Hinsicht! Ich kann jetzt zum Beispiel vor Leuten reden — egal wer es ist . . . das wäre mir früher nie möglich gewesen.

Früher konnte ich noch nicht mal normal sprechen, habe gestottert, gekrächzt, gestammelt — heute bin ich ein völlig anderer Mensch. Ich bin jetzt auch eher aggressiv und unternehmungslustig, während ich vorher sehr passiv war . . .

Früher konnte ich mit niemandem reden. Wenn in einem Zimmer etwa drei Leute saßen, die ich nicht kannte — dann wurde meine Stimme so leise, daß mich niemand mehr verstehen konnte, selbst der nicht, der direkt neben mir saß . . . heute kann mich jeder noch in der entferntesten Ecke eines großen Zimmers hören, wenn ich was sage. Ich habe mittlerweile auch vor einer ganzen Reihe größerer Gruppen gesprochen — ohne mein Erlebnis wäre es mir nicht mal möglich gewesen, überhaupt hinzugehen.

Wie kommt es zu derartigen Veränderungen? Man braucht kein Psychologe zu sein, um zu erkennen, daß es sich durchweg um äußere

Anzeichen für eine weit tiefer gehende neue Persönlichkeitsorientierung handelt. Alle diese Menschen besitzen jetzt ein starkes Selbstvertrauen. Jemand, der sich selbst etwas zutraut und sich selbst mag, braucht nicht gehemmt zu sein und muß auch nicht ständig darüber nachgrübeln, was wohl andere von ihm halten. Und genau darin besteht die entscheidende geistig-seelische Veränderung eines Menschen mit Nah-Todeserfahrung: Er hat gelernt, sich zu akzeptieren, wie er ist, besitzt Selbstvertrauen und ein gesundes Selbstwertgefühl — kurz: Er mag sich danach einfach besser leiden. Das haben sowohl meine Gespräche mit diesen Leuten ergeben wie auch deren Antworten auf den Life Changes Questionnaire (siehe Anhang II). 13 Personen meinten, daß ihr Selbstwertgefühl stark zugenommen habe, weitere 9 sagten, daß es zugenommen habe, und nur 2 konstatierten eine Abnahme (2 stellten keine Veränderung fest). Trotz der geringen Zahl von Probanden (der Test ist damit natürlich nicht repräsentativ) scheint die Tendenz deutlich erkennbar. Aber es sind weitere Untersuchungen nötig, um diese Daten zu erhärten, auch wenn für mich bereits jetzt feststeht, daß sich an diesem Ergebnis sehr wahrscheinlich nichts ändern wird. Nehmen wir vorerst jedenfalls einmal an, daß dem so ist, dann können wir die Analyse der Persönlichkeitsveränderungen noch vertiefen.

Woher kommt es, daß Menschen nach einer Nah-Todeserfahrung ein größeres Selbstwertgefühl besitzen (oder sich selbst eher akzeptieren), und zwar unabhängig vom Urteil anderer?

Eine Möglichkeit, die ich gleich vorweg anführen möchte — obwohl es mehrere Gründe dafür gibt, warum sich gerade diese Interpretation nicht so einfach empirisch untermauern läßt —, basiert auf der Nah-Todeserfahrung selbst, vor allem auf der Begegnung mit dem Licht, das heißt jener allumfassenden Liebe und bedingungslosen Annahme. Wenn das Licht und vielleicht die Nah-Todeserfahrung ganz allgemein ein so vollkommenes Gefühl von liebevoller Begegnung zu vermitteln vermag und wenn, wie ich schon erläutert habe, etwas von der Energie dieses Lichts direkt auf die Menschen übergeht, dann ist es doch nur logisch anzunehmen, daß nach einem solchen Erlebnis das Selbstwertgefühl des Betreffenden wächst. Oder wenn man es von einer religiösen Warte aus betrachtet: Wer je die Wahrheit der Behauptung »Gott liebt dich« erfahren hat — wie sollte der sich dann nicht selbst lieben?

Auch wenn dieses Argument wissenschaftlich nicht belegbar sein mag, gibt es gewiß eine ganze Reihe von Menschen mit Nah-Todeserfahrung, die das unterschreiben würden. Sehen Sie sich beispielsweise Nels Aussage zu diesem Punkt an. Über ihre Begegnung mit dem Licht schrieb sie:

> Es war Annahme; es war Vergeben; es war bedingungsloses Akzeptieren; und es vermittelte mir das Gefühl totaler Sicherheit, wie ich es nie zuvor gekannt hatte. Es war wunderbar. Es war Vollkommenheit; es war vollkommene, bedingungslose Liebe . . .

Und hinsichtlich der Auswirkung ihres Erlebnisses auf ihr Selbstwertgefühl sagte sie:

> Das ist wahrscheinlich das Wichtigste, was ich dabei gelernt habe, nachdem ich ein Leben lang mit mir gekämpft habe: Ich habe gelernt, mich so zu akzeptieren, wie ich bin. Wenn das Licht mich mit all meinen Schwächen und Fehlern akzeptieren konnte, dann mußte ich doch irgendwie in Ordnung sein.

Aber es geht ja nicht nur darum, daß man lernt, sich selbst anzunehmen. Vor allem entdeckt man auch, *wer* man ist, und gelangt dadurch zu seiner wahren Identität. Dieses neue Ich ist es, das einem ein gesteigertes Selbstwertgefühl vermittelt. Wie das geschieht, möchte ich anhand der folgenden drei ausführlichen Fallgeschichten darlegen.

Veränderungen im Selbstverständnis und persönliche Identität

Die Personen, deren Geschichte jetzt erzählt werden soll, kenne ich alle recht gut. Ich habe mit jeder von ihnen des öfteren gesprochen, und alle waren mindestens zweimal im Nah-Todeshotel. Über unsere persönlichen Begegnungen hinaus haben wir zahlreiche lange Telefongespräche geführt oder ausführliche Briefe und Videobänder ausgetauscht.

Ich will nicht behaupten, daß die persönliche Entwicklung, die diese drei nach ihrer Nah-Todeserfahrung durchgemacht haben, für alle Menschen mit einer Nah-Todeserfahrung »typisch« oder »repräsentativ« ist. Tatsächlich wird in gewisser Hinsicht sogar deutlich, daß jeder Fall ganz charakteristische Eigenarten aufweist. Darüber hinaus bin ich jedoch überzeugt, daß uns gerade diese Beispiele einen tiefen Einblick bieten in den *Prozeß*, der Menschen mit Nah-Todeserfahrung dazu bewegt, einen Modus des Seins anzunehmen — oder wieder anzunehmen —, der seinem ureigensten Wesen entspricht. In diesem strukturellen Sinne — mehr als im Hinblick auf den »Inhalt«, das je Spezifische der persönlichen Veränderungen — scheinen mir diese Fälle besonders erhellend zu sein, und die Dynamik, die ihnen innewohnt, könnte kennzeichnend sein für Menschen mit Nah-Todeserfahrung ganz allgemein:

Es handelt sich um Barbara Harris, Stella und Tom Sawyer. Beginnen wir mit Barbara.

Barbara

Barbara gehört auch zu jenen Menschen, die sich vor ihrer Nah-Todeserfahrung stets bemüht haben, anderen zu gefallen. Aufgewachsen im mittleren Westen als Tochter jüdischer Eltern der Mittelschicht, heiratete sie sehr jung einen erfolgreichen Geschäftsmann und bekam kurz hintereinander drei Kinder. Ihr Leben war, wie sie sagt, im großen und ganzen ihrer Familie, der Sorge um ihre kom-

fortable bürgerliche Häuslichkeit und allen damit verbundenen Werten und gesellschaftlichen Verpflichtungen gewidmet.
Infolge eines Unfalls Mitte der siebziger Jahre — sie war gerade Anfang Dreißig — litt sie unter starken Rückenschmerzen und mußte 1975 an der Wirbelsäule operiert werden. Während ihres Krankenhausaufenthalts hatte sie ihre Nah-Todeserfahrung.
Barbara erzählte mir, daß sie ihr Erlebnis sofort mit dem Begriff »Kernerfahrung« in Verbindung gebracht hätte, als sie zum erstenmal davon hörte, denn ihre Nah-Todeserfahrung habe bewirkt, daß sie die Hüllen eines falschen Ichs abstreifte und den Kern ihrer wahren Persönlichkeit freilegte.
Um begreifen zu können, welche Bedeutung die Nah-Todeserfahrung für Barbara hatte, muß man wissen, daß sie seit ihrer Kindheit ein psychisches Trauma mit sich herumschleppte: die strenge Bestrafung durch ihre Eltern, wenn sie ins Bett gemacht hatte. Und als sie nun im Krankenhaus lag, sich kaum bewegen konnte und sich wieder wie ein Kind fühlte, da spürte sie eines Tages ein dringendes Bedürfnis — und konnte nicht aufstehen. Kurz darauf hatte sie ihre Nah-Todeserfahrung. Für sie ist das wichtigste und letztlich transformative Charakteristikum des Nah-Todeserlebnisses die Rückschau auf das eigene Leben:

> In diesem Augenblick ging ich . . . ich weiß nicht mehr, was wann passierte, aber ich ging zurück in den Tunnel, und ich wollte sterben . . . Und ich sah mich im Bett liegen, weinend, so wie ich mich gerade verlassen hatte, nur daß ich ein kleines Mädchen war. Und meine Mutter war da und mein Vater auch . . . Das war alles so intensiv, als würde es noch mal stattfinden. Alles war ganz klar, war genauso wie früher. Ich war jetzt wieder das Kind von damals. Ich roch und fühlte alles, spürte physisch, wie meine Mutter mich schlug, aber gleichzeitig verstand ich nicht nur meine eigenen Gefühle, sondern auch ihre und die meines Vaters, der im Flur stand . . . und ich sagte: »Kein Wunder.« Kein Wunder, daß man so ist, wie man ist, nicht? Wenn

man bedenkt, was einem in jungen Jahren so alles angetan wird. Was würden meine Kinder heute wohl empfinden, wenn ich sie ähnlich behandelte? Wissen Sie, ich konnte jetzt alles vom Erwachsenenstandpunkt aus betrachten, aber zur gleichen Zeit erlebte ich es noch einmal im Alter von vier oder fünf — bis in Einzelheiten hinein. Ich wußte, wann mein Vater hereinkommt, wußte genau, wie diese Szene abläuft.

Und dann war mir, als würde ich mich weiterbewegen, bis dahin, wo ich jetzt bin . . . Aber so geordnet, wie das vielleicht klingt, ging es nicht vor sich — nicht linear, eher so, als gäbe es einen Brennpunkt, von dem aus die Dinge nach allen Seiten hin abzweigten*, und ich kam in Kontakt mit verschiedenen Leuten. Es war, als würde ich endlich begreifen, wie unsicher ich war und wie wertlos ich mir vorkam, weil mich nie jemand in den Arm genommen und wirklich bestätigt hatte.

Nun war ich erwachsen, mein eigener erwachsener Beobachter. Und ich sah mein ganzes Leben vor mir — aus der Perspektive dieses armen, neurotischen kleinen Mädchens. Ich war ein sehr, sehr einsames Kind. Meine ganze Kindheit rollte vor meinen Augen ab, und mir wurde klar, daß ich alles falsch sah, daß ich meinen Blick ändern mußte, um alles neu zu sehen, um die Ablehnung, die ich gespürt hatte, besser verstehen zu können. Die Ablehnung war in mir selbst. Nicht die anderen wiesen mich zurück — die hatten ihre Probleme und Schwierigkeiten mit sich selbst und mit mir, weil ich vieles auf eine wirklich verquere Art verstand und entsprechend reagierte.

[Es war also eine korrigierende Rückschau auf Ihr Leben?] Ja, es war die heilsamste Therapie, die es überhaupt geben kann. Jahre der intensivsten Psychoanalyse hätten nicht erreichen können,

* Wer die Arbeiten des tschechischen Psychiaters Stanislav Grof kennt, vor allem sein Buch *Topographie des Unbewußten*, wird bemerken, daß Barbaras Beschreibung dem »Auftauchen« in Grofs sogenanntem COEX-System entspricht, ein Prozeß, der im innersten Kern psychodynamischer Erfahrung stattfindet und häufig einen großen therapeutischen Durchbruch ankündigt.

was ich jetzt erlebte. Ich verzieh mir all die Dinge, die ich falsch gemacht hatte. Ich verzieh mir, derart neurotisch gewesen zu sein. Und ich spürte Mitgefühl für die Menschen, von denen ich glaubte, daß sie gemein zu mir gewesen waren, und verzieh ihnen. Ich begriff plötzlich, daß meine permanente Abwehrhaltung die andern erst dazu gebracht hat, mich so zubehandeln, wie sie es getan haben. Und ich erkannte plötzlich auch ihre Vorzüge, ihre guten Seiten. Es war, als würde alles bereinigt . . . Ich war jetzt nicht mehr allein das Opfer; wir waren alle Opfer gewesen . . . Es wurde immer deutlicher, wie wir uns gegenseitig zu Opfern machten, und es kam mir so vor, als sähe ich jetzt alles sehr objektiv . . . Wir hatten immer nur mehr und mehr Mauern errichtet. Nun durchschaute ich das, konnte es genau verstehen. [Haben Sie diese Szenen tatsächlich wie Bilder vor sich gesehen, oder waren Sie sich all dieser Dinge einfach nur bewußt?] Also, das ist sehr, sehr schwer zu erklären . . . Was ich wirklich gespürt habe, war, daß eine falsche Hülle nach der anderen von mir abfiel. Es war wie beim Domino-Effekt — plötzlich wußte man genau, wie alles war, von Anfang an, und dann wird alles zurechtgerückt. Als würde jedes Elektron in eine andere Umlaufbahn springen. Es war wie eine Heilung. Es ging mir durch und durch. Und ich empfand die gesamte Entwicklung meines Lebens nach, und wann immer ich wollte, konnte ich die verschiedensten wichtigen Ereignisse, bei denen ich mich etwa besonders gut oder besonders schlecht gefühlt hatte, mit einer Art Zoom heranholen — aber eigentlich gab es gar kein Gut oder Schlecht, es gab nur mich, die all das noch einmal erlebte . . . Ich habe mein Leben praktisch noch einmal gelebt — mit einer viel gesünderen Einstellung. Und als ich fertig war, spürte ich zum erstenmal, daß ich leben wollte, daß ich mich im Bett umdrehen und wieder kämpfen wollte.

Als sie später darüber nachdachte, was sie aus diesem Erlebnis gelernt hatte, erklärte Barbara:

Ich habe mich verstellt. Mein ganzes Leben lang habe ich den andern etwas vorgespielt, weil ich immer Angst hatte, daß sie mich vielleicht nicht mehr mögen würden, wenn sie merkten, wie ich wirklich war, wie wenig ich wert war. Einunddreißig Jahre lang war ich herumgelaufen und hatte vor ihnen verborgen, daß ich nichts taugte. Jedesmal, wenn ich wieder eins drauf bekam, fühlte ich, daß nichts los war mit mir. Und die wenigen Male, bei denen mir etwas Gutes widerfuhr, bekam ich zu hören: »Die kennen dich eben nicht richtig.« Bis zu jenem Moment war mein ganzes Leben ein einziger Versuch, den Leuten vorzuspielen, was für ein guter Mensch ich bin, und wenn ich es schaffte, alle andern davon zu überzeugen, dann würde ich es am Ende selbst glauben können und mich auch gern haben.

Erst nach meiner Nah-Todeserfahrung verstand ich alles richtig. Ich spürte, daß ich in Ordnung bin und eigentlich nichts anderes zu tun brauche, als ich selbst zu sein ... Ganz plötzlich hatte ich das Gefühl, daß die Menschen mich gern haben würden, wenn sie mein wahres Ich kennenlernten ... [Und Sie waren sich in diesem Zustand offensichtlich Ihres wahren Ichs bewußt.] Ja. Ich wußte, daß ich mir selbst begegnet war ...

Auch wenn es vielleicht übertrieben klingt: Es war das wichtigste Ereignis in meinem ganzen einunddreißigjährigen Leben und die eigentliche Geburt des Menschen, der ich jetzt bin. Es war wirklich so, als würde ich neu geboren. Ich habe noch lebhaft vor Augen, wie ich vor dieser Zeit war; ich kann mich in meine damalige geistige Verfassung zurückversetzen ... und jetzt bin ich ein völlig andrer Mensch. Wenn ich noch immer diese Barbara von früher wäre, dann würde ich mich wohl irgendwo verkriechen, wahrscheinlich würde mir auch etwas Neues einfallen, das genauso weh tut — wie mein Rücken damals —, und bestimmt hätte ich dann wieder das Bedürfnis nach all den Medikamenten oder dem Alkohol oder Hasch oder irgend etwas anderem, um die große innere Leere auszufüllen.

Diese Erfahrung hat mich geheilt von allen vergangenen Verlet-

> zungen und mir zugleich die Kraft gegeben, die letzten sieben Jahre durchzustehen, so daß ich jetzt das Gefühl habe, wirklich und für immer hier zu sein. Wissen Sie, ich habe lange gebraucht, um die zu werden, die ich bin, denn alle um mich herum wollten mich — aus Angst um ihre eigene seelische Ruhe — daran hindern. Diese Erfahrung hat mir jedoch das nötige geistige Rüstzeug verliehen, um ganz ich selbst werden zu können.

Warum sie sich jetzt voll akzeptieren kann, so wie sie ist, wird durch ihren Bericht wohl hinreichend deutlich. Im Hinblick auf meine eigene Vermutung, was denn nun letztlich dieses Umdenken bewirkt, ist aber auch folgende Aussage aus Barbaras Schilderung bemerkenswert:

> [Während der Nah-Todeserfahrung] fühlte ich mit aller Macht ... wußte ich einfach: Da ist Gott. Aber es war nicht Gott, wie ich ihn mir immer als kleines Mädchen vorgestellt hatte ... also ein alter Mann mit Bart ... Ich sah *niemanden* ... Aber ich würde alles, was ich besitze, dafür hergeben und wünschte nur, ich könnte beweisen, daß da etwas ganz Wunderbares bei mir war, einfach wunderbar. Eine allumfassende Kraft. Selbst wenn all das, was ich erlebte, mich zu etwas Bösem gemacht hätte, wäre ich einverstanden gewesen. Was immer dort bei mir war, liebte mich so, wie ich war.

Wir würden ein eigenes Kapitel brauchen, um auf all die Veränderungen, die in Barbaras Leben und in ihr selbst seit der Nah-Todeserfahrung stattgefunden haben, eingehen zu können. Hier muß es genügen festzuhalten, daß Barbara heute eine lebhafte, außerordentlich liebenwerte Frau mit großer Energie und ansteckender Begeisterungsfähigkeit ist. Ihre ganze Art ist typisch für den durch eine Nah-Todeserfahrung veränderten Menschen, wie wir im nächsten Kapitel anhand weiterer Fallbeispiele sehen werden. Ihr Mann hat den Bericht Barbaras über ihre psychische Veränderung übrigens voll bestätigt. Auch wenn man Barbara persönlich kennen müßte — Charme und persönliche Ausstrahlung sind nun mal schwer schriftlich zu vermitteln —, lassen ihre Worte doch einiges ahnen von dem Gegensatz zwischen ihrem Leben vor und dem nach der Nah-Todeserfahrung:

> Früher war mir Liebe wichtig — aber nicht Liebe, wie ich sie jetzt verstehe. Ich hatte viel übrig für Materielles, o ja, alles wollte ich haben, aber am wichtigsten war mir ein schönes Heim und die Gesellschaft, in der ich etwas darstellte . . . und akzeptiert wollte ich werden.
> Ich habe mich nie richtig akzeptiert gefühlt, und nie habe ich mich so wie alle anderen gefühlt. Immer hatte ich den Eindruck, anders zu sein — und ich wollte doch nicht anders sein. Ich wollte normal sein . . . nicht irgendwie verrückt . . . Das waren Dinge, an denen mir etwas lag: das Gefühl, geliebt zu werden, und das Gefühl, normal zu sein.
> Was mir jetzt wichtig ist . . . das, ja, das liegt alles in meinem Lächeln . . . Mein ganzes Selbst ist völlig verändert. Ich spüre die Zeit nicht mehr wie früher . . . Mein Leben verläuft ruhig, von Liebe erfüllt, und das bin eigentlich wirklich ich . . . der wahre Wert des Daseins besteht in den Beziehungen, die man zu anderen hat . . . Alles, was ich nun erlebe, ist von Ehrfurcht erfüllt . . . Alles, was über den Himmel gesagt wird, existiert hier und jetzt. Man muß sich nur öffnen und schauen, was wirklich vor sich geht.

Wenn wir ihren Worten glauben dürfen, wurde in einem einzigen Augenblick ein lebenslanger Konditionierungsprozeß aufgehoben, so daß Barbara fähig war, ihr wahres Selbst wiederzufinden — das Kind, das sie war, bevor sie die Ansichten ihrer Eltern verinnerlichte und so ein falsches Selbstverständnis entwickelte. Aus unseren Gesprächen ging hervor, daß sie sich jetzt fähig fühlt, der Mensch zu werden, der sie wahrscheinlich geworden wäre, wenn ihre Eltern sie

nicht auf einen falschen Weg gebracht hätten. Erst durch die Nah-Todeserfahrung gelang es ihr, diesen Irrweg wieder zu verlassen und schließlich zu sich selbst zurückzufinden.
Kein Wunder also, daß Barbara ihr Nah-Todeserlebnis als eine Heilung betrachtet — sie wurde wieder »ganz« —, die kaum durch eine jahrelange psychoanalytische Behandlung erreicht worden wäre. Allerdings können manche radikale psychotherapeutische Methoden ähnlich tiefgreifende Veränderungen hervorrufen, und das manchmal ebenfalls ziemlich rasch.* Barbaras Fall wäre — abgesehen von der Nah-Todeserfahrung — ein Paradebeispiel für das Ergebnis derartiger intensiver psychotherapeutischer Verfahren. Tatsächlich ist aus psychodynamischer Sicht an ihrer Veränderung nichts, was sich nicht auch rein psychologisch erklären ließe.
Beim nächsten Fall kommt man allerdings allein mit konventionellen psychologischen Grundprinzipien wohl kaum aus, um die eigenartige Kette von Umständen verstehen zu können, die zu einer Persönlichkeitsveränderung geführt hat, die niemand hätte voraussehen können.

Stella

Stellas Geschichte erwies sich, so wie sie sie mir erzählte, als eines der bemerkenswertesten Ereignisse, auf das ich im Verlauf meiner Forschungen über Nah-Todeserfahrungen in den vergangenen sechs Jahren gestoßen bin. Obgleich ich außer Stellas eigener Aussage keinen Beweis für die Richtigkeit ihres Berichts habe, gibt es keinen Grund, ihn in irgendeiner Hinsicht anzuzweifeln. Auf jeden Fall haben wir es hier mit dem vielleicht außergewöhnlichsten Persönlichkeitswandel zu tun, der je auf eine Nah-Todeserfahrung hin erfolgt ist.
Stella beschreibt zunächst ihr Zuhause, die familiären Umstände, die, wie sich herausstellen wird, für alles Folgende von wesentlicher Bedeutung sind:

* Stanislav Grov führt in seinem bereits erwähnten Buch *Topographie des Unbewußten* einige überzeugende Beispiele dafür an.

> Als ich neun Monate alt war, wurde ich adoptiert und wuchs (im tiefen Süden) in einer Fundamentalisten-Gemeinde auf. Mein Großvater war Baptistenprediger, Mitglied der Nazarener-Kirche — alles war reglementiert, für alles gab es eine Vorschrift. Und ich hielt mich auch immer ganz genau daran. Nie tat ich etwas, das verboten war. Ich glaubte, sonst würde sich sofort die Hölle auftun und mich verschlingen. Außerordentlich ängstlich war ich, völlig von anderen Menschen beherrscht. Nie durfte ich eigene Gedanken oder Ideen haben, immer nur: »Das ist nun mal so«, niemals eigene Gefühle oder so . . . niemals sich selbst ausdrücken dürfen, gar nicht wissen, was das überhaupt ist . . .

Als sie acht war, erzählte ihr eine Freundin in der Schule von der Adoption. Erschrocken und ungläubig mißachtete sie — zum erstenmal in ihrem jungen Leben, wie sie sagt — die Regeln und lief heim, um von ihrer Mutter die Wahrheit zu erfahren. Diese, erschrocken darüber, ihr Kind mitten am Tag völlig aufgelöst zu Hause vorzufinden, gab schließlich zu, daß sie Stella adoptiert hatten, weigerte sich aber, dem Mädchen etwas über ihre leiblichen Eltern zu sagen.
Stella wuchs, ähnlich wie Barbara, mit einem ausgeprägten Sinn für Familie und Gemeinschaft auf. Sie heiratete jung, bekam fünf Kinder und spielte, wie sie heute meint, die Rolle der »idealen Frau«. Sie fuhr ihre Kinder im Auto herum, beteiligte sich pflichtschuldig an einer Reihe kommunaler Aktivitäten und ordnete sich ihrem Mann unter. Was ihre Ehe betraf, so beschreibt sie sich selbst als »unterwürfig« und erwähnte auch bei unserem ersten Treffen, daß sie scheu und in sich gekehrt gewesen sei, daß sie sogar Schwierigkeiten gehabt hätte, sich in einem Brief für etwas zu bedanken.
Nicht lange vor ihrer Nah-Todeserfahrung im Juni 1977 hatte sie eines Nachts, als sie im Bett lag, aber noch nicht schlief, eine Art Wachtraum oder Vision: Sie sah eine Reihe von Schriftzeichen, die ihr zwar nichts sagten, die sie aber deutlich erkennen konnte und die sie sogar aufschrieb. Sie erzählte mir, daß sie erst sehr viel später —

nach ihrer Nah-Todeserfahrung — feststellte, daß es sich um Hebräisch handelte und soviel hieß wie »über den Fluchtpunkt hinaus«. Während ihrer Nah-Todeserfahrung begegnete auch sie einem Lichtwesen:

> Fast wie zwei Gesichter in einem. Eins voller Schönheit und Frieden und Licht, die an diesem Ort herrschten, aber gleichzeitig wirkte dasselbe Gesicht irgendwie zerschlagen. Es sah fast so aus, aber gezeichnet von den Schmerzen des anderen. [Hat dieses Wesen Ihnen irgend etwas mitgeteilt?] Ja . . . daß es einen Sinn hätte, wenn man mich zurückschickte, ich solle . . . Wissen überbringen, berichten über meine Erfahrung, daß es ein Leben auf einer viel höheren Ebene gibt . . . daß wir viel mehr sind, daß wir die Fähigkeit und Möglichkeit haben zu wissen . . . [Hatten Sie eine Vorstellung, wer dieses Wesen war?] Ich vermeide es, mich anderen gegenüber da irgendwie festzulegen. [Und was denken Sie selbst?] Ich bin fest davon überzeugt, daß es . . . er . . . auch irgendeine Bedeutung hat. Welche, weiß ich nicht genau, aber es hatte ebenfalls etwas damit zu tun, der Menschheit Wissen zu vermitteln, Verständnis . . .

In einem früheren Teil ihres Manuskripts, den ich hier nicht zitiert habe, bemerkte Stelle auch, daß die Füße dieses Wesens Wunden zu tragen schienen. Trotz ihrer fundamentalistischen Erziehung zögerte sie, es als Christus zu identifizieren. Dennoch scheint mir ihre Nah-Todeserfahrung diese Identität des Lichtwesens nahezulegen.

An dieser Stelle nimmt Stellas Geschichte dann eine höchst unerwartete Wendung. Während sie auf telepathischem Weg mit dem Lichtwesen kommunizierte, erfuhr sie, daß sie Jüdin sei(!):

> »Bist du bereit?« fragte er mich. Es gehörte zu dem, was ich machen mußte, war Teil meines irdischen Auftrags. Aber ich wußte ja nichts — und doch lag bestimmt da ein Schlüssel zum Verständnis meiner selbst. Da war niemand, der es mir hätte sagen können.

> Im vergangenen Jahr ... machte ich mich dann ohne Wissen meiner Familie allein auf die Suche nach meinen leiblichen Eltern, die noch nicht mal auf dem Papier existierten. Es war einfach nichts vorhanden, es gab mich nicht, Punkt ...

Im Zuge ihrer Recherchen fand Stella ihren Geburtsort, wo sie aber auch nichts weiter in Erfahrung bringen konnte. Mutlos ging sie am Strand spazieren.

> Ich lief am Strand auf und ab und dachte: »Okay, ich versuche zu tun, was man mir aufgetragen hat, aber auf normalem Wege scheint es nicht zu gehen. Es gibt keine Unterlagen, keine Dokumente, wenn es gelingen soll, brauche ich Hilfe.« Und ich ging zurück in die Stadt und setzte mich in ein Restaurant und dacht über eine andere Möglichkeit nach, wie sich die Sache anpacken ließe. Da kamen plötzlich zwei Polizisten an meinem Tisch vorbei, und ich dachte: »Wetten, das ist ein Wink« [lacht].

Einer von ihnen hatte etwas vergessen und mußte noch einmal zu dem Tisch, an dem sie gegessen hatten, zurück. Stella ergriff die Gelegenheit, sprach ihn an und bat ihn in ihrer Angelegenheit um Hilfe. Der Polizist brachte sie zu einem Paar, das jahrelang eine Lokalzeitung herausgegeben hatte, und die beiden wiederum stellten den Kontakt zu einem inzwischen pensionierten Richter her, der schon sehr lange in der Stadt wohnte. Als Stella vor ihm stand, zuckte der Richter zusammen vor Verblüffung: »Es war, als würde die Uhr zurückgedreht, als er in mein Gesicht blickte ... er sah mich an und brachte mich dann umgehend zu meinem Großvater, der inzwischen in Florida lebte.«
Sie beschreibt dann die dramatische Begegnung mit ihrem Großvater. Er zeigte ihr das Familienalbum und verschiedene Erinnerungsstücke und bestätigte außerdem noch eine andere Behauptung des Lichtwesens: daß sie einen Bruder hatte. Sie verbrachte einige Zeit bei ihm und seiner Familie in Texas. Schließlich besuchte sie auch

noch kurz ihre leibliche Mutter — eine wenig erfreuliche Begegnung, da die Mutter nach wie vor nicht den Wunsch verspürte, irgendeine Art von Beziehung zu ihr herzustellen.

Trotz dieser schmerzlichen persönlichen Zurückweisung hatte Stella das Gefühl, daß dieses Treffen für sie von außerordentlicher Bedeutung war. Sie sagt, daß es »eine ungeheure emotionale Sperre in mir löste« und ihr den bereits begonnenen Prozeß des Erwachens und das Erkennen ihrer eigenen, authentischen Identität erleichterte — ein Prozeß, der durch das Lichtwesen in Gang gesetzt worden war. Seit dieser Zeit hat sich ihr Leben grundlegend verändert. Sie ist nicht nur zum mosaischen Glauben übergetreten (ein ziemlicher Schock für ihre Fundamentalisten-Familie) und hat sich von ihrem Mann scheiden lassen, sondern sie, die früher scheu und »unterwürfig« gewesen war, entwickelte sich jetzt zu einer erfolgreichen Geschäftsfrau, saß im Council on Children and Youth im Weißen Haus und wurde aktiv in der Kommunalpolitik tätig. Ihr besonderes Interesse gilt adoptierten Kindern, und sie, die früher kaum einen Dankesbrief schreiben konnte, schreibt jetzt ein Buch über deren Probleme. Aber das ist nur *eines* der Bücher, an denen sie arbeitet. Ein anderes ist ein autobiographischer Bericht, der von ihrer Nah-Todeserfahrung und den Folgen für ihre persönliche Entwicklung handelt. Sie will ihm den Titel »Über den Fluchtpunkt hinaus« geben.

Es wäre falsch, aus diesem kurzen Bericht über Stellas Leben seit ihrer Nah-Todeserfahrung zu schließen, daß sie seither pausenlos Erfolge erleben und emotional ständig auf Wolken schweben würde. Es hat auch immer wieder Rückschläge und Augenblicke der Verzweiflung gegeben. Ihre Familie und ihre Freunde setzen ihrem neuen Lebensstil nach wie vor Widerstand entgegen, und obgleich sie für ihre Veränderung dankbar ist, hatte sie es gewiß nicht leicht.

Aber zumindest ist sie jetzt endlich frei, wie sie sagt — so wie Barbara sich frei fühlt —, und kann sie selbst sein:

Mein Leben läuft jetzt völlig anders. Mir ist nun klar, warum ich mich früher so eingeengt gefühlt habe. Nie habe ich selbst gedacht — so weit bin ich gar nicht gekommen. Als ich voriges Jahr, nachdem ich meine ursprüngliche Familie gefunden hatte, diesen Prozeß durchmachte, wurde mir klar, daß dieses neun Monate alte Kind irgendwie »wußte«, daß die eigene Mutter es ablehnt, und glaubte, selbst schuld daran zu sein, und wenn es all die Regeln, Richtlinien und Anforderungen nicht befolgte, würde es keiner lieben. Es mußte an mir liegen, an irgend etwas, das ich getan hatte, um derart zurückgestoßen zu werden. Dadurch wurde eine Mauer errichtet, von der ich nichts wußte, die ich nicht verstand, die mich aber daran hinderte, irgend etwas zu tun oder nicht zu tun, das von mir erwartet wurde, um nur nicht noch einmal auf diese Weise abgelehnt zu werden. Und während meines Entwicklungsprozesses im letzten Jahr wurde mir das alles klar, da begann ich, all die Herausforderungen anzunehmen . . .

Jetzt habe ich festen Boden unter den Füßen und sage: »Lehnt mich ab, wenn ihr wollt.« Ich kann euch genauso ablehnen. Und jetzt haben sie keine Macht mehr über mich.

Tom

Als drittes Fallbeispiel habe ich die Geschichte meines Freundes Tom Sawyer ausgewählt, über dessen Kernerfahrung im vorigen Kapitel ausführlich berichtet wurde. Jetzt wollen wir uns mit den bemerkenswerten Nachwirkungen seiner Nah-Todeserfahrung beschäftigen. Wie Sie sehen werden, ist seine persönliche Entwicklung völlig anders verlaufen als in den vorher geschilderten Fällen, aber Stellas Begegnung mit dem Lichtwesen hat zumindest einen Aspekt vorweggenommen.

Bevor wir Toms Entwicklung seit seiner Nah-Todeserfahrung nachgehen, muß ich noch einmal betonen, daß ich — ebenso wie Norma und verschiedene Mitglieder unserer IANDS-Familie — sowohl

Tom als auch seine Angehörigen recht gut kenne. Das ist wichtig zu wissen, denn sein Fall weist einige höchst ungewöhnliche Züge auf. Daher möchte ich festhalten, daß alle, die Tom kennen, absolut sicher sind, daß alles, was er uns erzählt hat, im wesentlichen zutrifft, und einige Punkte seines Berichts wurden von seiner Familie ausdrücklich bestätigt. Auch stimmen persönliche Aussagen, Bänder und schriftliche Ausführungen stets überein. Seine Frau hob in einem ihrer Briefe an mich hervor, daß »Tom immer völlig ehrlich gewesen ist.« Außerdem liegt mir seine Krankengeschichte vor.

In der High School war Tom ein eher unauffälliger Schüler, der nichts weiter mochte als Bücher. Tatsächlich behauptete er, während seiner ganzen Schulzeit kein einziges Buch zu Ende gelesen zu haben. Er schien sich damals hauptsächlich für Autorennen (er hat viele Konkurrenzen gewonnen) und Radrennen zu interessieren. Er gehörte 1968 sogar zur Auswahlmannschaft für die Olympischen Spiele, mußte aber vorzeitig ausscheiden, weil an seinem Fahrrad ein Reifen platzte. Nachdem er fast ein Jahr für diesen Wettkampf trainiert hatte, war das eine herbe Enttäuschung für ihn, die frustrierendste seiner Erfahrungen, die er überhaupt je gemacht hatte.

Nachdem er mit der Schule fertig war, arbeitete er zuerst bei der Müllabfuhr, und da er offenbar mit den Händen geschickter war als mit dem Kopf, arbeitete er danach ein paar Jahre als Zimmermann, bevor er seine jetzige Stelle bei der Stadt als Fahrer, hauptsächlich von Bulldozern, antrat.

Wie Barbara und Stella heiratete auch Tom relativ jung und wurde Vater von zwei Jungen.

1978 hatte Tom seine Nah-Todeserfahrung — Anlaß zu einer großen Wende in seinem Leben und Denken.

Wenn Sie sich noch einmal Toms Kernerfahrung anschauen, werden Sie sehen, daß er zu jenen gehört, die behaupten, während ihrer Nah-Todeserfahrung »mit dem absoluten, totalen Wissen« in Berührung gekommen zu sein. Er behauptet auch, viele Fragen gestellt und auf alle sofort eine Antwort erhalten zu haben, ja sogar über Dinge und Zusammenhänge informiert worden zu sein, die normalerweise weit über seinen geistigen Horizont hinausgingen.

Eines Morgens, nicht lange nach seiner Nah-Todeserfahrung, wachte Tom auf und stieß das Wort »Quant« aus.

»Was sagst du?« fragte seine Frau, die neben ihm lag.
»Quant«, wiederholte Tom. »Quant.«
»Tom, wovon um alles in der Welt redest du?«
»Ich weiß nicht«, sagte Tom wie zu sich selbst.

Weder Tom noch seine Frau wußten, was dieses Wort bedeutet.
Zwei Wochen später saßen Tom und seine Frau eines Nachmittags vor dem Fernseher. Plötzlich hörte sie Tom sagen: »Max Planck — du wirst in allernächster Zukunft von ihm hören.«
Wieder war seine Frau sehr erstaunt und wollte wissen, was das heißen sollte.
Aber er wußte es genausowenig wie sie.
Unterdessen gingen Tom jedoch, wie er berichtet, immer wieder Teile von Gleichungen und mathematischen Formeln durch den Kopf. Ein Fragment — Tom schickte mir die Skizze, die er sich gemacht hatte — war der griechische Buchstabe Psi (γ), ein Symbol, das in der Psychologie, der Parapsychologie und Physik verwendet wird und häufig für »das Unbekannte« steht. Aber Tom, dem das Zeichen nichts sagte, bat einen Freund, etwas darüber herauszufinden. Als der Freund ihm später sagte, daß es das griechische Zeichen für die Zahl »700« sei — was es *auch* ist —, konnte Tom nichts damit anfangen und war nach wie vor höchst irritiert. Als ich mir seine Zeichnungen anschaute, kam es mir so vor, als habe er sich bemüht, irgend etwas bildlich darzustellen, und erklärte ihm, was Psi alles bedeuten kann. Das half ihm etwas.
Ungefähr zur selben Zeit, sagte Tom, gingen ihm verschiedene kurze Absätze aus einem Buch — die er allerdings nicht unbedingt als Buchzitate erlebte — durch den Kopf. Einen Abschnitt, der ihm damals immer wieder in den Sinn kam, schrieb Tom auf und zeigte ihn mir. Er kam mir bekannt vor, und schließlich stellte sich heraus, daß es sich um einen Auszug aus Max Plancks Werk *Wissenschaftliche*

Selbstbiographie handelte — ein Buch, von dem Tom nie gehört und das er schon gar nicht gelesen hatte, wie er versicherte.*

Jetzt nahmen die Dinge einen dramatischen, manchmal allerdings auch amüsanten Verlauf.

Wie gesagt, Tom war angesichts all dieser Sachen verwirrt und erstaunt, und obwohl er noch nie in einer Bibliothek gewesen war, suchte er jetzt eine auf. Der folgende Bericht über das, was sich dort abspielte, ist so genau wie möglich nach Toms Erinnerungen wiedergegeben.

Tom näherte sich dem Bibliothekar und fragte zögernd:

»Quant? Quant, wie in Quantenenergie. Haben Sie so was?«

Der Bibliothekar stutzte und erwiderte dann etwas zweifelnd: »Nun, wir haben in unserer wissenschaftlichen Abteilung eine ganze Menge Bücher über Physik. Warum versuchen Sie es nicht mal dort?«

Als Tom endlich die entsprechende Abteilung gefunden hatte, wußte er noch immer nicht, welches Buch er nehmen sollte, und da er ja sein Lebtag kein eifriger Leser gewesen war, wollte er die Sache abkürzen. Er erspähte ganz in der Nähe einen Mann, der, um Toms Worte zu gebrauchen, »aussah, als sei er gebildet«. Zu dem ging Tom hin und sagte:

»Entschuldigen Sie bitte, Sir, aber vielleicht können Sie mir helfen. Ich möchte gern wissen, was die Quantentheorie ist, besitze aber nur den High-School-Abschluß.«

Erstaunt sah der Angesprochene ihn an und sagte: »Nun, junger Mann, ich fürchte, da haben Sie sich ein Thema ausgesucht, mit dem sogar die meisten College-Absolventen ihre Schwierigkeiten haben dürften.« Trotzdem zeige er Tom einige Bücher, von denen er meinte, daß sie geeignet seien, in die Quantentheorie einzuführen.

* Ich gebe hier natürlich nur wieder, was Tom mir erzählt hat; es soll nicht als *Beweis* für irgendeine Art übernatürlichen Erkennens dienen. Möglicherweise hat Tom sich getäuscht, als er glaubte, von diesem Zitat — das ich ja auch schon an anderer Stelle gelesen hatte — vorher noch nichts gewußt zu haben, oder er ist ein Opfer von Kryptoamnesie, jenem verborgenen »Gedächtnis« des Unbewußten, in dem nie bewußt gewesene Inhalte gespeichert sind.

Als Tom die Bücher durchblätterte, stieß er auf den Satz: »Max Planck, der Vater der Quantentheorie.«
Klick!
Als Tom weiterlas — ausnahmsweise einmal eifrig —, rückten die Dinge an den richtigen Platz. Die einzelnen Bruchstücke seines Wissens, die er seit seiner Begegnung mit dem Licht besaß, standen offenbar alle in einem bestimmten Zusammenhang: Alle hatten sie etwas mit der Quantenphysik zu tun, von deren Existenz Tom jedoch vorher absolut nichts gewußt hatte.
Dieser Tag in der Bibliothek markierte eine Wende in Toms persönlicher Entwicklung: Er begann zu lesen — Bücher über Physik, die er trotz ihrer ihm an sich fremden Terminologie und ihres komplexen Inhalts intuitiv verstand.
Zu diesen Büchern kam er auf zum Teil merkwürdige Weise. So war er zum Beispiel eines Tages in einem Buchladen, um ein Buch zu kaufen für einen seiner Söhne, der bald Geburtstag hatte. Als er das Buch in die Hand nahm, bemerkte er, daß *direkt darunter* ein Buch über Physik lag. Er hatte keine Ahnung, wie es dorthin gelangt war — schließlich stand er in der Kinder- und Jugendbuchabteilung —, aber nachdem er es nun mal gesehen hatte, fand er, mittlerweile gewöhnt an dergleichen absonderliche Ereignisse in seinem Leben, daß ihm gar nichts anderes übrigblieb, als es zu kaufen; was er dann auch tat.
Schließlich erkannte Tom, daß er wohl doch noch die College-Bank würde drücken müssen, wenn er sich größere und tiefere Kenntnisse über physikalische und mathematische Vorgänge und Probleme aneignen wollte. Die Geschichte seiner ersten Begegnung mit dem zuständigen Professor ist erzählenswert, nicht nur, weil sie amüsant ist, sondern weil sie auch irgendwie die erstaunliche Synchronizität* der Ereignisse symbolisiert, die damals Toms Leben beherrschte.

* Der von C.G. Jung geprägte Begriff bezeichnet ein Prinzip, das die sinnvolle, aber nicht kausale Verbindung von Ereignissen erklären soll, die »bedeutungsvolle Koinzidenz« zweier oder mehrerer Ereignisse.

Als Tom ihm mitteilte (ohne jedoch den eigentümlichen Grund zu verraten), daß er sich weiterbilden und Physik studieren wollte, hörte ihm der Professor ein wenig ungläubig zu. Am Ende ihrer Unterhaltung schrieb er ihm vier Bücher über Physik auf, mit deren Lektüre Tom sein Studium beginnen sollte.

Es waren genau die vier Bücher — und zwar die *einzigen* vier Bücher —, die Tom bereits gelesen hatte!

Als er die Liste sah, drehte Tom sich zu dem Professor um und sagte etwas ironisch: »Oh, die kenne ich schon. Ist das in Ordnung?«

Nicht lange danach erhielt ich einen Brief von Toms Sohn Todd. Darin stand unter anderem:

> Mein Vater redet jetzt fast wie Einstein, mehr Buchstaben als Worte. Manches von dem Zeug, das er redet, ist langweilig, aber manches ist auch ganz interessant . . . P.S. Mein Vater kommt gut voran in der Schule.

Auch die Briefe seiner Frau aus der gleichen Zeit vermitteln ein ähnliches Bild:

> Oft verwendet er Begriffe, die er in seinem ganzen Leben noch nicht gehört haben kann — wie Worte aus einer anderen Sprache —, die er aber . . . im Zusammenhang mit der »Licht«-Theorie . . . lernt . . . Er spricht manchmal schneller als mit Lichtgeschwindigkeit, und es fällt mir ziemlich schwer, ihn zu verstehen . . . Wenn Tom ein Physikbuch aufschlägt, weiß er die Antworten bereits im voraus, scheint sie zu fühlen . . .

Seit der Zeit, in der diese Briefe geschrieben wurden, hat Tom weiterstudiert, wenn auch nicht mehr mit den gleichen dramatischen Erfolgen wie zu Beginn. Er verbringt nach wie vor viel Zeit mit Lesen, und zwar nicht nur Bücher über Physik, sondern auch über Parapsychologie, Metaphysik und die Möglichkeiten, sein Bewußtsein weiterzuentwickeln. Seine geistigen Fähigkeiten scheinen sich seit seiner Nah-Todeserfahrung enorm gesteigert zu haben. Ebenso — wie er mit großem Nachdruck versichert — seine Sensitivität für Atomreaktoren und Orte, an denen eine ungewöhnlich hohe Radioaktivität oder eine Konzentration von chemischen Substanzen herrscht. Außerdem redet Tom manchmal eindrucksvoll über Themen, von denen er vor der Nah-Todeserfahrung offenbar keine blasse Ahnung hatte — zum Beispiel über religiöse Lehren, alte Geschichte und Kosmologie. Das meiste von dem, was er während unserer Gespräche erzählt hat, stammt, wie er sagt, nicht so sehr aus Büchern, sondern rührt vielmehr von seinem Kontakt mit »dem Licht« her, das für ihn die Quelle universellen Wissens ist.

In der Stadt, in der Tom jetzt lebt, ist er so etwas wie eine Lokalgröße. Er ist schon mehrmals im Fernsehen aufgetreten, ist ein gefragter Vortragsredner, und es kommen viele Menschen zu ihm, die sich von seiner Persönlichkeit irgendwie angezogen fühlen, von seiner Kraft, seinem Wissen und seinem menschlichen Mitgefühl.

Trotzdem scheint Tom sich seine jungenhafte Art und seine Bescheidenheit bewahr zu haben; in all den Jahren, wenigstens seit ich ihn kenne, habe ich bei ihm in dieser Hinsicht keine negative Veränderung feststellen können. Er arbeitet immer noch für die Stadt, und obwohl es seine Kollegen etwas merkwürdig finden, daß er jetzt Bücher von so Geistesheroen wie Heisenberg, Einstein und Bohr mit sich herumschleppt, und ihn manchmal nach einem seiner Fernsehauftritte ein bißchen aufziehen, scheint er bei ihnen noch immer vor allem wegen seiner kräftigen Muskeln und seiner Tüchtigkeit im Beruf geschätzt zu werden — seine geistigen Höhenflüge nimmt man halt in Kauf. Toms Familienleben ist nach wie vor intakt, obwohl seine Frau und seine Kinder — wie alle Angehörigen von Menschen mit Nah-Todeserlebnis — von seiner neuen Identität und all dem Wissen, das Tom durch die Kernerfahrung erworben hat, schon verwirrt oder irritiert sind.

Es wird interessant sein, Toms weitere Entwicklung während der nächsten Jahre zu verfolgen. Inzwischen jedoch können wir mit Sicherheit sagen, daß dieser ungewöhnliche junge Mann seinem berühmten fiktiven Namensvetter ganz bestimmt das Wasser reichen kann.

Zusammenfassung

Wir haben gesehen, wie die Nah-Todeserfahrung nicht nur in das Leben der Betroffenen verändernd eingreift, sondern wie sie es häufig geradezu radikal umwandelt. Aus den Untersuchungen zu diesem Phänomen geht hervor, daß eine Nah-Todeserfahrung, zumindest in einigen Fällen, die betreffende Person in die Lage versetzt, ein neues und authentischeres Gefühl für sich selbst zu entwickeln, und ihr auch dazu verhilft, in einem erstaunlichen Ausmaß die Möglichkeiten, die in ihr stecken, zu aktivieren. Es erscheint daher gerechtfertigt, die Behauptung aufzustellen, daß Nah-Todeserfahrungen den Menschen, die sie erlebt haben, oft zu einer neuen Identität verhelfen und wesentliche Veränderungen in ihrem Verhalten hervorrufen.
Aber das ist natürlich noch lange nicht alles, was Nah-Todeserfahrungen im Leben einzelner Menschen bewirken können. Eine der wichtigsten Veränderungen, die sie auslösen — und zwar eine, die von der persönlichen Wandlung, über die wir hier gesprochen haben, nicht zu trennen ist —, ist eine veränderte Auffassung von *Werten.* Auf einige dieser Veränderungen haben wir in diesem Kapitel schon angespielt. Im nächsten Kapitelwerden wir uns mit dieser Frage eingehender beschäftigen und auf diese Weise ein noch klareres Bild von der ganzen Bandbreite einer solchen Persönlichkeitsveränderung als Folge einer Nah-Todeserfahrung gewinnen.

5 Wofür lohnt es sich zu leben?

Im ersten Teil von Kapitel 3 habe ich für Nah-Todeserfahrungen die Hypothese des »geistigen Katalysators« aufgestellt, die besagt, daß Nah-Todeserfahrungen in ihrem Kern tiefe geistige Erlebnisse sind, die die eigene innere Entwicklung vorantreiben. Diese Hypothese bildet den Rahmen für die Interpretationen, die in diesem Buch vorgestellt werden, auch wenn sie einige Fragen offenläßt — zum Beispiel die nach der *Evidenz* dieser inneren Entwicklung.

Meiner Ansicht nach gibt es mehrere verschiedene Kriterien, die für eine befriedigende Antwort auf diese Frage von Bedeutung sind, und jedes der nächsten drei Kapitel befaßt sich mit einer anderen Dimension des geistigen Wachstums, von dem die Menschen mit Nah-Todeserfahrung berichten.

Zunächst wollen wir uns mit den *veränderten Wertvorstellungen* beschäftigen, die gewöhnlich nach Nah-Todeserfahrungen auftreten. Wobei wir unter »Werten« jene von allen großen Religionen oder Weisheitslehren, ihren sonstigen Unterschieden zum Trotz, vertretenen Maximen verstehen wie zum Beispiel die Forderung nach Nächstenliebe, das Streben nach Gotteserkenntnis und die Geringschätzung materieller Dinge.

Wenn unsere Hypothese stimmt, müßten wir erwarten, daß für Menschen mit Nah-Todeserfahrung diese oder vergleichbare Werte an Bedeutung gewinnen.

Um die postulierte Veränderung richtig einschätzen zu können, werden wir einfache, quantitativ faßbare Daten untersuchen, die in übersichtlichen Schaubildern wiedergegeben sind. Um den laufenden

Text nicht mit statistischen Tafeln und Tabellen störend zu unterbrechen, ist das Basismaterial in Anhang III zusammengefaßt. Wer wie ich etwas für Statistiken übrig hat, wird beim Lesen der nächsten Kapitel immer wieder gern zusätzlich auf diesen Anhang zurückgreifen. Wer sich jedoch weniger für Zahlen interessiert, darf sich ruhig auf den vorliegenden Text verlassen, denn ich werde meine Untersuchungsergebnisse stets mit einleuchtenden Beispielen belegen, durch die der jeweilige Wertewandel deutlich wird.
In diesem und den nächsten drei Kapiteln werde ich mich dieser Mischung aus statistischen und persönlichen Daten bedienen, um ein abgerundetes Bild von den Untersuchungsergebnissen zu vermitteln. Dabei werden wir uns in erster Linie, wenn auch nicht ausschließlich, auf mehrere Fragebogen stützen, die eigens konzipiert wurden, um jene Informationen zu erhalten, die wir benötigen, um das Für und Wider unserer »Katalysator-Hypothese« abzuwägen.
Zunächst werden wir uns vor allem auf den Fragebogen hinsichtlich der Lebensveränderungen, den »Life Changes Questionnaire« (abgekürzt: LCQ) beziehen, der in seiner vollen Länge in Anhang II wiedergegeben ist.
Der LCQ umfaßt 42 Prunkte oder »Items«, wie der Fachausdruck heißt, um herauszufinden, welche Veränderungen in den verschiedensten persönlichen Bereichen seit der Nah-Todeserfahrung eingetreten sind, zum Beispiel in bezug auf:

1. die Toleranz anderen gegenüber,
2. die religiösen Gefühle,
3. die Fähigkeit, anderen gegenüber Liebe zu zeigen,
4. den Wunsch nach Einsamkeit.

Beim Beantworten soll man sich für eine von fünf Möglichkeiten entscheiden: starke Zunahme, geringe Zunahme, keine Veränderung, geringfügige Abnahme oder starke Abnahme.
Insgesamt haben 26 Personen mit Nah-Todeserfahrung diesen Fragebogen ausgefüllt, und die entsprechenden statistischen Ergebnisse

sind in Anhang III in mehreren Schaubildern zusammengefaßt. Es muß jedoch betont werden, daß dieser Fragebogen nicht die einzige Belegquelle für die hier angeführten Daten ist. Dazu kommt das Material aus einer Untersuchung, an der 42 Personen beteiligt waren (von denen 18 ebenfalls den LCQ ausgefüllt haben) sowie die Statements unserer insgesamt 62 Briefpartner, so daß sich die Gesamtzahl der Personen mit Nah-Todeserfahrung, die für diesen Komplex Daten geliefert haben, auf 111 beläuft. Hier die genaue Aufgliederung:

Befragte Personen — LCQ nicht ausgefüllt	24
Befragte Personen — LCQ ausgefüllt	18
Nur LCQ-Fragen beantwortet	7
Briefpartner	62
	111

Würdigung des Lebens

Die erste Wertverschiebung, die durch den Fragebogen offenkundig wurde und mit der wir uns zunächst beschäftigen wollen, habe ich »Würdigung des Lebens« genannt, unterteilt in die Wertschätzung der »alltäglichen Dinge« (Item Nr.3) und die Würdigung der Natur (Item Nr. 17). In beiden Fällen ist der Trend eindeutig: Nach einer Nah-Todeserfahrung wird sowohl den »alltäglichen Dingen« des Lebens wie auch der Natur weit mehr Wert zugemessen. Die folgenden Zitate aus der Omega-Studie spiegeln diese neue Wertorientierung wider.

Ein Briefpartner schreibt:
»Diese Erfahrung hat mich und meine ganze Einstellung dem Leben gegenüber völlig verändert . . . Ich weiß jetzt die Schönheit dieses Lebens zu würdigen . . .«
Und ein anderer:
»Ich habe den heftigen Wunsch, jeden einzelnen wunderbaren

Augenblick dieses Lebens, das mir geschenkt wurde, auszukosten ... Ganz ohne Zweifel ist mein Leben seit der Nah-Todeserfahrung viel reicher geworden ...«

Aus einem Gespräch:

»Nachdem ich wieder zurück war, fühlte ich mich sehr sehr glücklich, von ungeheurer Energie erfüllt. All die wunderbaren Dinge um mich herum. Ich liebte alles und jeden ... Die Leute waren prächtig. Wir müssen die Zeit, die uns zur Verfügung steht, nutzen — das Beste daraus machen. Sie nicht vergeuden!«

Patrick, den wir bereits aus Kapitel 2 kennen, meint zum Thema »Würdigung jeden Augenblicks«:

»Die Nah-Todeserfahrung hat noch etwas anderes für mich getan, sie hat mich gelehrt, daß man für ein interessantes Leben nichts sonst zu tun braucht als ... voll in der Gegenwart zu leben ... wenn man dort bleibt, dann lebt man in der Ewigkeit, glaube ich. Nein, ich *weiß* das; das ist bestimmt nicht nur eine Vermutung von mir ... Ich habe während all dieser Zeit [seit seiner Genesung] nie einen langweiligen Menschen getroffen ... das ist einer der Gründe dafür, warum jeder Tag meines Lebens jetzt viel schöner zu sein scheint als früher.«

Harold, von dem wir auch schon gehört haben (siehe Kapitel 3), betont — wie eine Reihe anderer Probanden ebenfalls — die zunehmende Würdigung der *natürlichen* Welt:

»Nach meiner Entlassung aus dem Krankenhaus stellte ich fest, daß bestimmte Sinne, denen ich vorher überhaupt keine Aufmerksamkeit geschenkt hatte, wacher und schärfer geworden waren. Beispielsweise erschien mir der Himmel viel blauer, ein Baum und seine Blätter grüner, und überhaupt wirkte alles sehr viel schöner. Ich konnte die Luft und den Wind fast riechen und schmecken. Ich nahm Dinge, die ich früher als selbstverständlich hingenommen habe, bewußt wahr ... einen Sonnenuntergang über der Prärie, einen einsamen See am frühen Morgen, eine Gebirgskette in der Ferne — die Natur in ihren verschiedenen Formen rührte meine Seele.«

Ein anderer Befragter antwortete:

»Ich lernte auch stillzusitzen; in der Stille Kraft zu finden ... Ich lernte, die physische Welt auf eine neue, sehr genaue Art zu sehen. Ich bemerkte die changierenden Farben der Flechten auf Baumstämmen und die Formen der gewellten Rinde. Ich saß an einem Teich und sah zu, wie das Schilf im Wind schaukelte; ich sah den schillernd roten oder elektrisch blauen Libellen zu, die durch das gleißende Licht schwirrten . . .«

Stellt dieses veränderte, verständnisvoll-aufmerksame Naturverständnis einen geistigen Wert dar? Natürlich läßt sich das im Einzelfall schwer sagen, aber meiner Meinung nach entspricht das, was viele Menschen nach ihrer Nah-Todeserfahrung in diesem Zusammenhang zum Ausdruck bringen, nicht nur einer *Würdigung* des Lebens, es kommt meiner Ansicht nach sogar einer *Verbeugung* vor dem Leben sehr nahe. Viele Menschen mit Nah-Todeserfahrung haben, glaube ich, einen Sinn entdeckt für die Schönheiten des alltäglichen Lebens, für die Kostbarkeit menschlicher Beziehungen und Gefühle, sie haben Ehrfurcht vor der Natur.

Interesse für andere

Der nächste Fragenkomplex befaßt sich mit der veränderten Einstellung gegenüber den Mitmenschen. Ein zweifellos zentraler Punkt für alle Personen mit Nah-Todeserfahrung. Entsprechend seiner Bedeutung beschäftigen sich damit auch gleich acht Items (Nr. 1, 2, 4, 8, 14, 16, 22 und 39) des Fragebogens, die folgende Aspekte berücksichtigen: Hilfsbereitschaft, Mitgefühl, Geduld, Toleranz, Liebe, Einsicht, Verständnis und Anerkennung. Wenn sie sich Schaubild 2 ansehen, werden Sie bemerken, daß bei jedem dieser Punkte nach der Nah-Todeserfahrung ein deutlicher Anstieg zu verzeichnen ist. Be-

ständigkeit und Intensität dieser Veränderung sind bemerkenswert und zeigen, daß die Nah-Todeserfahrung einen wesentlichten Einfluß auf zwischenmenschliche Beziehungen ausübt.
Diesen Effekt anhand unserer Omega-Studie darzulegen, ist jedoch problematisch. Nicht nur weil das Material dazu äußerst umfangreich ist, da eigentlich jeder meiner Gesprächs- oder Briefpartner etwas zu diesem Thema zu sagen hat, sondern vor allem weil die verschiedenen Aussagen äußerst komplex sind: Normalerweise betreffen sie nicht nur einen Aspekt menschlicher Beziehungen (wie das die einzelnen Items des Fragebogens tun), sondern mehrere gleichzeitig. Wenn ich also versuchen würde, jeden der acht Aspekte getrennt von den anderen darzulegen, wäre ich gezwungen, die Aussage jeweils aus ihrem Kontext und damit aus ihrem Sinnzusammenhang zu reißen. Also habe ich hier einige Fälle ausgewählt, die jeweils eine ganze Reihe von Merkmalen dieser Wertorientierung abdecken und die für alle anderen exemplarisch sind.
Vielleicht geben folgende Erklärungen, die eine meiner früheren Gesprächspartnerinnen in *Life at Death* abgegeben hat, in gutes Beispiel. Celia, wie ich sie nennen möchte, eine gute Freundin von Norma und mir, starb 1982 an einem Herzanfall. Ungefähr fünf Jahre zuvor hatte sie ihre Nah-Todeserfahrung.
An einem warmen Sommertag saßen wir vor ihrem Haus zusammen und sie erzählte uns, wie sich ihr Leben nach ihrer Nah-Todeserfahrung verändert hatte. Vor allem sprach sie über ihre Gefühle für andere Menschen und ihre Beziehung zu ihnen. Ich habe ihre Schilderungen auf Band aufgenommen.

> Jetzt . . . stelle ich fest, daß ich jeden, dem ich begegne, mag. Ich treffe kaum noch jemanden, den ich nicht gern habe. Und das kommt daher, daß ich allen einfach von vornherein positiv begegne . . . Ich urteile nicht über Menschen . . . und die Menschen reagieren genauso, ich glaube, daß sie das spüren können . . . Ich kann meine Gefühle zeigen. [War das schon immer so?] Nein. Nur bei meinen Kindern . . . aber seit diesem Erlebnis

umarme ich jeden, dem ich begegne. Das ist eine ganz natürliche Sache, ein Ausdruck von Liebe. Für mich jedenfalls, ja.

Celia hat die letzten fünf Jahre ihres Lebens viel Zeit als freiwillige Helferin bei Sterbenden und deren Familien verbracht und war allgemein beliebt. Sie drückte das so aus:

Plötzlich war alles ganz klar; ich wußte genau, was ich zu tun hatte. So einfach war das. Und ich fühlte diesen Drang in mir — ich weiß nicht, woher er kam —, aber ich spürte, daß ich schwerkranken Menschen helfen mußte. Ich hatte darüber gelesen, irgendwie ganz zufällig . . . und ich sagte zu mir: »Genau das ist es!« Und so ist es geblieben. Es ist ein schönes Gefühl, bei ihnen zu sein, das habe ich immer stärker empfunden. Man muß sie einfach gern haben. Manchmal, wenn ich jemanden besuche, der sehr krank ist, muß ich weinen. Ich weine mit ihnen, weil man sich so schrecklich fühlt, aber man liebt sie und möchte ihnen helfen.

Die gleiche innere Einstellung, die Celia hier anspricht, kommt auch erstaunlich oft in den Aussagen anderer Personen mit Nah-Todeserfahrung zum Ausdruck. Eine Frau sagte:

Ich freue mich am Lächeln eines anderen. Ich bemerke auch, daß die Menschen mehr als früher auf mich ansprechen . . . ich scheine ihnen ein gutes Gefühl zu vermitteln. Das weiß ich — wenn es in der Familie ein Problem gibt, kommen alle zu mir . . . ich habe jetzt viel mehr Verständnis für andere Menschen . . . Ich verliere nur noch ganz selten die Geduld oder gerate in Wut. Der Kummer, den ich meinem Gegenüber ansehe, macht es mir unmöglich. Deshalb tun die Menschen ja einander weh, weil sie nicht wirklich verstehen . . . Das Wichtigste, das wir besitzen, sind unsere Beziehungen zu anderen . . . Es läuft alles auf Fürsorge und Mitgefühl und Liebe für unsere Mitmenschen hinaus . . . *Liebe ist die Antwort.* Sie ist die Antwort auf alles.

Als ich diese Frau das letztemal sprach, wollte sie gerade mit der ehrenamtlichen Arbeit in einem nahe gelegenen Heim beginnen. Ganz ähnlich klingen die Berichte vieler anderer. Menschen mit Nah-Todeserfahrung behaupten immer wieder, daß sie jetzt nicht mehr (oder nur noch selten) in Wut graten, daß sie gern mit anderen zusammen sind oder für andere arbeiten, usw. Entscheidend dabei ist aber vor allem der stets spürbare Grundtenor von Liebe und Mitgefühl für den Nächsten. Hier einige typische Aussagen von im Rahmen der Omega-Studie Befragten:

Als erster wieder Patrick:
»Ich glaube, es ist jetzt viel leichter, einfach jeden gern zu haben, mehr als früher, das ist mal sicher . . .«
Ein anderer, der in diesem Buch noch nicht zitiert wurde:
»Also, für mich sind viele Dinge, von denen die Leute glauben, daß sie wichtig sind, einfach nicht mehr wichtig. Ich finde, daß Lieben, Liebe geben, das Wichtigste ist . . . für mich ist einzig und allein wichtig, was im Herzen vor sich geht, alles andere ist völlig unwichtig.«
Eine andere Frau, die aus dem Süden stammt und schon früher zitiert wurde:
»Ich bin jetzt fähig, andere Menschen zu lieben, und habe keine Angst mehr, verletzt zu werden. Ich nutze jede Gelegenheit, Liebe zu zeigen, Gottes Liebe füllt meine Gedanken aus. An materiellen Gewinn denke ich nicht mehr. Ich benutze meine Arme, um alle, die ich liebe, dichter an mich zu ziehen, anstatt sie von mir fernzuhalten. Ich möchte anderen Freude bereiten, und wenn ich sie nur anlächle. Vor allem Liebe teilen . . .«
Ein Mann, der seine Nah-Todeserfahrung 1963 hatte:
»Ich liebe jetzt alle Menschen und wünschte, ich könnte jedem helfen, der Hilfe braucht.«
Barbara sagte mir in unserem Gespräch:
». . . Das einzige Gefühl, das ich jetzt kenne, ist Liebe . . . Ich ärgere mich kaum noch über meine Kinder oder meinen Mann . . .

Eifersucht und solche Dinge habe ich seit Jahren nicht mehr gespürt.«

Mehrere Menschen mit Nah-Todeserfahrung haben auch erwähnt, daß sie sehr viel mitfühlender geworden sind. Zwei meiner Gesprächspartner, keiner von beiden bisher angeführt, sagen dazu:

> Eine Frau, Mitte Zwanzig, die einen Selbstmordversuch gemacht hat:
> »Haß ist kein gutes Gefühl . . . und ich habe 'danach' festgestellt, daß ich eigentlich niemanden mehr richtig hassen kann. Statt dessen empfinde ich . . . Mitleid . . . verständnisvolles Mitgefühl. Ich hatte früher oft schlechte Laune und ein loses Mundwerk. Vielleicht habe ich das auch heute noch, aber bestimmt nicht mehr in dem Maße wie vorher. Ich kann jetzt auch zuhören.«
> Eine Frau, Mitte Fünfzig:
> »Also, ich glaube, daß die Nah-Todeserfahrung einen dazu bringt, toleranter zu sein gegenüber anderen. Ein bißchen verständnisvoller . . . Ich glaube, ich beurteile die Menschen nicht mehr so hart, wie ich das früher getan habe . . . Vielleicht habe ich auch mehr Sinn für Humor als vorher.«

Das ist eine Fülle von Belegmaterial dafür, daß sich Menschen mit Nah-Todeserfahrung nach ihrem Erlebnis mehr um andere sorgen und es ihnen leichterfällt, Gefühle offen auszudrücken. Daß diese Behauptungen den Tatsachen entsprechen, werden wir später noch sehen, inzwischen können wir ohne Zweifel feststellen, daß der moralische Imperativ »Liebe deinen Nächsten« (egal, mit welchen Worten genau dieser geistige Inhalt in den verschiedenen Religionen nun ausgedrückt werden mag) für das Leben von Menschen mit einer Nah-Todeserfahrung bestimmend geworden ist.
Würdigung des Lebens und Würdigung des Nächsten — die offensichtlich untrennbar zusammengehören — sind also die Maximen,

die das Lebensgefühl von Menschen mit Nah-Todeserfahrung entscheidend prägen. Von daher betrachtet, könnte man nun die Frage stellen: Wenn diese Worte für Menschen mit Nah-Todeserfahrung derart wichtig geworden sind, was ist für sie dann nicht mehr wichtig? Mit dieser Frage wollen wir uns als nächstes befassen.

Der Wunsch, andere zu beeindrucken

Wir haben bereits gesehen, daß Menschen nach einer Nah-Todeserfahrung in der Regel ein höheres Selbstwertgefühl besitzen als vorher, sich jedoch gleichzeitig weniger Gedanken als früher darüber machen, was *andere über sie denken.* Die Daten aus unserem Fragebogen bestätigen das.

Auf diesen Komplex beziehen sich drei Items (Nr. 9, 29 und 36): Ob man einen »guten Eindruck« machen möchte, ob man den Wunsch hat, berühmt zu werden, und ob man sich interessiert für das, was andere über einen denken. Über die Ergebnisse gibt Schaubild 3 Auskunft.

Menschen mit Nah-Todeserfahrung bekunden in allen drei Punkten, vor allem aber in den beiden letzten, eine starke Abnahme ihres Interesses.

Diese Ergebnisse drücken aber auch aus, daß Menschen mit Nah-Todeserfahrung nach ihrem Erlebnis zwar ein größeres Selbstwertgefühl besitzen, jedoch keineswegs »eingebildet« geworden sind. Tatsächlich neigen meiner Erfahrung nach Menschen mit Nah-Todeserfahrung keineswegs dazu, sich als etwas Besonderes anzusehen. Der Kampf um gesellschaftlichen Rang und Status spielt für sie einfach keine Rolle mehr — sie geben sich so, wie sie sind, und akzeptieren umgekehrt ihre Mitmenschen auch so, wie diese sind.

Diese Einstellung wurde in den Aussagen, die im Zusammenhang mit unserer Untersuchung gemacht wurden, deutlich (ein paar davon habe ich bereits im vorigen Kapitel wiedergegeben).

Sonja erzählte mir:
»Ich glaube, ich war immer ziemlich oberflächlich, strengte mich unheimlich an, anderen zu gefallen und akzeptiert oder geliebt zu werden. Jetzt ist mir das völlig egal. Es ist wirklich ein herrliches Gefühl . . .«
Eine Frau, die infolge eines Gehirntumors von der Hüfte abwärts gelähmt ist, sagte mir, daß sie sich im Unterschied zu früher von anderen nicht mehr einschüchtern lasse. Als sie öffentlich über ihre Nah-Todeserfahrung sprach, erklärte sie:
»Es macht mir überhaupt nichts aus, wenn man mich auslacht. Die paar, die nicht lachen, sind es, die lernen werden.«
Ein anderer gestand:
»Davor war ich immer unsicher . . . jetzt mache ich mir gar keine Gedanken darüber, wenn mich jemand nicht mag.«
Eine weibliche Briefpartnerin schrieb:
»Jetzt, mit über neunundvierzig Jahren, beginne ich einzusehen, daß Gott mich nicht als Psychologin haben wollte, die das große Geld scheffelt, indem sie sich in leeren Worten über den Zustand anderer Leute ausläßt und sich einen Haufen einbildet auf die eigene Klugheit. Er hat eine Kerze aus mir gemacht, die den Ort erhellt, an dem ich mich befinde. Er hat mir die Fähigkeit gegeben zu vermitteln, wer ich bin, und mein Wissen über Gott auf eine leise Art zu verbreiten . . . Er hat mir Verständnis für die Probleme anderer geschenkt, mich menschlicher gemacht.«

Für mich persönlich war wohl das eindrucksvollste Beispiel für dieses mangelnde Interesse, andere zu beeindrucken, einer unserer Gäste im Nah-Todeshotel: Patrick, der nach seiner Nah-Todeserfahrung seinen gutbezahlten Professorenposten aufgab und mit Ende Vierzig so etwas wie ein Original wurde, kreuz und quer durchs Land trampte und alles mit den Menschen, die ihm auf seinem Weg begegneten, teilte. Für Patrick war es das wichtigste, sich jedem einzelnen Augenblick des Lebens ganz hinzugeben. Ihm reichte das nicht nur — es war für ihn das einzig Wahre überhaupt.

Natürlich ist Patrick kein typischer Fall eines Menschen mit Nah-Todeserfahrung. Die meisten lassen es nicht zu derartig drastischen Veränderungen in ihrem Leben kommen und verzichten auch nicht auf alle persönlichen Ambitionen. Trotzdem glaube ich, daß Patrick zumindest in diesem Kontext als zugegebenermaßen extremes Beispiel jene Neigung exemplarisch verkörpert, die viele von ihnen spüren, der aber nur wenige nachgeben.

Materialismus

So wie die ersten beiden Wertbereiche — »Würdigung des Lebens« und »Interesse für andere« — als eng miteinander verbunden verstanden werden müssen, können auch »der Wunsch, andere zu beeindrucken«, und der »Materialismus« unter einem Aspekt gesehen werden: Beide sind auf Bereicherung aus. Man möchte, daß die anderen eine gute Meinung von einem haben, oder man möchte materielle Güter gewinnen. In jedem Fall steht hinter derartigen Bestrebungen eine persönliche Unsicherheit, und egal, »wieviel« man schon besitzt, es ist nie genug, um den Wunsch nach mehr zum Schweigen zu bringen.

Wie wir bereits wissen, kehren Menschen mit Nah-Todeserfahrung meist ohne diese Unsicherheit ins Leben zurück, von der so viele von uns bestimmt werden. Aus diesem Grund sollte nicht nur ihr Interesse am Urteil anderer über sie nachlassen, auch ihr Wunsch, Symbole weltlichen Erfolgs anzuhäufen, müßte eigentlich zumindest schwächer werden. Lassen Sie uns prüfen, ob diese Vermutung von den Ergebnissen des Fragebogens gestützt wird.

Auf den Komplex »Materialismus« beziehen sich vier Items: Zwei davon (Nr. 7 und 38) betreffen den reinen Besitztrieb, während die beiden anderen (Nr. 15 und 24) eher auf den Wunsch, »gut zu leben«, abzielen. Schaubild 4 sind die Ergebnisse zu entnehmen.

Wenn Sie das statistische Material betrachten, werden Sie bemerken, daß die Daten im allgemeinen mit unseren Vermutungen übereinstimmen, jedoch nicht völlig. Bei den Items, die sich direkt auf den Besitz von Dingen beziehen (Nr. 7 und 38), läßt sich die erwartete, steil abfallende Kurve erkennen. Das gleiche gilt für Item Nr. 24, wenn auch nicht im gleichen Maße, aber bei Nr. 15 — der Frage, welches Interesse der einzelne daran hat, »gut zu leben« — weichen die gegebenen Antworten vom Muster ab. Warum?

Mehrere der Befragten monierten die vage Formulierung — »gut leben« könne alles mögliche heißen —, und wahrscheinlich ist auch darin der Grund für die zu beobachtende Abweichung zu sehen. Mit diesem Vorbehalt sollten wir daher die Ergebnisse in diesem einen Punkt betrachten. Dann entspricht auch das Resultat dem deutlich erkennbaren Antimaterialismus von Menschen mit Nah-Todeserfahrung.

Die Daten unserer Omega-Studie stützen die Fragebogen-Ergebnisse. Genauso oft wie die Menschen mit Nah-Todeserfahrung in ihren Briefen und Gesprächen von ihren positiven Gefühlen gegenüber anderen gesprochen haben, brachten sie auch ihre Gleichgültigkeit gegenüber materiellen Dingen zum Ausdruck. Hier einige Beispiele von vielen aus meinen Unterlagen:

> Eine Frau sagte:
> »Früher habe ich vor allem für materielle Dinge gelebt . . . ich habe immer nur an mich gedacht, was ich besitzen, was ich haben wollte . . . Heute ist mir das alles nicht mehr wichtig. Ich mache mir auch keine Sorgen um die Zukunft . . . denn ich weiß, der Herr wird sich um mich kümmern.«
> Eine andere Frau bemerkte:
> »Materielle Dinge . . . sind völlig in den Hintergrund gerückt, materielle Dinge sind nicht mehr wichtig für mich.«
> Und erinnern wir uns in diesem Zusammenhang an Barbara, die vor ihrer Nah-Todeserfahrung ganz wild war auf Besitz und gesellschaftliche Stellung und danach alles Glück in einem Lä-

cheln fand. Eine fünfundsechzigjährige Briefpartnerin, die ihre Nah-Todeserfahrung vor fast vierzig Jahren hatte, ging sogar noch weiter:

»Seit damals lege ich keinen Wert mehr auf materielle Dinge. Ich habe einen großen Teil des Besitzes, den ich angesammelt hatte, mit anderen geteilt oder ganz fortgegeben. Ich bin eine Schenkende: Meine Augen, meine Niere, meine Haut usw. sind für jeden da, der sie nach meinem Tod gerade braucht.«

Und schließlich die beeindruckende Aussage von Mr. Dippong, der schrieb:

»Mein Interesse an materiellen Gütern, meine Gier nach Besitz wurde abgelöst von einem Hunger nach Erkenntnis und der leidenschaftlichen Sehnsucht nach einer besseren Welt.«

Natürlich wäre es ein Fehler, nun anzunehmen, daß den meisten Menschen mit Nah-Todeserfahrung an Besitz überhaupt nichts mehr liegt oder daß sie wie Tolstoi am liebsten alles an die Armen verschenken würden. Es ist wohl eher so, daß sie, wie andere Menschen auch, sich an schönen und wertvollen Dingen, die ihnen gehören, freuen, aber sie hängen nicht so sehr daran. Ganz gewiß leben sie nicht dafür. Die materiellen Dinge sind eben da, sind auch nützlich, aber auf der Werteskala nehmen sie nach der Nah-Todeserfahrung keine prominente Stellung ein — sie zählen nicht wirklich.

Suche nach Sinn

Nur weil Menschen mit Nah-Todeserfahrung sich nicht groß Gedanken darüber machen, was andere von ihnen halten, und auch nicht nach Besitztümern streben, darf man daraus noch lange nicht schließen, daß sie überhaupt keine Wünsche hätten — nur sind die Wünsche eben nicht gesellschaftlicher oder materieller Art. Menschen mit Nah-Todeserfahrung fragen eher nach der Bedeutung der Dinge; sie trachten nach einem tieferen Verständnis für das Wesen

des Seins und den Sinn des Lebens und nach einem höheren Bewußtsein, mit dem sie verborgene Bedeutungen erkennen können.
Ich bezeichne diese allgemeine Wertorientierung als »Suche nach Sinn«, und im Fragebogen beziehen sich sechs Items darauf: Nr. 13, 19, 20, 26, 32 und 40. Schaubild 5 gibt die Ergebnisse wieder.
Die deutlich ansteigende Kurve macht sichtbar, wie sehr als Folge einer Nah-Todeserfahrung das Streben nach Besitz und gesellschaftlicher Anerkennung abgelöst wird vom Streben nach Erkenntnis und Wissen — nicht zuletzt bestimmt von dem Wunsch herauszufinden, warum es überhaupt zu der Nah-Todeserfahrung gekommen ist, also ihren »Sinn« zu ergründen.
Die im folgenden wiedergegebenen Zitate stammen alle aus von mir geführten Gesprächen.

So erinnerte sich Sonja an ihre Nah-Todeserfahrung:
»Wissen Sie, was ich mir oft gedacht habe, daß diese Nah-Todeserfahrung, die ich hatte — ob ich die nicht einfach selbst gemacht habe . . . Ich glaube nämlich, daß manche Leute wirklich fähig sind, sich ihre eigene 'Schockbehandlung' zu verschaffen, und manchmal kommt es mir fast so vor, als ob dieses Erlebnis so 'ne Art von Schocktherapie ist . . . damit man sich endlich mal klar wird über alles.«
Mit fast denselben Worten drückte es ein anderer Gesprächspartner aus:
»Es war eine Lernerfahrung. Eine Art Schocktherapie. Damit man sich mal klar wird über alles . . .«
Und ganz ähnlich klingt folgende Aussage:
»Wenn ich so zurückblicke, kommt es mir vor, als würde der wahre Grund dafür, daß es überhaupt geschehen ist, Gott sein, der auf diese Weise in mein Leben getreten ist, denn anders hätte ich Ihn nicht an mich rangelassen. Eine ziemlich dramatische Methode, um meine Aufmerksamkeit zu erregen . . . Ich habe mit Ihm gespielt . . . Ich habe ziemlich rumgemacht, mal hier, mal da, mal dieser Freund, mal jener Freund, habe mein ganzes

Leben vertan, mich um nichts gekümmert und dabei eine Menge Leute unglücklich gemacht . . .« Janis war in diesem Punkt noch deutlicher:

»Ich hatte Glück. Ich hatte wirklich Glück, daß mir das passiert ist. Denn sonst wäre ich jetzt vielleicht schon tot. Ich war auf dem falschen Weg. Auf einem selbstzerstörerischen Trip. Nur daß es sehr langsam ging. Die Leute, mit denen ich zu tun hatte . . . die Leute, mit denen ich immer herumhing, waren mir . . . unterlegen [sie zögert an dieser Stelle, versucht deutlich zu machen, daß sie niemanden verurteilen will] . . . Es waren miese Typen. Schieber, Prostituierte. Ich war ein Kellerkind. Ich war auf der Straße zu Hause. Ich glaube, wenn es nicht passiert wäre, dann wäre ich jetzt nicht hier . . . dann wäre ich tot.

Diese Auszüge deuten an, daß es den Menschen mit Nah-Todeserfahrung nicht nur auf die Erfahrung selbst ankommt, sondern vor allem auch auf die darauf folgende »Selbstkorrektur«. Es ist so, als würde dieses Erlebnis dem Leben des Betreffenden eine andere Richtung geben; und wenn er dann erst mal einen neuen Weg eingeschlagen hat, sieht er auch die Welt in einem neuen Licht. Natürlich ist das keineswegs immer der Fall, aber doch offensichtlich so häufig, daß wir das Phänomen im Auge behalten und über seine mögliche Bedeutung nachdenken sollten.

Wenn man in dieser Richtung ein wenig weiterforscht, erkennt man sofort, wie die Entwicklung läuft. Gewöhnlich wird darüber ganz unverblümt berichtet. Die folgenden Äußerungen stammen nicht von denselben Personen, die gerade eben zu Wort gekommen sind.

Im ersten Zitat wird auf etwas hingewiesen, das andere Aussagen noch deutlicher machen werden:

»Also, ich bin ganz sicher, daß das aus einem bestimmten Grund mit mir passiert ist, denn . . . ich glaube, ich habe daraus eine Menge gelernt, habe mehr Durchblick. Ich meine das gar nicht egoistisch . . . es hat mich auf einen Weg gebracht, den ich sonst nicht eingeschlagen hätte.«

Vivian sagte einfach: »Es war ein außerordentlich spirituelles Erlebnis, und ich bin seither sehr an geistigen Problemen interessiert, wenn auch nicht besonders religiös.«

Und schließlich ist hier noch Celias ausführlichere Erklärung zur Bedeutung ihrer Nah-Todeserfahrung und darüber hinaus zur Bedeutung von Nah-Todeserfahrungen überhaupt:

»Ich glaube, wir *alle* haben diese Erfahrung aus einem bestimmten Grund gemacht. Denn es gibt etwas, das wir tun *müssen.* Wir haben einen ganz bestimmten Auftrag erhalten. Ich glaube wirklich, daß es ein Auftrag ist . . . Ich denke doch, Gott weiß, was er tut, und wir wissen es nicht — also nehmen wir das Geschenk an, ohne groß zu fragen. Aber es hat einen Sinn . . . Gott hat uns aufgefordert, etwas zu tun, weil man als Mensch wachsen muß . . . Und ich weiß, daß Gott seit dieser Erfahrung der Mittelpunkt meines Lebens ist.«

Egal wie die jeweilige Entwicklung im einzelnen verläuft — sie hat immer einen entschieden spirituellen oder religiösen Charakter. Manche Menschen mit Nah-Todeserfahrung gehen (wieder) in die Kirche, andere wählen lieber eine andere Form, ihren geistigen und altruistischen Neigungen Ausdruck zu verleihen — sie übernehmen vielleicht ein soziales Amt oder arbeiten in der Krankenpflege —, wieder andere halten Vorträge oder werden Schriftsteller. Und selbst wenn er sein gewandeltes Ich nur im Familien- und Freundeskreis zeigt, so scheint doch jeder irgendwie bemüht, das, was Celia »Geschenk« genannt hat, in die Wirklichkeit umzusetzen. Mehrere Menschen mit Nah-Todeserfahrung haben mir gesagt, daß das, was sie erlebt haben, vor allem auch dadurch, daß man es auf diese oder jene Weise mit anderen teilt, an Bedeutung gewinnt und sein Sinn klarer wird. Beispielsweise bemerkte Patrick in seinem Gespräch mit mir spontan:

Worüber ich mich auch noch gewundert habe, ist . . . daß diese Erfahrung nicht einfach nur eine Erinnerung ist, die allmählich verblaßt und dann ganz verschwindet. Nein, sie scheint ständig an Bedeutung zu gewinnen, sie gibt einem immer wieder neue Impulse, und das Leben wird um so viel schöner, als es je zuvor war . . .

In vielen Fällen gibt es noch eine andere charakteristische Entwicklung, und zwar die intensive Suche nach einem höheren Bewußtsein, wie man es nennen könnte. Ich habe keine exakten statistischen Zahlen darüber, wie viele der Menschen mit Nah-Todeserfahrung, denen ich begegnet bin, entsprechend motiviert sind, aber ich kann sagen, daß es »eine ganze Reihe« ist. Hier werde ich mich jedoch auf zwei Beispiele beschränken: Barbara Harris und Joseph Dippong.
In ihrem Gespräch mit mir beschrieb Barbara, wie radikal sich ihr Leben nach ihrer Nah-Todeserfahrung verändert hat:

»Mein ganzes Leben wurde von diesem Augenblick an zu einer Suche . . . gute Bücher wurden meine Freunde [früher las sie, wie sie sagte, nur Unterhaltungsliteratur] . . . ich fand mich plötzlich auf dem Campus eines College wieder. Das war mein Wunsch von jeher gewesen, aber früher war es nie dazu gekommen . . . Jetzt ging ich wieder in die Schule . . .«
In den Kursen und Vorlesungen dort lernte sie viel und gewann eine ganze Reihe von Einsichten, die ihr Sinn und Bedeutung ihrer Nah-Todeserfahrung klarermachten.
»Eines Tages gab mir jemand ein Buch mit dem Titel *A Handbook to Higher Consciousness.* Es war das erstemal, daß ich ein solches Buch zu Gesicht bekam, und ich konnte gar nicht aufhören mit Lesen. Ich glaube, ich habe dieses Buch ungefähr elfmal von vorn bis hinten durchgelesen . . . Und von da an habe ich andauernd solche Bücher gelesen. Ich ging einfach total in diesem Gefühl auf, jenem Wesen nahezukommen, mit dem ich im Tunnel eins war.«

Aber Barbara beschränkte ihre Aktivitäten keineswegs nur aufs Bücherlesen. Sie ist viel gereist, hat Kongresse besucht und mit mehreren namhaften Vertretern aus den verschiedensten Disziplinen für Bewußtseinsforschung gesprochen, ist mit einigen von ihnen inzwischen sogar befreundet und in regelmäßigem Kontakt.
Nicht immer manifestiert sich das Interesse an einem erweiterten Bewußtsein allerdings derart deutlich wie bei Barbara oder, um noch ein beeindruckendes Beispiel anzuführen, im Fall von Mr. Dippong, der schreibt:

> Die Wirkung, die dieses Erlebnis auf mich ausgeübt hat, war so stark, daß sich mein ganzes Leben völlig veränderte, in jeder Hinsicht. Sobald ich danach wieder dazu in der Lage war, begann ich, Fragen zu stellen. Ich fing an, mich für Menschen zu interessieren, die schon einmal tot bzw. fast tot gewesen waren, ich wollte mit ihnen reden oder zumindest über sie lesen. Ich fand heraus, daß unsere Erfahrungen sich ziemlich ähnelten — die Freude, vom physischen Körper befreit zu sein, die wunderschönen Farben, das Licht, von dem alle zumindest einen Eindruck gewonnen hatten —, sich lediglich in der Intensität, mit der ich alles erlebt hatte, unterschieden.
> Ich fand auch niemanden, der mir die vielen Fragen, die ich im Zusammenhang mit meinem Erlebnis hatte, beantworten konnte. Der brennende Wunsch zu verstehen, was mir da widerfahren war, trieb mich rund um den Globus — auf der Suche nach jemandem, der meine Neugier mit einer wissenschaftlichen Erklärung befriedigen konnte. Nach einiger Zeit begann mir klarzuwerden, daß jeder Weg, den ich einschlug, am Ende zum gleichen Ziel führte: zu dem Wissen, das in den unvergänglichen Worten der großen geistigen Lehrer dieser Welt enthalten ist — Männer und Frauen, die einen göttlichen Zustand des Bewußtseins selbst erfahren haben.

Mr. Dippong fand schließlich eine ihn befriedigende Interpretation seiner Erfahrung. Heute ist er Leiter einer internationalen Organisation und Herausgeber einer interessanten Zeitschrift, *CHIMO*, in der er seine persönlichen Ansichten zum Phänomen des höheren Bewußtseins zum Ausdruck bringt. Merkwürdigerweise ist Barbara, ohne Mr. Dippongs Veröffentlichungen zu kennen und obwohl sie einen anderen Weg eingeschlagen hat, zu einem ziemlich ähnlichen Verständnis ihrer eigenen Nah-Todeserfahrung gelangt, wie wir später (in Kapitel 9) noch in anderem Zusammenhang sehen werden.
Diesen Teil abschließend, läßt sich jedenfalls feststellen, daß die Suche nach Sinn und Bedeutung — welche Form auch immer sie annimmt — genau das ist, was dem Leben vieler Menschen mit Nah-Todeserfahrung eine kontinuierliche Richtung gibt. Und genauso klar ist, daß diese Richtung einem spirituellen Kurs folgt, der zumindest für einen kleinen Teil dieser Menschen eine bewußte Suche nach Erleuchtung darstellt. Denn das ist es, worauf es ihnen letztlich ankommt.

Der wissenschaftliche Wert von Eigenberichten

Angesichts des »subjektiven Materials«, auf das sich unsere Untersuchung weitgehend stützen muß, stellt sich unweigerlich die Frage: Woher wissen wir, daß diese Menschen mit Nah-Todeserfahrung sich selbst richtig darstellen? Nicht etwa, weil man annehmen müßte, sie würden bewußt lügen, aber es könnte ja sein, daß sie, wie wohl die meisten von uns, hie und da der Versuchung erliegen, sich selbst in etwas schmeichelhafterem Licht zu sehen als tatsächlich angebracht ist.
Zum Glück gibt es da doch eine gewisse Kontrollmöglichkeit: In Verbindung mit dem LCQ und einigen anderen Fragebogen, die ich im Rahmen der Omega-Studie verwendet habe, wurden die Teilnehmer, deren Nah-Todeserfahrung noch nicht allzulange zurücklag (eine bestimmte Jahresanzahl wurde nicht genannt), aufgefordert, drei

Personen zu benennen, mit denen sie sowohl vor als auch nach ihrer Nah-Todeserfahrung gut bekannt waren und die bereit wären, mir anonym einige Fragen zu beantworten. Ich legte diese Fragen gleich in gesonderten Umschlägen bei und bat den Probanden um zwei Dinge: 1. sich diese Fragen nicht anzusehen und 2., falls er es doch tat, nicht mit den Personen, die sie beantworten sollten, darüber zu sprechen. Der Umschlag, der die Fragen enthielt, war schon an mich adressiert und mit Briefmarken versehen, so daß man ihn nach der Beantwortung nur zu schließen und abzuschicken brauchte.

Ich habe diesen kleinen Fragebogen zum Verhalten der Menschen mit Nah-Todeserfahrung »Behavior Rating Inventory (»abgekürzt: BRI) genannt; er ist in seiner vollen Länge in Anhang II wiedergegeben. Mit Hilfe dieser Items soll festgestellt werden, ob bei der betreffenden Person seit ihrer Nah-Todeserfahrung in elf bestimmten Punkten eine positive, negative oder überhaupt keine Veränderung zu verzeichnen war. Zehn davon stimmen mit denen überein, die schon für den Life Changes Questionnaire ausgewählt worden waren. Sie betreffen erstens geistige und spirituelle Interessen, zweitens die Fähigkeit, Liebe offen zu zeigen, drittens die Fähigkeit, die »alltäglichen Dinge« des Lebens zu genießen, viertens die Furcht vor dem Tod, fünftens das Selbstwertgefühl, sechstens das Interesse an materiellen Dingen, siebentens das Akzeptieren anderer Menschen, achtens die emotionale Nähe zu Familienmitgliedern, neuntens die Beschäftigung mit Religion und elftens das Verständnis für die eigene Person. Diese Punkte entsprechen den Items 10, 14, 3, 28, 5, 7, 39, 27, 11 und 32 des LCQ. Der zehnte Punkte betrifft die außergewöhnlichen psychischen Fähigkeiten, und in diesem Fall korrespondiert das Ergebnis mit dem eines weiteren Fragebogens, mit dessen Hilfe wir mehr über psychische Erfahrungen herausbekommen wollten (Psychic Experience Inventory, siehe Anhang II).

Fünfzehn der Angeschriebenen konnten mindestens eine Person beibringen — gewöhnlich einen nahen Verwandten oder einen Freund —, die den Fragebogen ausfüllte, aber nur vier stellten drei Personen zur Verfügung. Angesichts dieser schmalen Daten-Basis ist es er-

staunlich, daß sich dennoch ein bemerkenswert übereinstimmendes Muster herauskristallisierte.
Die Modalzahl — das ist die am häufigsten auftretende Zahl — für identische Bewertungen war acht von möglichen elf. Alles in allem erreichten bei meiner Untersuchung acht Personen, etwas mehr als die Hälfte der Befragten also, diesen Modalwert, und nur zwei (von fünfzehn) lagen unter sieben. Das bedeutet, daß im großen und ganzen die Veränderungen, die Menschen mit Nah-Todeserfahrung bei sich selbst feststellen, auch von anderen gesehen werden, die sie sowohl vor als auch nach ihrem Erlebnis gut, wahrscheinlich sogar sehr gut gekannt haben.
Die Ergebnisse sind natürlich nur provisorisch, und es ist ganz sicher eine genauere Untersuchung mit einer größeren Zahl von Testpersonen nötig, um volles Vertrauen in ihre Gültigkeit haben zu können, trotzdem dürfen wir schon jetzt sagen, daß es bislang keinen Hinweis darauf gibt, daß die Eigenberichte von Menschen mit Nah-Todeserfahrung falsch oder »frisiert« sind.

Zusammenfassung

Die Ergebnisse dieses Kapitels lassen sich kurz zusammenfassen: Nach einer Nah-Todeserfahrung neigt man dazu, das Leben mehr zu würdigen und sich stärker für seine Mitmenschen zu interessieren, sie zu lieben, während das Interesse am persönlichen Status und an materiellem Besitz abnimmt. Die meisten Menschen mit einer Nah-Todeserfahrung erklären auch, daß sie hinterher mehr Sinn für spirituelle Inhalte entwickelt haben, und manche suchen sogar nach einem höheren Bewußtsein, nach dem eigentlichen Sinn des Lebens. Diese Eigenberichte werden von ihnen nahestehenden Menschen bestätigt.
Wie passen diese Ergebnisse nun zu meiner Hypothese vom »geistigen Katalysator?« Nach allem, was wir bereits über die Bedeutung dieser Hypothese für die Wertveränderungen gesagt haben, glaube

ich, daß es darauf nur eine Antwort gibt: sehr gut. Wenn Sie an die wesentlichen Merkmale der Kernerfahrung denken — vor allem das Gefühl totaler Liebe, absoluten Wissens und geistiger Vollkommenheit — und den darauf folgenden Wertwandel einmal in diesem Licht betrachten, werden Sie, glaube ich, leicht erkennen, warum ich gesagt habe, daß die Nachwirkungen von Nah-Todeserfahrungen sozusagen Teil, natürliche Folge dieses Erlebnisses sind.
Diese Kontinuität ist beispielsweise zwischen der bedingungslosen Liebe, die man während einer Nah-Todeserfahrung erlebt, und der Übertragung dieses Gefühls gewissermaßen auf die gesamte Menschheit erkennbar. Gleichzeitig scheint die Rückschau auf das Leben — durch die einem klar wird, was im Leben wirklich von Bedeutung ist — den Anstoß für einen entscheidenden inneren Wandel liefern. Die tiefen Erkenntnisse, die manche Menschen während ihrer Nah-Todeserfahrung angeblich gewonnen haben, bestimmt sie offensichtlich auch nachher, nach Einsicht und Wissen zu streben. Das alles sind natürlich nur ziemlich unzureichende Erklärungsversuche, denn das holistische Muster der Nah-Todeserfahrung läßt sich nun mal nicht in seine Teile zerlegen, schön säuberlich unterschieden nach Ursache und Wirkung.
Sowohl die Persönlichkeitsveränderungen wie auch die Wertverschiebungen sind nur, wenn auch wichtiger, Ausdruck der eigentlich verwandelnden Kraft und Energie der Kernerfahrung selbst, die ihrem Wesen nach ja ein geistiges Ereignis außerordentlichen Ranges ist. Und gerade dieser Aspekt wird im Leben von Menschen mit Nah-Todeserfahrung deutlich, daraus resultieren in gewisser Hinsicht alle anderen Veränderungen, die wir bisher festgestellt haben.
Jetzt sind wir soweit, um ins Innerste des transformativen Prozesses, dem Menschen mit Nah-Todeserfahrung unterliegen, vorzudringen, indem wir untersuchen, auf welche Weise die Nah-Todeserfahrungen ihre religiöse und geistige Lebenseinstellung bestimmen.

6 Auf der Suche nach Erleuchtung

Da die Nah-Todeserfahrung offensichtlich ein starkes spirituelles Erlebnis ist, erwartet man praktisch, daß sie zu einer Neuorientierung im religiösen und geistigen Leben der Betroffenen führt. Das ist auch der Fall, und für viele wird diese Neuorientierung sogar zum bestimmenden Faktor ihres weiteren Lebens. In diesem Kapitel wollen wir daher eingehend die verschiedenen Dimensionen und Spielarten dieses zentralen Phänomens untersuchen. Wir werden uns mit den Gefühlen und Ansichten, dem Glauben und dem Verhalten von Menschen mit Nah-Todeserfahrung befassen, die ein intensives rituelles Interesse entwickelt haben.
Zwei Aspekte der Hypothese vom »geistigen Katalysator« sind dabei für die im folgenden vorgelegten Ergebnisse von Bedeutung. Der erste beschäftigt sich unmittelbar mit der Rolle der Nah-Todeserfahrung als Katalysator; der zweite — auf dem das Hauptgewicht liegen soll — betrifft die verschiedenen Formen, die die geistig-seelische Entwicklung nach einer Nah-Todeserfahrung annehmen kann. Wir wollen zunächst kurz auf den ersten dieser beiden Punkte eingehen und uns dann — ausführlicher — dem zweiten zuwenden.
Bereits im vorigen Kapitel haben wir gesehen, daß die Nah-Todeserfahrung häufig den Beginn einer geistigen Suche darstellt. Offenbar kommt für viele Menschen die Nah-Todeserfahrung einem geistigen Erwachen gleich, und was ihnen in den Augenblicken, die sie jenseits von Zeit und Raum verbringen, offenbart wird, wirkt weiter, wenn sie in die irdische Welt zurückkehren. In vielen Fällen — und ganz bestimmt bei so gut wie allen Kernerfahrungen — wird den Betrof-

fenen nicht nur die Bedeutung dessen, was sie erlebt haben, bewußt, sondern auch die Notwendigkeit, in ihrem weiteren Leben entsprechend ihren Erkenntnissen zu handeln.
Zu den bisher bereits zitierten Beispielen sei hier zur Illustration des Phänomens noch kurz der Bericht eines unserer treuesten Gäste im Nah-Todeshotel angeführt. Im Sommer 1980, sechs Jahre nach ihrer Nah-Todeserfahrung, sagte Rose, eine Frau von Mitte Fünfzig, die inzwischen sehr aktiv in der katholischen Kirche tätig ist, zu mir:

> Früher habe ich nur für materielle Dinge gelebt . . . ich habe immer nur an mich gedacht . . . was ich haben wollte . . . Von dem egoistischen Menschen, der ich war, hohl, eitel — sehr eitel — voller Lebensangst und zugleich Todesangst — ich hatte Angst vor allem und jedem — gelangte ich zu einem echten Gefühl von Freiheit, zu einem totalen Gefühl der Gotteserkenntnis; ich weiß jetzt genau, was Liebe im universellen Sinn bedeutet, und ich verstehe in dieser Hinsicht mehr und mehr . . . Wenn ich auf meine Nah-Todeserfahrung zurückblicke, dann kommt es mir so vor, als sei Gott der Grund für alles, was geschehen ist, damit Gott in mein Leben treten konnte, denn ich war nicht fähig, Ihn auf irgendeine andere Weise an mich heranzulassen . . . Ich spüre jetzt, daß Gott in meinem Leben an erster Stelle steht . . . Und eben darum fühle ich mich auch frei, ich wußte gar nicht, daß es so was gibt. Ich habe jetzt die Freiheit, ich selbst zu sein, mich zu finden . . . so zu sein, wie Gott mich haben will.

Daß die Nah-Todeserfahrung ein Katalysator für spirituelles Erwachen sein kann, ist angesichts dessen, was wir bislang erfahren haben, kaum überraschend. Bemerkenswert ist jedoch die je besondere Form, die diese geistige Entwicklung bei vielen Menschen mit Nah-Todeserfahrung annimmt — das heißt, die wahre Bedeutung der Nah-Todeserfahrung liegt möglicherweise nicht einfach nur darin, daß sie das geistige Wachstum fördert, sondern vielmehr darin, wie dieses geistige Wachstum konkret aussieht.

Um deutlich zu machen, was damit gemeint ist, muß ich Ihnen zunächst den Fragebogen, auf dessen Ergebnisse ich mich in diesem Kapitel vor allem stütze, vorstellen. Der »Religious Belief Inventory« (RBI) ist eine Art »Bestandsaufnahme« der religiösen Ansichten der Probanden.* Dieser Fragebogen ist sowohl kürzer als auch einfacher als der LCQ. Er umfaßt 12 Items, und die Befragten sollen einfach nur angeben, ob sie diesen Aussagen jetzt mehr oder weniger zustimmen, oder ob sie ihre Meinung überhaupt nicht geändert haben.** Wenn Sie die einzelnen Punkte sorgfältig lesen, werden Sie bemerken, daß sie sich in zwei Kategorien aufteilen. Stimmt man den Items 1, 3, 5, 6, 9 und 12 zu, ist das soviel wie ein Votum für eine universale spirituelle Orientierung. Eine Zustimmung bei den Punkten 2, 4, 7, 8, 10 und 11 dagegen drückt eher eine konventionelle (christliche) religiöse Orientierung aus. Auf die Bedeutung dieser Unterscheidung werden wir gleich noch näher eingehen.

Dieselben 26 Personen mit Nah-Todeserfahrung, die den LCQ beantwortet haben, waren auch bereit, den RBI auszufüllen. Außerdem haben 146 Mitglieder von IANDS eine andere (aber entsprechende) Version dieses Fragebogens im Rahmen eines größeren Untersuchungsprojekts ausgefüllt, das von Dr. Bruce Greyson, dem Forschungsdirektor der IANDS, geleitet wurde. Alles in allem haben insgesamt 172 Personen die Fragen beantwortet. Davon hatten 76 Personen eine Nah-Todeserfahrung, 30 waren Überlebende eines klinischen Todes, während 66 noch nie wissentlich in Todesnähe gekommen waren. Die Daten, die durch diese Befragung erzielt wurden, bilden die grundlegenden statistischen Ergebnisse, die in diesem Kapitel diskutiert werden.

* Für meine Untersuchung habe ich zwei verschiedene Versionen des RBI verwendet, die aber dieselbe Funktion hatten. Beide sind in Anhang II wiedergegeben.

** Personen mit Nah-Todeserfahrung und Überlebende eines klinischen Todes wurden aufgefordert, ihre gegenwärtigen Ansichten im Vergleich zu ihren Ansichten *vor* ihrem Todesnähe-Erlebnis darzulegen. Bei allen anderen, die noch nie Todesnähe erfahren haben, wurden die gegenwärtigen Ansichten mit denen, die sie vor zehn Jahren vertreten haben, verglichen.

Der Vergleich der RBI-Daten aus meiner eigenen Befragung von 26 Personen mit Nah-Todeserfahrung mit denen der IANDS-Mitglieder hat eine völlige Übereinstimmung beider ergeben. Daher konnte man sie guten Gewissens kombinieren. Außerdem stützt die Vergleichbarkeit dieser beiden Untersuchungsreihen die Annahme, daß meine eigene kleine Testgruppe von 26 Personen mit Nah-Todeserfahrung vielleicht auch in bezug auf andere Variable für größere Gruppen von Menschen mit Nah-Todeserfahrung repräsentativ ist (siehe zum Beispiel Kapitel 5).
Dieses Material wird jedoch ganz wesentlich durch zusätzliche sachdienliche Daten aus dem LCQ ergänzt. Außerdem werde ich wieder aus Gesprächen und Briefen zitieren, um die geistigen und religiösen Veränderungen, von denen Menschen mit Nah-Todeserfahrung berichten, zu veranschaulichen. Wie Sie sehen werden, stützen die Daten aus all diesen Quellen folgende wichtige Feststellung: Eine Nah-Todeserfahrung bewirkt bei den betreffenden Menschen eine geistige Umorientierung in Richtung einer universalen Spiritualität. Diese Veränderung ist — zumindest im selben Ausmaß — bei ansonsten vergleichbaren Personen ohne Nah-Todeserfahrung nicht nachweisbar. Obwohl dieses allgemein gefaßte Ergebnis noch modifiziert werden muß, läuft die geistige Entwicklung von Menschen mit Nah-Todeserfahrung ganz deutlich auf eine universale spirituelle — nicht so sehr religiöse — Orientierung hinaus.
Bevor wir die Ergebnisse, die diesen Schluß bestätigen, näher betrachten, sollte zunächst einmal der Begriff »universale spirituelle Orientierung« genauer definiert werden. Folgende sieben Punkte haben sich im Zuge meiner Untersuchungen als wesentliche Elemente dieser Weltsicht herauskristallisiert:

1. Die Tendenz, sich selbst eher als »spirituell« denn direkt »religiös« zu bezeichnen.
2. Das Gefühl, Gott nahe zu sein.
3. Die nachlassende Bedeutung formeller Aspekte des religiösen Lebens.

4. Die Überzeugung, daß es ein Leben nach dem Tod gibt, unabhängig vom jeweiligen Glauben.
5. Eine gewisse Aufgeschlossenheit gegenüber der Lehre von der Reinkarnation sowie eine allgemeine Sympathie für östliche Religionen überhaupt.
6. Der Glaube an die essentielle Einheit aller Religionen.
7. Der Wunsch nach einer für alle Menschen annehmbaren einzigen, universalen Religion.

Bevor wir die Komponenten dieser universalen spirituellen Orientierung im einzelnen betrachten, sollten wir vielleicht zunächst einmal einen kurzen Blick auf die Ergebnisse des RBI werfen. Beginnen wir mit einer Analyse der Daten, die in Tabelle 1 aufgeführt sind.

Lassen Sie mich zuerst die Bezeichnungen erklären. Die befragten Personen wurden in zwei Gruppen eingeteilt, entsprechend ihrer gegenwärtigen religiösen Ausrichtung. Jene, die sich der römisch-katholischen Kirche verbunden fühlten oder einer der größeren protestantischen Kirchen (zum Beispiel Baptisten, Kongregationalisten, Episkopalisten, Lutheraner, Methodisten und Presbyterianer), wurden als »Anhänger der großen christlichen Religionen« eingestuft. Alle anderen — Juden, Anhänger christlicher Sekten, Mitglieder anderer Religionsgemeinschaften, Gläubige ohne spezielle religiöse Bindung sowie auch alle, die angaben, keine der Religionen zu favorisieren — wurden in einer zweiten Gruppe zusammengefaßt. Außerdem wurden die Befragten in die uns bereits geläufigen drei Kategorien eingeteilt (linke Seite der Tabelle): Menschen mit Nah-Todeserfahrung, Überlebende eines klinischen Todes ohne Nah-Todeserfahrung und Personen, die sich wissentlich noch nie in Todesnähe befunden haben.

Was bedeuten nun die angeführten Zahlen? Brüche zeigen den Durchschnittsindex in Sachen »spiritueller Universalismus« bei Personen dieser Kategorie an. Je höher die Punktzahl, um so größer die Tendenz in Richtung eines universalen spirituellen Gefühls. Eine positive Punktzahl (und alle Zahlen sind, wie Sie bemerken werden, positiv) bedeutet, daß die betreffenden Personen ihre Meinung über universale spirituelle Lehren gegenüber früher geändert haben.

Worin besteht nun das Wesentliche dieser Ergebnisse? Daß zwar alle Gruppen eine wachsende Neigung zu einem spiritualen Unversalismus zeigen, daß diese Tendenz aber bei Menschen mit Nah-Todeserfahrung am stärksten ist, vor allem bei nicht-christlichen Personen. Warum das so ist, werden wir im weiteren Verlauf dieses Kapitels zu klären versuchen. Jetzt wollen wir erst mal die verschiedenen Aspekte dieser universalen spirituellen Orientierung untersuchen, um das geistige Erleben von Menschen mit Nah-Todeserfahrung besser verstehen zu können. Dazu bedienen wir uns zweier weiterer statistischer Aufstellungen (Tabelle 2 und 3), in denen die meisten der Informationen zusammengefaßt sind, auf die wir uns im folgenden beziehen.

Da Menschen mit Nah-Todeserfahrung, die keine Anhänger einer der großen christlichen Religionen sind, eine besonders deutliche Neigung zeigen, sich universal spirituell auszurichten, wurden sie in einer eigenen Gruppe zusammengefaßt und ihre Durchschnittswerte in der ersten Spalte von Tabelle 2 getrennt wiedergegeben. Die nächsten drei Zahlrenreihen geben — für die verschiedenen Kategorien der Befragten — den prozentualen Durchschnittsindex ihrer Zustimmung zu der jeweils gestellten Frage an. Das »n« steht für die Zahl der insgesamt einbezogenen Personen. Wir werden im folgenden auf bestimmte Punkte noch genauer eingehen.

In Tabelle 3 habe ich einige Häufigkeitszahlen (nur für Personen mit Nah-Todeserfahrung) aus dem LCQ vorgelegt, die die religiöse oder spirituelle Orientierung betreffen, wobei jede Frage in der linken Kolumne kurz zusammengefaßt wurde (der volle Wortlaut ist in Anhang II wiedergegeben). Die Zeichen im Tabellenkopf haben die gleiche Bedeutung wie im vorigen Kapitel (starke Zunahme usw.).

Nachdem wir uns nun mit den statistischen Daten etwas vertraut gemacht haben, wollen wir uns anhören, was die einzelnen Personen über ihre universale spirituelle Orientierung zu berichten haben, denn ihre Schilderungen werden uns bestimmt ein farbigeres Bild vermitteln als abstrakte Zahlen.

Eher spirituell als religiös

Ein Punkt, der in allen Aussagen von Menschen mit Nah-Todeserfahrung immer wieder auffällt, ist, daß sie zwar an Gott glauben und vielleicht auch nach wie vor in die Kirche gehen, daß sie sich aber selbst eher als spirituell denn als religiös bezeichnen.

> Jayne sagt:
> »Meine Nah-Todeserfahrung war ein ausgesprochen spirituelles Erlebnis, und ich bin seither sehr . . . ja, eben spirituell, aber nicht besonders religiös.«
> Und Janis meint kurz und bündig:
> »Ich bin nicht religiös, aber ich bin spirituell.«

Was bedeutet es nun, spirituell, aber nicht religiös zu sein? Das wechselt in Nuancen zwar von Fall zu Fall, wie wir noch sehen werden, doch scheint es sich dabei im wesentlichen vor allem um ein Unbehagen hinsichtlich der formellen Dinge des religiösen Lebens zu handeln, da der Streit um kleinliche dogmatische Auslegungen das eigentliche religiöse Gefühl erkalten läßt. Das geht auch aus dem folgenden Brief einer Frau hervor, die ihre Nah-Todeserfahrung 1974 hatte:

> Vielleicht ist es an dieser Stelle wichtig zu erwähnen, daß ich schon als junges Mädchen aufgehört habe, regelmäßig zur Kirche zu gehen, weil ich mich einfach nicht eins fühlte mit dem, was die Baptistenkirche predigte. Ich fühlte mich nicht uneins mit Gott, nur mit der Interpretation der Würdenträger . . . Ich habe mich auch nie überwinden können, viel in der Bibel zu lesen. Bis vor kurzem hatte ich meist schon nach kurzer Zeit genug . . . Was da stand, war für mich persönlich einfach ohne Bedeutung . . . Aber in einem Ihrer Fallbeispiele (in *Life of Death*) hat es jemand schön ausgedrückt: Daß man die Rituale und Fallen der Religion nicht mehr benötigt. Man braucht sie einfach

nicht mehr. Ich habe, so lange ich mich erinnern kann, ähnlich gefühlt, aber seit meiner Erfahrung noch stärker.

Im Prinzip laufen diese und ähnliche Berichte alle darauf hinaus, daß es eine Erfahrung Gottes (oder eine Erfahrung spiritueller Art) gibt jenseits der traditionellen, äußerlichen Formen religiöser Anbetung. Die große Bedeutung dieses universalen spirituellen Gefühls — unabhängig von kirchlichen Normen — für Menschen mit Nah-Todeserfahrung geht es auch hervor aus Tabelle 3 (Item 10, erste Kolumne), wo eine starke Zunahme des Interesses an spirituellen Inhalten, unabhängig von einer kirchlich-religiösen Gebundenheit, zu verzeichnen ist.

Innere Nähe zu Gott

Viele Menschen mit Nah-Todeserfahrung behaupten, nach ihrem Erlebnis die Gegenwart Gottes viel intensiver zu spüren. Das wird durch die Antworten auf Item 33 des LCQ deutlich, die in Tabelle 3 wiedergegeben sind, sowie durch zahlreiche Äußerungen von Personen, mit denen ich gesprochen habe.

Eine Frau sagte dazu:
»Die Nah-Todeserfahrung hat mich nicht dazu gebracht, in die Kirche zu gehen, aber ich fühle mich Gott sehr nahe. Vor allem danach . . . Jetzt weiß ich, daß es Ihn gibt.«
Celia sagte mir:
»Ich gehe nur aus einem einzigen Grund in die Kirche: Weil ich mich dort Gott nahe fühle. Er ist ein Teil von mir — ein sehr notwendiger, wesentlicher Teil. Er ist mein ganzes Leben.«
Und Janis beschrieb auf eindrucksvolle Weise ihre dramatische Bekehrung:
»Ich wurde protestantisch erzogen . . . Davon hatte ich schon als junges Mädchen genug . . . Ich begann dann, mich für den

Katholizismus zu interessieren — und stellte fest, daß der noch schlimmer ist ... Als ich den Unfall hatte, war ich mittlerweile zu einer überzeugten, geradezu fanatischen Atheistin geworden. Es gab keinen Gott ... Er war ein Produkt menschlicher Phantasie ... Jetzt weiß ich, daß es einen Gott gibt. Und daß Gott in allem ist, was existiert, darin besteht das Wesen Gottes ... In allem ist das Wesen Gottes. Ich *weiß* jetzt, daß es einen Gott gibt. Das ist für mich überhaupt keine Frage mehr.«

Eine andere Frau gebrauchte vergleichbare Worte, um ihre Veränderung zu schildern:

»Ich war nie sehr religiös. Ich war fast eine Agnostikerin, könnte man sagen. [Und was passierte danach?] Oh, ich gehe nicht in die Kirche, nein — ich bin Jüdin —, aber jetzt gehöre ich zu einer Gemeinschaft, was vorher nicht der Fall war ... Ich bin nun religiös. Ich glaube, daß es einen Gott gibt. Ich *weiß*, daß es Ihn gibt. Davor ... war ich mir eben nicht sicher.«

Andere Menschen mit Nah-Todeserfahrung sprechen ähnlich von ihrem Gefühl für die Immanenz Gottes, auch Sonja zum Beispiel: »Jetzt stelle ich mir Gott als eine ungeheure Energiequelle vor, als innersten Kern von etwas Ungeheurem, und daß wir alle nur einzelne, voneinander getrennte Atome dieses Kerns sind. Ich glaube, daß Gott in jedem von uns ist; wir sind Gott ...«

Sonjas Erklärung entspricht den Ergebnissen unseres Fragebogens (Nr.9 des RBI). Tabelle 2 können Sie entnehmen, daß Menschen mit Nah-Todeserfahrung mehr als andere dazu neigen, der Behauptung: »Gott ist in uns«, zuzustimmen. Tatsächlich herrscht unter den Christen mit Nah-Todeserfahrung über diesen Punkt die größte Einigkeit: Ganze 94 Prozent reagieren auf diese Aussage positiv, fast doppelt so viele wie andere Mitglieder der IANDS, die noch nie in Todesnähe waren.

Es überrascht also nicht, daß dieses Gefühl der Gegenwart Gottes manchmal auch den Wunsch, zu ihm zu beten, erhöht, wie aus den

Antworten auf Item Nr.30 des LCQ (Tabelle 3) deutlich wird. Eine Krankenschwester, die eine Nah-Todeserfahrung hatte, sagte mir in diesem Zusammenhang:

> Seit dem Erlebnis bin ich nicht mehr in der Kirche gewesen, trotzdem komme ich mir viel religiöser vor als früher. Heute bete ich — nicht irgendwelche vorgeschriebenen Texte — viel öfter als damals, als ich noch zur Kirche gegangen bin. Ich meine, man ging in die Kirche, weil das eben so üblich ist, aber jetzt merke ich, daß ich bete, weil ich einfach beten muß, es kommt von ganz innen . . .

Rose, die zu Beginn dieses Kapitels bereits zitiert wurde, hat mir das auch gesagt:

> Beten gehört jetzt einfach zu meinem Leben . . . Früher habe ich nur gebetet, wenn ich etwas wollte oder wenn ich Angst hatte . . . mich vor etwas fürchtete. Aber ich habe nicht regelmäßig gebetet. Das hat sich geändert, jetzt bete ich oft und spreche richtig gern mit Gott.

Rose beschreibt dann einige der vielen spirituellen und religiösen Erfahrungen, die sie seit ihrem Nah-Todeserlebnis und den damit verbundenen Erkenntnissen und Gefühlen gemacht hat — und noch immer macht. Obgleich ich hier nicht näher darauf eingehen möchte, bleibt festzuhalten, daß die religiösen Erfahrungen von Rose nach ihrem Nah-Todeserlebnis typisch sind für alle Menschen mit Nah-Todeserfahrung, die ich kennengelernt habe. Das bestätigen auch die Antworten auf Item Nr.18 des LCQ, wonach die religiösen Gefühle sich infolge der Nah-Todeserfahrung deutlich intensivieren.
Wie wenig dieses Gefühl der Gottesnähe und das Wissen um seine unleugbare allgegenwärtige Kraft allerdings mit herkömmlicher kirchlicher Gottesverehrung zu tun hat — jedenfalls nach Meinung der Menschen mit Nah-Todeserfahrung selbst —, werden wir gleich sehen.

Nachlassendes Interesse an traditionellen Religionen

Obwohl viele Menschen auch nach ihrer Nah-Todeserfahrung weiterhin religiöse Veranstaltungen besuchen, geht aus dem LCQ (Nr.11, Tabelle 2) hervor, daß die Nah-Todeserfahrung selbst das Interesse für organisierte Religionen keineswegs steigert. Die Ergebnisse des RBI zeigen auch, daß Personen, die einen klinischen Tod überlebt haben, den herkömmlichen Religionen mit ihrem starren rituellen Rahmen weniger Bedeutung beimessen als jene, die noch nie in Todesnähe waren (Nr.4, 5 und 10, Tabelle 2). Es ist genau dieser Gegensatz zwischen den religiösen *Gefühlen* und dem *formalen* religiösen *Habitus,* auf den die Menschen mit Nah-Todeserfahrung immer wieder hinweisen. Das soll durch zwei weitere aufschlußreiche »Zeugenaussagen« illustriert werden.

Eine Frau, zur Zeit Ende Vierzig und im Süden aufgewachsen, beschrieb ihre veränderte religiöse Orientierung wie folgt:

> Ich bin in der »Bibelzone« aufgewachsen, und als Kind war ich sehr religiös ... Ich meine, man lehrte mich bestimmte Dinge, und ich glaubte sie und hielt auch später daran fest ... einfach aus Gewohnheit. Nach meiner Nah-Todeserfahrung war ich nicht mehr so religiös, jedenfalls nicht mehr auf die gleiche Art, aber in meinem Innern war ich wahrscheinlich viel religiöser ... Ich glaube, ich bin seither nicht ein einziges Mal in der Kirche gewesen, trotzdem fühle ich mich ... geistig gestärkt.

Jayne betont vor allem — und steht damit keineswegs allein —, wie frustrierend sie die Suche nach einem religiösen »Rahmen« für ihren neuen Glauben empfunden hat:

> 1952, als ich meine Nah-Todeserfahrung hatte, war ich nicht besonders religiös. Von Haus aus gehörte ich der Episkopalkirche an, bin früher auch immer mit meinen Eltern zum Gottesdienst gegangen, aber als ich dann auf dem College war, hatte ich keine

Lust mehr, die Kirche zu besuchen. Ich glaubte an Gott. Ich dachte, alles andere sei wohl eher mythisch zu verstehen — wenn ich überhaupt darüber nachdachte. Ich hoffte, daß es einen Himmel gäbe, aber ich hing keinem besonderen Glauben an, der besagte: »O ja, den gibt es.« —

Tja, und dann danach, da hab' ich mich fast noch weniger mit Religion beschäftigt . . . es tut mir wirklich leid, das sagen zu müssen. Dabei hab' ich es zuerst versucht. Ich bin in die Kirche gegangen, um jemanden zu finden, der mit mir über alles, was ich erlebt hatte, sprach, aber . . . ich habe niemanden gefunden. Und ich habe es sehr schnell aufgegeben weiterzusuchen, muß ich gestehen. Es war so deprimierend . . . Ich versuchte, wieder in die Episkopalkirche zu gehen, und da habe ich festgestellt, daß es nicht an der Kirche liegt. Wenn man zufällig in irgendeine Kirche geht und dort auf einen Geistlichen trifft, der genauso denkt wie man selbst, dann ist es völlig egal, was für eine Kirche es ist.

Schließlich, vor vier Jahren, bin ich einem presbyterianischen Geistlichen begegnet, der genauso dachte wie ich, und in dessen Kirche bin ich jeden Sonntag gegangen, solange wir dort wohnten. Aber dann sind wir fortgezogen, und an meinem neuen Wohnort habe ich niemanden gefunden . . .

Andere Menschen mit Nah-Todeserfahrung stehen den Kirchen noch weit kritischer gegenüber als die bisher zitierten Personen. Eine Frau Mitte Zwanzig sagte mir:

Also, vor meiner Nah-Todeserfahrung war ich mir nicht ganz sicher, ob Gott tatsächlich existiert . . . Ich war nie eine begeisterte Kirchgängerin. Das bin ich noch immer nicht. Aber ich weiß . . . daß es einen Gott gibt. [Wissen Sie das seit Ihrem Erlebnis?] Ja. Ich bin jetzt viel religiöser, als ich vorher war, aber ich glaube nicht an die festgeschriebenen Lehren der Kirchen. Ich mag ihre Methoden nicht. Sie machen den Leuten Angst.

> Alles, was sie predigen, ist irgendwie nicht ganz wahr. Daher habe ich meinen eigenen Glauben.

Und natürlich gibt es auch manche, die den organisierten Religionen ablehnend gegenüberstehen. Janis gehört zu diesem Personenkreis, ebenso die achtundvierzigjährige Frau, die in Kapitel 2 in allen Einzelheiten über ihre Out-of-Body-Experience berichtete und die ihre Nah-Todeserfahrung als ausgesprochen »religiöses« Erlebnis empfunden hat:

> Vorher waren mir alle Religionen fremd. Ich mochte sie nicht, sie waren mir richtiggehend zuwider . . . Ich wollte einfach nichts mit ihnen zu tun haben . . . Danach war ich auch nicht gerade wild darauf, loszurennen und einer Kirche beizutreten. Im Gegenteil, meine Erfahrung scheint mich eher noch weiter von ihnen entfernt zu haben. Ich würde keine einzige Kirche betreten . . . Ich glaube, daß sie das genaue Gegenteil darstellen von dem, was ich dort erlebt habe. Die Quäker oder die Unitarier sind vielleicht Ausnahmen . . . Ich glaube nicht, daß irgendeine von diesen Kirchen-Religionen auch nur das geringste mit Jesus zu tun hat . . .

Egal ob man den Kirchen noch eine Chance gibt oder sich gar nicht mehr mit ihnen einlassen will — eines haben die hier wiedergegebenen Aussagen wohl hinreichend deutlich gemacht: Menschen mit Nah-Todeserfahrung empfinden zutiefst die Allgegenwart Gottes und besitzen ein gesteigertes spirituelles Bewußtsein, wollen jedoch mit der »Institution Religion« und ihren Praktiken wenig oder nichts zu tun haben.

Leben nach dem Tod, unabhängig vom jeweiligen Glauben

Eines der zuverlässigsten Ergebnisse, das aus den bisherigen Untersuchungen gewonnen werden konnte, ist, daß Menschen mit Nah-Todeserfahrung zu der festen Überzeugung gelangen, daß es ein Leben nach dem Tod gibt. Dieses Ergebnis haben auch die an der Omega-Studie Beteiligten bestätigt, wie aus dem LCQ (Nr.35, Tabelle 3) hervorgeht. Alle Befragten waren sich in diesem Punkt ganz sicher und zeigten nicht den geringsten Zweifel. Hier nur einige wenige kurze Beispiele aus diesen Briefen:

> Ich *weiß*, daß es ein Leben nach dem Tod gibt! Niemand kann meinen Glauben daran erschüttern. Darüber besteht nicht der geringste Zweifel — es herrscht Frieden, und man braucht sich vor nichts zu fürchten. Ich weiß nicht, was nach dem kommt, was ich erlebt habe, aber das genügt mir vollkommen . . . ich weiß, daß man sich vor dem Tod *nicht* zu fürchten braucht — nur vor dem Sterben.

> Ich habe eine Botschaft an alle, die auf unserer Erde leben: Ich weiß, daß »es noch etwas gibt«. Wir werden unsere Identität behalten — auf eine großartigere Weise. Die Freunde wird man nicht verlieren. Es werden Schönheit und Frieden und Liebe herrschen, und das herrliche Licht, das einen einhüllt und ausfüllt, ist Gott.

> Diese Erfahrung war ein Segen für mich, denn ich weiß jetzt mit Sicherheit, daß es eine Trennung von Leib und Seele und ein Leben nach dem Tod gibt.
>
> Ich habe eine Antwort erhalten auf etwas, über das sich, glaube ich, jeder in seinem Leben schon mal Gedanken gemacht hat. Ja, es gibt ein Leben nach dem Tod! Wunderbarer, als wir es uns je vorstellen können! Wer es kennengelernt hat, weiß, daß es

nichts gibt, was sich damit vergleichen ließe. Man weiß es einfach!

Derartige Erklärungen sind typisch für Menschen mit Nah-Todeserfahrung (bei Menschen, die einen klinischen Tod überlebt haben, finden sich solche Aussagen seltener), aber sie gehen nicht ausdrücklich darauf ein, wem denn dieses wunderbare Leben nach dem Tod zuteil wird oder ob die Erfahrung selbst in irgendeiner Weise von bestimmten religiösen Ansichten abhängt. Zum Glück haben wir durch den RBI eine Menge Daten, die uns da weiterhelfen.
Am direktesten befaßt sich Item Nr.3 damit: »Egal, welchen Glauben man hat — es gibt ein Leben nach dem Tod.« Wie Sie aus Tabelle 2 ersehen können, behaupten über 90 Prozent der Personen mit Nah-Todeserfahrung, die sich keiner der großen christlichen Religionen verbunden fühlen, daß sie dieser Erklärung jetzt stärker zustimmen als vorher, während bei allen anderen Personen mit Nah-Todeserfahrung die Zustimmung bei etwas über 85 Prozent liegt. Diese Zahlen sind jedoch wesentlich höher als die der übrigen Gruppen.
Daß das ewige Leben nur für jene da ist, die Jesus Christus als Herrn und Erlöser anerkennen, wurde unter Nr.8 postuliert. Personen mit Nah-Todeserfahrung (speziell jene, die nicht einer der großen christlichen Religionen angehören) und Überlebende eines klinischen Todes erklären fast doppelt so häufig wie Personen, die noch nie in Todesnähe waren, daß sie sich dieser Behauptung *nicht anschließen können.*
Beide Punkte deuten also darauf hin, daß die Menschen mit Nah-Todeserfahrung, die an der Omega-Studie beteiligt waren, im großen und ganzen sehr universalistisch darüber denken, wer sich für ein Leben nach dem Tod »qualifiziert«. Ihre gemeinsame Einstellung läßt sich in dem Satz zusammenfassen: »Niemand ist ausgeschlossen, und eine bestimmte Glaubensrichtung spielt dabei keine Rolle.«

Aufgeschlossenheit gegenüber der Lehre von der Reinkarnation und gegenüber östlichen Religionen

Es ist zu erwarten, daß die Meinungen über Art und Weise eines Lebens *post mortem* unter denen, die an dieses Weiterleben glauben, auseinandergehen. In diesem Zusammenhang taucht in der Literatur über Nah-Todeserfahrungen immer wieder der Gedanke der Reinkarnation auf — jener Lehre, daß ein Mensch (oder die Seele eines Menschen) mehr als nur ein physisches Dasein besitzt, also nach dem Tod »wiedergeboren« wird. Obgleich die eine oder andere Variante dieser Lehre früher von den Kirchenvätern akzeptiert und propagiert wurde, hat die Kirche sie im 6. Jahrhundert in toto als ketzerisch gebrandmarkt und für null und nichtig erklärt. Heutzutage wird sie daher eigentlich nur noch mit der Vorstellungswelt östlicher Religionen, etwa dem Hinduismus und dem Buddhismus, in Verbindung gebracht.

Im Zuge meiner früheren Arbeiten ist mir aufgefallen, daß Menschen mit Nah-Todeserfahrung — im Unterschied zu allen anderen — dem Gedanken der Reinkarnation nach ihrem Nah-Todeserlebnis aufgeschlossener gegenüberstehen als vorher. Darum habe ich im Rahmen meiner gegenwärtigen Untersuchung systematischer nach den jeweiligen Ansichten über die Wiedergeburt gefragt.

Was ich dabei herausgefunden habe, stimmte mit meinen bisherigen Ergebnissen überein, ja, bestärkte sie noch: Menschen mit Nah-Todeserfahrung scheinen nach ihrem Erlebnis eher geneigt zu sein, an eine Wiedergeburt zu glauben, und sie scheinen auch, was nicht weiter erstaunlich ist, östlichen Religionen überhaupt aufgeschlossener gegenüberzustehen. Das haben auch Untersuchungen anderer Wissenschaftler — zum Beispiel die von George Gallup und William Proctor — ergeben.

Schauen wir zunächst die entsprechenden Fragebogen-Ergebnisse an, die nur Personen mit Nah-Todeserfahrung betreffen. Nr.31 des LCQ fragt speziell nach der »Aufgeschlossenheit gegenüber dem Gedanken der Reinkarnation«. In Tabelle 3 sehen wir, daß Menschen nach einer Nah-Todeserfahrung dieser Vorstellung im allgemeinen offener gegenüberstehen als vor diesem Ereignis. 17 sagten aus, daß sie jetzt eher daran glauben, im Vergleich zu nur 3, die jetzt weniger daran glauben (6 stellten keine Veränderung fest).

Zusätzliche Daten aus einem anderen, weiter oben bereits kurz erwähnten Fragebogen (Psychic Experience Inventory, PEI) — auf den wir im folgenden Kapitel ausführlich eingehen werden — stimmen mit diesem Ergebnis überein.

Die Äußerungen der Menschen mit Nah-Todeserfahrung zum Thema Reinkarnation sehen gewöhnlich so aus wie die folgenden, als Beispiele ausgewählten kurzen Statements:

> Ich glaube jetzt wohl eher, daß es wahr ist . . . ich fühle es. Ja, es kommt mir so vor, als würde es so sein, als müßte es so geschehen.

> O ja, ich glaube an die Wiedergeburt. [Haben Sie schon vorher daran geglaubt?] Darüber habe ich eigentlich nie nachgedacht.

> Ich glaube an die Wiedergeburt. Ich glaube ganz entschieden daran. [Haben Sie früher auch daran geglaubt?] Ich hatte davon gehört . . . aber wirklich geglaubt habe ich es eigentlich nicht. Aber jetzt glaube ich daran.

Betrachtet man nun statistische Daten und persönliche Erklärungen, so fragt man sich vor allem: Warum glauben gerade Menschen mit einer Nah-Todeserfahrung an Reinkarnation? Dieser Frage konnte ich weder im Rahmen meiner Fragebogen noch in den Gesprächen auf systematische Weise nachgehen, aber gelegentlich erzählte mir jemand von sich aus, wie er dazu gekommen war, an Wiedergeburt zu glauben. Obwohl ich weiß, daß ich nicht über genügend Material verfüge, um irgendwelche definitiven Schlüsse ziehen zu können, möchte ich doch wenigstens auf ein paar Punkte eingehen, die in den Interviews zur Sprache kamen.

In einigen Fällen — Belle ist ein Beispiel dafür — scheinen Menschen mit Nah-Todeserfahrung nicht nur ein einziges vergangenes Leben in der Rückschau gesehen zu haben, sondern gleich mehrere: Sie behaupten, sich an Ereignisse aus ihren früheren Inkarnationen zu erinnern oder auch einfach nur an die Tatsache, daß sie schon einmal gelebt haben. Da ich nicht untersucht habe, wie häufig derartige Wahrnehmungen auftreten (ich schätze, nur sehr selten), möchte ich nicht behaupten, daß sie auf irgendeine Weise die Grundlage für den Glauben an eine Wiedergeburt darstellen, auch wenn das natürlich in einigen Fällen durchaus eine Rolle gespielt haben könnte.

Janis hat mir einen detaillierten Bericht über die »Techniken« der Reinkarnation gegeben. All dies war ihr angeblich durch etwas, das sie während ihrer Nah-Todeserfahrung sah, und durch die Antworten, die ihr ein Lichtwesen auf ihre Fragen gab, enthüllt worden. In einem anderen Fall, von dem ich vor kurzem erfuhr, hat das Lichtwesen jemandem nach seiner Nah-Todeserfahrung ganz spezielle Informationen zukommen lassen, die deutlich darauf hinwiesen, daß es tatsächlich eine Wiedergeburt gibt. Wie häufig derartige Erlebnisse sind, muß jedoch erst noch untersucht werden.

Natürlich gibt es keinen Grund dafür, daß jemand mit einer Nah-Todeserfahrung unbedingt wegen dieser Erfahrung an die Reinkarnation glauben sollte. Tatsächlich bin ich vielmehr der Meinung, daß es sich dabei wahrscheinlich oft um eine Reaktion handelt auf das, was man *nach* dem Nah-Todeserlebnis so alles liest und hört. Einige Daten, auf die wir im nächsten Kapitel eingehen werden, bestätigen diese Meinung.

Aber natürlich gibt es auch eine ganze Reihe Menschen mit Nah-Todeserfahrung, die *nicht* an eine Wiedergeburt glauben, manche weisen diesen Gedanken weit von sich. Mein Ziel war es, in diesem Kapitel einen Überblick über die universale spirituelle Orientierung von Menschen mit Nah-Todeserfahrung zu geben, bei der es unter anderem auch um den Glauben an eine Wiedergeburt geht, und dabei hat sich eben herausgestellt, daß Personen mit Nah-Todeserfahrung, prozentual betrachtet, *eher* dazu neigen, an Reinkarnation zu glauben, als andere Menschen. Wobei man allerdings nie vergessen darf, wie komplex die Lehre von der Reinkarnation ist. So ist beispielsweise die Vorstellung von mehreren, zeitlich aufeinanderfolgenden Inkarnationen nur eine unter vielen möglichen. Näher auf diese Problematik einzugehen, würde allerdings den Rahmen dieses Buches sprengen.

Eines jedenfalls ist sicher: Der Glauben an die Reinkarnation ist häufig von einer allgemeinen Vorliebe für östliche Religionen begleitet. Das habe nicht nur ich selbst beobachtet, das wurde auch von anderen Forschern — zum Beispiel Twemlow, Gabbard und Jones — bestätigt. Es bleibt künftigen Untersuchungen vorbehalten festzustellen, wie stark ausgeprägt diese Neigung bei Menschen mit Nah-Todeserfahrung wirklich ist. Vorerst hier nur einige Äußerungen von Personen mit einer Kernerfahrung.

Sonja spricht von der Weisheit, die ihr in allen Religionen begegnet sei, meinte dann aber doch, »daß die östlichen Religionen die größte Reinheit aufweisen«.

Patrick glaubte, eine Parallele zu erkennen zwischen seiner Nah-Todeserfahrung und der buddhistischen Lehre:

> Obwohl ich mich schon sehr lange für östliche Religionen interessierte, habe ich erst jetzt damit angefangen, intensiv über den Buddhismus zu lesen ... Ich war erstaunt, wie ähnlich manche Aussagen dort und das, was ich erlebt habe, waren ... Es scheint sich um eine sehr starke spirituelle Erfahrung zu handeln, aber von einem anderen Gesichtspunkt aus, als ich es je gesehen habe, und ich glaube, daß die tiefste Form von Spiritualität wohl eher in den östlichen Lehren zu finden ist als in den abendländischen Philosophien und Religionen. Damit will ich natürlich keineswegs sagen, daß die eine richtiger sei als die andere, aber mir kommt die eine jetzt viel vernünftiger vor, während mich die andere nie überzeugen wird.

Die essentielle Einheit aller Religionen und die Suche nach einer einzigen, universalen Religion

Östliche Religionen sind bekannt für ihre Aufgeschlossenheit und Toleranz gegenüber den verschiedenen Formen des religiösen Ausdrucks sowie für ihre Fähigkeit, das Wesen anderer religiöser Traditionen in ihren eigenen Rahmen einzubeziehen. Und es ist genau diese ökumenische Orientierung, die der spirituellen Perspektive von Menschen mit Nah-Todeserfahrung entspricht. In gewisser Hinsicht ist ihre »Wendung gen Osten« daher nicht so sehr ein bloßes Wechseln von Lehren, sondern vielmehr eine Bekräftigung des umfassenden Geistes, der östlichen Weltanschauungen innewohnt. Tatsächlich ist der stärkste Beweis für die universale spirituelle Orientierung von Menschen mit Nah-Todeserfahrung ihr Glauben an die essentielle Einheit aller Religionen und ihr Wunsch nach einer universalen religiösen Gemeinsamkeit, die die historisch gewachsenen Gräben zwischen den großen Religionen der Welt überbrückt.

> Joseph Dippong schreibt:
> »Alle Religionen gingen von der gleichen Wahrheit aus, und zwischen den großen Glaubensbekenntnissen gibt es im Kern kaum wesentliche Unterschiede. Welch eine Möglichkeit, um wenigstens damit zu beginnen, die Menschheit unter einem Gott, einer Wahrheit und einem Glauben zu vereinen!«
> Sonja sieht das genauso:
> »Ich hatte Gelegenheit, viele Religionen kennenzulernen, und dabei habe ich festgestellt, daß jede Religion — der reine Glaube — im Prinzip das gleiche ausdrückt. Es gibt keinen Unterschied ... Ich glaube, daß jede Religion ihre Meriten hat ...

Daß derartige Erklärungen keine Ausnahme sind, läßt sich durch einen Blick auf eine unserer statistischen Tabellen rasch bestätigen. Das erste Item des RBI gibt der Überzeugung Ausdruck, daß alle Religionen im wesentlichen gleich sind, und aus Tabelle 2 ist ersichtlich, daß — im Vergleich mit anderen Befragten — die überwältigende Mehrheit von Menschen mit Nah-Todeserfahrung derselben Ansicht ist. Das 12. und letzte Item auf dem Fragebogen spricht sich ebenfalls für eine universale Religion aus — und findet auch die meiste Zustimmung bei Menschen mit Nah-Todeserfahrung.

Zusammenfassung

Menschen mit Nah-Todeserfahrung bilden also ganz eindeutig eine Personengruppe, die eine ökumenische Weltanschauung befürwortet. Es sieht so aus, als würde die bedingungslose Liebe, die viele von ihnen während ihrer Nah-Todeserfahrung erlebt haben, die letzten Spuren religiöser Engstirnigkeit beseitigen und ihnen die Vision einer Menschheit vermitteln, die, in einem Glauben vereint, als gemeinsame Grundlage die grenzenlose Liebe Gottes zu uns allen erkennt.

All die Veränderungen im Leben eines Menschen mit Nah-Todeserfahrung — Veränderungen hinsichtlich der Persönlichkeit, in den Beziehungen zu anderen, im Wertbewußtsein und im Glauben — stehen in einem Sinnzusammenhang mit dem geistigen Verständnis, das aus dem »Tod« hervorgegangen ist, aber erst im täglichen Leben verwirklicht werden kann. Jede kleinste Veränderung ist Teil des spirituellen Ganzen und kann auch nur im Hinblick auf das Ganze verstanden werden. Von diesem Prinzip wird das Leben der Menschen mit Nah-Todeserfahrung beherrscht, das heißt, die Spiritualität ist der Mittelpunkt, von dem alles andere ausgeht.

Natürlich gibt es auch Abweichungen von diesem Idealtyp. Ganz gewiß gibt es viele Menschen mit Nah-Todeserfahrung, bei denen eine universale spirituelle Orientierung nur wenig oder gar nicht vorhanden ist; bei anderen entwickelt sie sich erst im Laufe der Zeit; und wieder andere modifizieren sie auf höchst persönliche Art. Aber es ist ganz eindeutig, daß sie — zumindest tendenziell — *vorhanden* ist, das haben unsere Untersuchungen ja auch empirisch nachweisen können.

Einige für die Menschheit als Ganze bedeutsame Implikationen dieser veränderten, die Grenzen konventioneller Religionen überschreitenden Spiritualität zeichnen sich vielleicht schon ab. Bevor wir uns jedoch sinnvoll damit befassen können, müssen wir zunächst das Bild des Menschen mit Nah-Todeserfahrung vervollständigen.

7 Erinnerungen an die Zukunft

Gegen Ende unseres Gesprächs berichtete mir eine ältere Frau noch von folgender Begebenheit, die sich nach ihrer Nah-Todeserfahrung ereignet hatte:

> Eines Morgens wachte ich auf und sah vor mir eine Frau, die eine fast durchsichtige Schachtel in Händen hielt. In der Schachtel lag eine wunderschöne Gardenie. Aber es war keine Gardenie, wie wir sie hier bei uns, in unserer Welt, kennen; es war eine spirituelle Blume. Und ich hörte eine Stimme, so deutlich wie meine eigene, die sagte: »Nimm diese Blume und bring sie zu Mrs. Henry, meiner Mutter, und sag ihr, daß ich immer bei ihr bin.«
> Wissen Sie, Dr. Ring, ich kannte überhaupt keine Mrs. Henry, aber ich ging jeden Morgen — da, wo ich arbeitete — in eine Cafeteria um die Ecke und trank eine Tasse Kaffee. Ich war der einzige Gast außer einer Frau, die am anderen Ende des Tresens saß. Sonst war niemand da. Und ich hörte, wie der Kellner zu ihr sagte: »Möchten Sie noch eine Tasse Kaffee, Mrs. Henry?«
> Und ich sagte zu mir selbst: »Das darf ja wohl nicht wahr sein!« Eine völlig Fremde, eine *absolut* Fremde!
> Ich ging dann zu ihr und sagte: »Entschuldigen Sie, bitte, Sie heißen Henry?«
> »Ja.«
> »Darf ich Ihnen mal was erzählen?«
> »Ja, bitte.«

> Und ich erzählte ihr, was ich erlebt hatte. Sie sah mich ganz erstaunt an und sagte: »Gardenien waren die Lieblingsblumen meiner Tochter; sie ist vor kurzem bei einem Autounfall ums Leben gekommen.«

Seit ich mich mit Nah-Todesforschung beschäftige, sind mir viele solcher ungewöhnlichen und faszinierenden Geschichten zu Ohren gekommen, die mit paranormalen Dingen zu tun zu haben scheinen. Natürlich ist es nicht unbedingt notwendig, eine Nah-Todeserfahrung gehabt zu haben, um psychische Phänomene wie Hellsehen und Telepathie zu erleben oder in die Zukunft blicken zu können. Es gibt eine ganze Reihe von Menschen, die behaupten, ihnen sei schon einmal Vergleichbares widerfahren. Trotzdem ist mir aufgefallen, daß solche außergewöhnlichen psychischen Fähigkeiten sehr häufig bei Menschen mit Nah-Todeserfahrung auftreten — das geht aus den Gesprächen, die ich geführt habe, hervor —, und zwar meist erst *nach* ihrer Nah-Todeserfahrung. Schon mehr als einmal wollte ich mich mit diesem Phänomen eingehender befassen.
Im Rahmen der Omega-Studie bot sich nun endlich Gelegenheit dazu, und in diesem Kapitel werde ich die bemerkenswerten Ergebnisse unserer Untersuchungen vorlegen. Während diese Resultate allmählich Gestalt annahmen und sich meine eigene Interpretation der Nah-Todeserfahrung als eine geistige Kernerfahrung herauskristallisierte, erkannte ich auch, warum derartige psychische Phänomene in Verbindung mit Nah-Todeserfahrungen auftreten, ja, warum man sie danach geradezu erwarten sollte.
Um das richtig zu verstehen, müssen wir uns kurz mit der Gedankenwelt der großen spirituellen Tradition befassen, vor allem mit jenen Werken, die ihren Ursprung im östlichen Geistesleben haben und in denen die Beziehung zwischen spirituellem Wachstum und psychischen Phänomenen eingehend behandelt wird. Auch wenn uns hier nur ein eher oberflächlicher Blick auf diese Literatur möglich ist, werden wir rasch die ihr eigene Struktur erkennen, das ihr innewohnende Prinzip.

Der Buddhist beispielsweise findet in dem Pali-Text *Vissudhimagga*, einer klassischen Abhandlung aus dem 5. Jahrhundert, ausführlich beschrieben, wie sich ein höherer Bewußtseinszustand erreichen läßt, wie er also seine »spirituelle« oder »geistige Entwicklung« fördern kann. In seinem Kommentar zu diesem Text schreibt der Psychologe Daniel Goleman:

> Die Ausführungen über die ungewöhnlichen psychischen Kräfte klingen für ein westliches Ohr besonders dubios, denn es werden dabei gewisse Ereignisse als real betrachtet, die die Grenzen selbst der fortgeschrittensten physikalischen Wissenschaft überschreiten. Die *Vissudhimagga* zählt zu diesen außergewöhnlichen Fähigkeiten unter anderen: das Lesen der Gedanken eines anderen, das Wissen um jedes vergangene oder künftige Ereignis, die Materialisierung von Gegenständen, das Sehen und Hören über große Entfernungen hinweg, das Gehen auf dem Wasser, das Fliegen durch die Luft. Am interessantesten aber sind die detaillierten technischen Anweisungen, wie all dies in die Tat umzusetzen ist, während die westliche Wissenschaft derzeit nicht mal in der Lage ist, die bloße Möglichkeit dieser Phänomene zu erklären. Und doch werden sie von jeder Meditationsschule als *Nebenprodukte eines fortgeschrittenen Bewußtseinszustands* anerkannt, wenn vielleicht auch nur deshalb, um vor ihrem Mißbrauch zu warnen ...
>
> Vom buddhistischen Standpunkt aus ist das Erlangen von dergleichen Fähigkeiten nur ein geringer Fortschritt, der an sich ohne Wert ist auf dem Weg zur wahren Befreiung. Kräfte, die noch nicht den völligen Zustand der Losgelöstheit des Geistes ermöglichen, werden eher als Behinderung betrachtet, weil sie die Weiterentwicklung gefährden können, indem sie ein übersteigertes Selbstwertgefühl vermitteln und damit die Ego-Bindung verstärken.

Diese beiden Punkte — der Zusammenhang zwischen dem Auftreten bestimmter psychischer Phänomene und der Entfaltung eines höheren Bewußtseins sowie die Warnung davor, sich um die Beherrschung dieser Fähigkeiten besonders zu bemühen — werden in den Werken der großen spirituellen Psychologien immer wieder thematisiert. So werden — um nur ein weiteres Beispiel zu nennen — in jener Kodifizierung der Yogaregeln, die der legendäre indische Weise Patanjali irgendwann zwischen dem 4. Jahrhundert v. Chr. und dem 4. Jahrhundert n. Chr. erstellt hat, ebenfalls verschiedene Kräfte (*siddhi*) erwähnt, die meist im Zuge fortgeschrittener Yogapraxis auftreten, denn wenn »der Geist einen hohen Grad der Reinheit erreicht hat, können sich unerwartet und unaufgefordert psychische Kräfte entwickeln«.

Im Kommentar zu einer anderen Sutra sprechen Swami Prabhavananda und Christopher Isherwood ebenfalls nachdrücklich diese Warnung aus:

> Patanjali beschreibt die verschiedenen übersinnlichen Kräfte und die Methoden, durch die sie erlangt werden können. Alle Autoritäten auf diesem Gebiet, auch Patanjali selbst, betrachten sie jedoch als die größten Hindernisse auf dem Weg zur Wahrheit. Als »einen Haufen Müll« bezeichnet sie der große indische Heilige Sri Ramakrishna. Buddha forderte seine Jünger ganz entschieden auf, niemals an Wunder zu glauben, sondern die Wahrheit in immerwährenden Prinzipien zu suchen. Und Christus sprach sich scharf gegen alle aus, die »auf ein Zeichen warten«; es ist ein großes Unglück, daß seine Anhänger nicht besser auf ihn gehört haben. Übersinnliche Kräfte existieren zwar, und selbst Patanjali kann sie in seiner umfassenden Yogapsychologie nicht ganz ignorieren . . ., aber wer sich ernsthaft mit spirituellen Dingen beschäftigt, sollte sich nicht dabei aufhalten . . .

Hören wir also damit auf, den außergewöhnlichen psychischen Kräften nachzujagen, und wenden wir uns lieber dem wahren spirituellen Wachstum zu, eingedenk Patanjalis Warnung: »Solche Kräfte bedeuten Macht in dieser Welt, sind aber für *samādhi* ein Hindernis.«

Derartige Ausführungen finden sich nicht nur in den alten Texten immer wieder, sondern auch in den Schriften moderner, wissenschaftlich orientierter Persönlichkeiten, die selbst intensive Erfahrungen mit einem erweiterten Bewußtsein gemacht haben. Hiroshi Motoyama und Gopi Krishna sind wohl zwei besonders renommierte Vertreter dieser »Zunft«.

In seinem Buch *Science and the Evolution of Consciousness* bemerkt der japanische Wissenschaftler Motoyama zum Problem der außergewöhnlichen psychischen Phänomene:

> Im Alltag mögen derartige Hinweise auf außergewöhnliche Wahrnehmungen vielleicht zufällig und unkontrollierbar wirken, aber die mystische Tradition versichert, daß sie eine ganz normale Funktion nichtsensorischer Zustände sind und als solche bestimmten universellen Gesetzen gehorchen. Wenn man diese Gesetze erst einmal verstanden hat, dann reicht die mögliche Manifestation weit über jede Vorstellung von »psychischer Kraft« hinaus. Nur spirituell reifen Menschen steht eine solche Superkraft zur Verfügung ... Als Nebenprodukt der Evolution des Bewußtseins müssen paranormale Fähigkeiten viel objektiver und selbstverständlicher betrachtet werden.

Bezeichnenderweise gibt Motoyama diese Erklärung nicht nur auf der Basis spiritueller Traditionen ab, sondern aufgrund persönlicher Erfahrung und eigener wissenschaftlicher Forschungen:

> Bei Menschen, die eine strenge meditative Disziplin einhalten, ist das Auftreten übernatürlicher Fähigkeiten nichts Ungewöhnliches. Ich selbst habe eine ganze Reihe von Erfahrungen mit paranormalen Phänomenen gemacht, genauso wie viele an-

dere, die ich seit Jahren kenne oder im Rahmen meiner Forschungsprojekte befragt habe.

Aber Motoyama stützt sich nicht nur auf subjektive Eindrücke, er legt in seinen Werken auch objektive, quantiative Beweise dafür vor, daß zwischen außergewöhnlichen psychischen Fähigkeiten und dem Bewußtseinsstand des Betreffenden ein direkter Zusammenhang besteht.
Gopi Krishna, der weltweit bekannte Kundalini*-Experte, schreibt in seinem Buch *Die neue Dimension des Yoga:*

> In dem Augenblick, in dem der transzendentale Zustand erreicht ist, wird man zu einem Wesen höherer Ordnung. Gleichzeitig öffnen sich andere Fenster des Geistes, und zur eigenen grenzenlosen Überraschung und Freude findet man sich im Besitz von Kommunikationskanälen wieder, die einem, unabhängig von den Sinnen, Wissen von Ereignissen vermitteln können, die weit entfernt stattfinden, sowie Visionen aus Vergangenheit und Zukunft. Man kann zum Propheten werden und auch die Fähigkeit erlangen zu heilen.

Und in seinem Werk *Höheres Bewußtsein. Die evolutionäre Kundalini-Kraft* führt er aus:

> Jemand, der einen höheren Zustand des Bewußtseins erreicht hat ... sollte vier außergewöhnliche Attribute besitzen: Genie, psychische Talente, einen herausragenden Charakter und ein erweitertes Bewußtsein. Mit dem Begriff »psychische Talente« meine ich nicht wundersame oder magische Kräfte, sondern hö-

* Kundalini ist eine im Menschen latent vorhandene, geheime geistige Kraft oder subtile biologische Energie, die angeblich bestimmten Erfahrungen im Zustand des höheren Bewußtseins zugrunde liegt. In Kapitel 9 werden wir näher darauf eingehen.

here geistige Fähigkeiten wie etwa Hellsehen, Präkognition, stark entwickelte Intuition und dergleichen.

Wie gut Gopi Krishnas Äußerungen gerade Menschen mit Nah-Todeserfahrung charakterisieren, werden Sie erst richtig erkennen können, wenn sie die beiden nächsten Kapitel gelesen haben, aber ein allgemeiner Zusammenhang zwischen dem eben Gehörten und den Nah-Todeserfahrungen läßt sich schon jetzt feststellen.

Nah-Todeserfahrungen sind meiner Ansicht nach ein kurzer, aber mächtiger Vorstoß in einen höheren Zustand des Bewußtseins. Im Unterschied zur meditativen Praxis ist er jedoch nicht Folge einer langen Periode freiwilligen spirituellen Trainings, sondern vielmehr ein unfreiwilliges und plötzliches Erlebnis tiefer spiritueller Erleuchtung. In dieser Hinsicht ähnelt die Nah-Todeserfahrung einem mystischen Ereignis, und — was das Entscheidende ist — die *Wirkungen* dieser Erfahrung *ähneln ebenfalls jenen, die eine mystische Erfahrung auslöst. Wie* man in einen Zustand des höheren Bewußtseins versetzt wurde, hat, meiner Ansicht nach, mit den *Folgen* dieses Erlebnisses nichts zu tun.

Wenn also außergewöhnliche psychische Phänomene Nebenprodukte eines höheren Bewußtseinszustandes sind, wie sowohl die alten Lehren als auch die modernen Experten erklären, dann dürfen wir erwarten, bei Menschen mit Nah-Todeserfahrung entsprechende Fähigkeiten anzutreffen. Und so ist es auch. Ja, mehr noch: Die nächsten Kapitel dieses Buchs werden zeigen, welche Bedeutung der Annahme zukommt, daß Nah-Todeserfahrungen ein Tor zu höherem Bewußtsein sind. Wenn dieses Postulat gerechtfertigt ist, könnte das ungeahnte Auswirkungen auf die Zukunft der Menschheit haben . . .

Doch darauf kommen wir erst später zu sprechen. Im Augenblick wollen wir uns damit begnügen, den Beweis dafür zu erbringen, daß Nah-Todeserfahrungen eine bestimmte psychologische Entwicklung auslösen. Dazu müssen wir uns den Fragebogen ansehen, den ich für diesen Teil meiner Forschungen verwendet habe und der eine Art

Bestandsaufnahme der psychischen Erfahrungen darstellt: den »Psychic Experience Inventory« (PEI).

Bestandsaufnahme psychischer Erfahrungen

Im Unterschied zu den eher einfach strukturierten Fragebogen, die sonst im Rahmen dieser Studie verwendet wurden, geht der PEI detailliert auf eine Vielzahl psychischer Phänomene ein, und manche der Fragen lassen auch mehrere Möglichkeiten der Beantwortung zu. Es soll mit seiner Hilfe festgestellt werden, ob seit dem Nah-Todeserlebnis in bezug auf Phänomene wie zum Beispiel Hellsehen, Telepathie, Präkognition, Déjà-vu-Er-fahrungen, Out-of-Body-Experiences irgendwelche Veränderungen aufgetreten sind. Außerdem geht er auf Veränderungen im *Glauben* ein, was wiederum eine ganze Reihe weiterer psychischer, spiritueller oder übernatürlicher Probleme berührt. Der PEI ist in seiner vollen Länge in Anhang II wiedergegeben.

Die 26 Menschen mit Nah-Todeserfahrung, deren Daten wir schon von anderen Fragebogen her kennen, haben auch den PEI ausgefüllt. Ihre Antworten wollen wir uns zunächst anschauen, aber sie bilden nur einen Teil der Ergebnisse. Ihre Daten werden durch das übliche qualitative Material aus unserer größeren Omega-Untersuchung ergänzt, und darüber hinaus werde ich mich auch auf die Forschungen, die von anderen Wissenschaftlern durchgeführt wurden, beziehen. Sie alle bestätigen nämlich, daß Nah-Todeserfahrungen besondere psychische Phänomene auslösen können.

Die PEI-Daten: Eine Zusammenfassung

Wenn Sie den PEI-Fragebogen durchgehen, werden Sie bemerken, daß er nicht nur psychische Phänomene betrifft, sondern auch solche, die mit Psi-Kräften zusammenhängen. Um eine einheitliche und einfache Methode zu finden, auf derartig vielfältige Fragen Antworten zu erhalten, habe ich einen gemischten Index psychischer Erfahrungen errechnet, dem die Veränderungen, von denen in 14 Hauptitems* des PEI berichtet wird, zugrunde liegen. Bei der Auswertung dieser Antworten stellte sich eine deutliche allgemeine Steigerung der entsprechenden Fähigkeiten nach der Nah-Todeserfahrung heraus. Die anzuzeigenden Werte reichten von 0 (keine Steigerung in irgendeinem der Punkte) bis zu 14 (Anstieg in *allen* Punkten). Wer »positiv« verbucht werden wollte, mußte jedoch eine beträchtliche Steigerung seiner psychischen Aktivitäten aufweisen (8 oder mehr Punkte).

Die Resultate ergaben, daß 15 der 26 Befragten, also 58 Prozent der Beteiligten, die Hälfte der Punktzahl erreichten oder gar überschritten. Barbara Harris weist von denen, die nach ihrer Nah-Todeserfahrung eine signifikante Steigerung psychischer Aktivitäten melden, einen mittleren Wert auf, nämlich 10. Daher habe ich sie ausgewählt, um ein typisches »psychisches Profil« zu zeichnen.

Barbara erklärte, daß sie seit ihrer Nah-Todeserfahrung mehr hellseherische und telepathische Fähigkeiten besäße und daß sie oft schon im voraus wüßte, was jemand zu ihr sagen würde. Sie berichtete auch, daß sie häufiger in die Zukunft sehen könne, mehr Déjà-vu-Erfahrungen und Synchron-Erlebnisse gehabt habe. Außerdem behauptet sie, jetzt des öfteren aus Situationen »gerettet« zu werden, die ungünstig für sie liefen (Nr. 12). Schließlich sagt sie, daß sie jetzt *viel* intuitiver sei als vorher, in enger Verbindung mit einer inneren Quelle der Weisheit stehe und einen verstärkten Kontakt zu spirituellen Führern besitze.

Entsprechendes wurde auch von vielen anderen vermerkt, die sich an der Studie beteiligt haben. In vielen Fällen stimmten ungefähr die Hälfte oder sogar mehr als die Hälfte der Antworten mit denen Barbaras überein. Die einzige Ausnahme waren jene Items (9 und 10), die sich auf Déjà-vu-Erfahrungen bezogen, bei denen nur etwas mehr

* Das sind: 2, 4, 5, 6, 8, 9, 10, 11, 12, 13, 14, 15, 18 und 23.

als ein Drittel der Befragten eine Zunahme verzeichnete. Alles in allem kam es am deutlichsten zu einer Steigerung, wenn es um Intuition und innere Weisheit ging (Punkt 13 und 14). 21 Personen (80 Prozent) sagten aus, daß sie jetzt mehr Intuition besäßen, und alle außer einem (96 Prozent) behaupteten, jetzt stärker mit einer inneren Quelle des Wissens oder der Weisheit in Verbindung zu stehen.
Diese Ergebnisse betreffen die psychischen *Erfahrungen*; offenbar nehmen diese im allgemeinen nach dem Nah-Todeserlebnis zu. Aber der PEI liefert auch Daten, die den *Glauben* von Menschen mit Nah-Todeserfahrung an außergewöhnliche psychische und damit zusammenhängende Phänomene betreffen.
Am Ende des Fragebogens werden die Teilnehmer aufgefordert, auf einer 5-Punkte-Skala (die von -2 bis +2 reicht) neun geistige Konzepte oder Vorstellungen zu bewerten, und zwar je nachdem, wie stark sie daran glauben bzw. nicht glauben. Dabei wurden die Befragten aufgefordert zu unterscheiden zwischen dem, was sie *vor* ihrer Nah-Todeserfahrung glaubten, und dem, was sie *jetzt* glauben. Die entsprechenden Resultate sind in Tabelle 4 zusammengefaßt.
Die Zahlen in den ersten drei Kolumnen zeigen die Richtung an, in die sich der Glaube nach der Nah-Todeserfahrung verlagert hat. Die Zahlen in der letzten Kolumne geben den auf der Grundlage der 5-Punkte-Skala errechneten Durchschnittsindex des *gegenwärtigen* Glaubens an alle neun Vorstellungen wieder.
Offenbar sind die meisten nach einer Nah-Todeserfahrung gläubiger als zuvor. Diese Tendenz tritt vor allem dort deutlich zutage, wo es sich um Phänomene handelt, mit denen die Befragten während ihres Nah-Todeserlebnisses direkte Erfahrungen gemacht haben. Tatsächlich deutet, wie weiter oben schon erwähnt, die Einheitlichkeit der Aussagen darauf hin, daß es für den Betreffenden mehr eine Frage des Wissens als des Glaubens ist, die sie an ihren Überzeugungen festhalten läßt. Wenn man, zum Beispiel, selbst eine Out-of-Body-Experience gemacht hat, dann weiß man auch, daß es so etwas tatsächlich gibt.
Die Vermutung, daß Menschen mit Nah-Todeserfahrung ihren

Glauben an psychische, spirituelle und okkulte Phänomene hauptsächlich aus ihrem eigenen Erlebnis gewinnen, wird noch verstärkt durch jene Ergebnisse, die auf den drei letzten Positionen von Tabelle 4 aufgeführt sind. Denn ihnen ist zu entnehmen, daß Menschen mit Nah-Todeserfahrung keineswegs eine allgemeine Hinwendung zum Okkulten — Astrologie und Dämonenglaube — vollziehen. Und auch die von uns im vorigen Kapitel konstatierte *Aufgeschlossenheit* gegenüber Reinkarnationslehren führt nicht unbedingt zum Glauben an die Wiedergeburt.
Man darf also sagen, daß die Menschen mit Nah-Todeserfahrung, die sich an der Omega-Studie beteiligt haben, nach ihrem einschneidenden geistigen Erlebnis gewisse außergewöhnliche psychische und spirituelle Phänomene eher akzeptieren, aber bis jetzt gibt es keinen Beweis dafür, daß sie ganz allgemein dazu neigen, sich übernatürlichen Dingen zuzuwenden.
Aber Worte sind oft deutlicher und vor allem anschaulicher als Zahlen, und häufig waren es die frei zu beantwortenden Fragen des PEI oder hingekritzelte Randbemerkungen, die mir bei der Auswertung als besonders interessant und aufschlußreich erschienen.

Repräsentative psychische Erfahrungen von Menschen mit Nah-Todeserlebnis

Wie die Daten des PEI zeigen, behaupten viele Menschen mit Nah-Todeserfahrung einfach, daß ihre psychische Sensitivität sich seit ihrer Nah-Todeserfahrung erstaunlich verfeinert habe. Sonja, die nach ihrer Nah-Todeserfahrung eine ganze Reihe psychischer Phänomene erlebt hat — sie konnte zum Beispiel in die Zukunft sehen —, spricht für viele, wenn sie versichert, daß sich ihre entsprechenden Fähigkeiten »dramatisch« verändert hätten. »Meine psychischen Fähigkeiten haben zugenommen . . . sie sind einfach da, wo früher überhaupt nichts war.«
Und Hank stellte eine direkte Verbindung her zwischen seiner Su-

che nach einem höheren Bewußtsein und dem Auftreten außergewöhnlicher Phänomene: »Je mehr ich mich bemühe, ein höheres Bewußtsein und ein besseres Verständnis für alle Phänomene zu erlangen, um so öfter mache ich außergewöhnliche psychische Erfahrungen.«

Obwohl die psychische Entwicklung nach der Nah-Todeserfahrung meist keineswegs besonders ereignisreich verläuft, kann es auch zu wahren »geistigen Explosionen« kommen, so daß ernsthafte Anpassungsschwierigkeiten auftreten. Ein Beispiel dafür ist eine Frau mittleren Alters, die ich hier Georgia nennen möchte und mit der ich erst kürzlich ein Gespräch geführt habe. Als Georgia gerade siebzehn war, hatte sie eine Lungenentzündung und wäre fast gestorben. Nachdem sie mir ihre Nah-Todeserfahrung geschildert hatte, fuhr sie fort:

> Als ich aufwachte und mich umsah, wußte ich plötzlich alles. Das war gräßlich . . . [Was wußten Sie?] Ich wußte, was jeder dachte, ich wußte, wer ins Zimmer kam, ich wußte, daß jemand den Flur entlangging, und ich wußte, was dieser oder jener sagen würde; und bevor jemand das Radio andrehte, wußte ich, was gerade lief. Aber das habe ich niemandem gesagt, ich dachte nur: »Ich muß versuchen, es auszulöschen; es muß wieder raus aus meinem Kopf« . . . So ging das eine ganze Weile. Es war schrecklich, wirklich schrecklich. Ich kam rein und wußte alles, es fiel mir einfach zu . . .
>
> Ich habe nie einem Menschen davon erzählt, mit wem hätte ich auch darüber reden sollen. Oh, ich habe alles versucht, um es loszuwerden . . . Über ein Jahr lang war es wirklich unheimlich stark, und ich habe die ganze Zeit versucht, es einfach zu verdrängen . . . Und ich hoffte, eines Tages, wenn ich in ein Zimmer trat, würde es mir vielleicht gelingen, wenigstens nur die Gedanken eines Menschen wissen zu müssen . . . Und dann klopfte es eines Tages an der Tür, und ich hatte keine Ahnung, wer es war, und ich dachte: »Wie wunderbar!« Erst nach zwei Jahren wurde es allmählich schwächer.

Wie sich in diesem drei Stunden dauernden Gespräch und bei unseren späteren Unterhaltungen herausstellte, gelang es Georgia tatsächlich nicht ganz, ihre neue Sensitivität zu unterdrücken, so daß ihr seither einige außergewöhnliche psychische Erfahrungen zuteil wurden. Aber schließlich lernte sie, diese Fähigkeit in ihr Leben zu integrieren, ohne ihr so vollständig ausgesetzt zu sein wie kurz nach der Nah-Todeserfahrung.

Wenden wir uns nun einigen typischen Formen außergewöhnlicher psychischer Erfahrungen zu, die Menschen mit Nah-Todeserfahrung immer wieder machen.

Als erstes Beispiel sei hier der Bericht einer siebenunddreißigjährigen Frau wiedergegeben, die ihre Nah-Todeserfahrung 1967 hatte:

> Als mein Sohn etwa sieben Monate alt war, wachte ich eines Nachts plötzlich auf und hatte das Gefühl, unbedingt nach ihm sehen zu müssen. Voller Angst weckte ich meinen Mann und sagte ihm, daß irgend etwas nicht stimme. Ich stand schon vor Tonys Zimmer, da rief mein Mann mir noch nach, ich bildete mir nur was ein und solle lieber wieder ins Bett kommen. Doch ich öffnete die Tür zu Tonys Zimmer, und mein erster Blick fiel auf den Schaukelstuhl, der da stand: Dort saß Nana D'Angelo und schaukelte hin und her. Sie war Weihnachten gestorben. Ich lief zu Tony, und er lag schmerzverkrümmt in seinem Bett! Nana hatte Tony am Weihnachtsabend, bevor sie starb, noch gesehen und mir versprochen, ihn immer zu beschützen. Ich kann mir einfach nicht vorstellen, daß nur meine Phantasie mit mir durchgegangen ist . . . daß ich mitten in der Nacht aufwache und sehe, wie sich ein Schaukelstuhl bewegt. Ich darf gar nicht daran denken, daß ich fast nicht zu meinem Sohn gegangen wäre.

Erscheinungen toter Menschen zu sehen, kommt keineswegs so selten vor, wie man vielleicht glaubt; das hat Carl Becker kürzlich in einem Artikel dargelegt, und ich selbst habe in meinen Aufzeichnungen auch mehrere Beispiele dafür. Häufig fällt der Zeitpunkt des Erscheinens mit dem Zeitpunkt des Todes der betreffenden Person zusammen. Darauf deutet auch folgender Fall hin, von dem mir eine Briefpartnerin berichtete, die ihre Nah-Todeserfahrung 1953 hatte:

> Vor fünf Jahren starb mein Bruder mit zweiundfünfzig Jahren. In jener Nacht wurde ich um vier Uhr morgens von einem sanften, strahlenden Licht am Fuß meines Bettes aufgeweckt. Es stieg langsam in die Höhe und verschwand. Eine halbe Stunde später erfuhr ich von seinem Ableben — er war genau um vier Uhr gestorben. Als das Licht vor meinem Bett schwebte, war ich völlig ruhig und habe mich nicht bewegt.

Eine vergleichbare, aber noch interessantere Begebenheit dieser Art schilderte ein einundvierzigjähriger Mann auf dem PEI. Seine Nah-Todeserfahrung hatte er mit siebzehn. Er schreibt:

> Ende Juli 1980 begegnete ich in einer Art Vision einem Freund, der an Leukämie litt. Ich konnte mich mit ihm zusammen sehen. Er sagte: »Komm, mein Freund, komm mit mir.« Und wir gingen durch einen dichten Wald und dann auf einen Berg, von dem aus man in das schönste Tal hinabsehen konnte, das ich je erblickt habe. Alles glühte und funkelte. Er sagte: »Weiter kannst du mich nicht begleiten«, und er ging hinunter in das Tal, und ich war von einem ungeheuren Frieden erfüllt. Mir kommen noch immer die Tränen, wenn ich daran denke; ich werde es nie vergessen. Am nächsten Tag rief seine Schwiegertochter an und teilte mir mit, daß er in der Nacht zuvor gestorben war.

Manchmal haben Menschen mit Nah-Todeserfahrung eher das Gefühl, selbst an den Ort, wo jemand stirbt, »gereist« zu sein. Reinee Pasarow, die auch einen Bericht über ihre Nah-Todeserfahrung veröffentlicht hat, erwähnt im Rahmen ihrer PEI-Antworten ein derartiges Ereignis:

> Während meines ganzen Lebens hatte ich immer wieder Out-of-Body-Experiences. Seit der Nah-Todeserfahrung sind sie häufiger geworden, und sie sind offensichtlich nicht an eine bestimmte psychische Verfassung gebunden. Manchmal scheint es im Traum zu geschehen, manchmal im Wachzustand und oft auch in einer Art Trance. Ehrlich gesagt, bis vor kurzem hatte ich gar nicht das Gefühl, meinen Körper verlassen zu haben: Es war mehr wie eine »Vision«. Und es war auch nicht irgendwie zeitlich begrenzt. Vor ein paar Jahren habe ich, drei Stunden bevor er wirklich starb, den Tod eines Freundes gesehen. Allerdings hatte ich das Gefühl dabeizusein, denn ich konnte jedes kleinste Detail seines Zimmers erkennen, obwohl ich noch nie dort gewesen war, wo er starb, erst nach der Beerdigung bin ich hingegangen.

Reinee berichtete noch von einer anderen außergewöhnlichen Out-of-Body-Experience, die ich gleich wiedergeben werde. Doch zunächst eine Anmerkung: Obwohl derartige Fälle auch in der parapsychologischen Literatur häufig geschildert werden, habe ich unter all den Menschen mit Nah-Todeserfahrung, denen ich begegnet bin, außer Reinee nur noch zwei Personen kennengelernt, die mir von dergleichen Erlebnissen erzählt haben.

> Vor kurzem ... ging ich im Geiste durch eine Gegend, die aussah wie die Sierras. Ich traf einen flüchtigen Bekannten, der an einem Fluß saß, und sprach mit ihm über etwas, das ihn beunruhigte. Ich zwang mich, wieder in die Alltagswelt zurückzukehren, mir war ein bißchen beklommen zumute, aber dann dachte ich nicht mehr daran, bis ich in der Woche darauf den Bekannten zufällig »wirklich« traf.
>
> Er nahm mich sofort beiseite und bat mich, ihn nicht für komisch zu halten, aber vor einer Woche, als er an einem Fluß in den Sierras saß und über persönliche Probleme nachdachte, sei ich plötzlich erschienen, und wir hätten über seine Situation ge-

sprochen! Er fügte noch hinzu, daß ich ihm sehr, sehr real vorgekommen sei, obgleich er irgendwie gewußt habe, daß ich physisch nicht anwesend war. Er war sehr verwirrt wegen dieser Sache und konnte sie sich nicht erklären — ebensowenig wie ich —, aber leugnen ließ sie sich auch nicht. Ich weiß nicht, wer von uns beiden sich mehr wunderte, aber es war das erstemal, daß ich bestätigt bekam, daß ich mich während einer meiner Visionen tatsächlich an einem anderen Ort aufgehalten hatte.

Aus den Berichten, die wir gehört haben, geht hervor, daß Menschen mit Nah-Todeserfahrung die Erscheinungen anderer sehen können oder sogar selbst für andere zu Erscheinungen werden können, wobei sie in einer quasiphysischen Gestalt auftreten und Gespräche führen! Was Reinee beschreibt, ist natürlich ein klassisches Beispiel für Bilokation, eines der für Menschen mit Nah-Todeserfahrung ungewöhnlicheren psychischen Phänomene.
Häufiger berichten sie von — allerdings ähnlich verwirrenden — Dingen wie Hellsehen, Telepathie und Präkognition. Hier ein Beispiel, das mir eine Gesprächspartnerin erzählte, die ich Gwen nennen will. Sie und ihr damaliger Ehemann fuhren zusammen mit dem Auto auf Besuch zum Onkel ihres Mannes, der in einer Stadt lebte, in der Gwen noch nie gewesen war. Der Onkel kaufte und restaurierte alte Häuser, und ihr Mann wußte nicht genau, in welchem Haus der Onkel nun gerade selbst wohnte. Gwen lotste ihn direkt zu ihm. Später wies Gwen den Onkel auf viele Einzelheiten hin, die den ursprünglichen Zustand des Hauses betrafen und die der Onkel, soweit sie in seinen Unterlagen vermerkt waren, nur staunend als richtig bestätigen konnte.

Er war gerade an allen möglichen Orten gewesen, um herauszufinden, wann es gebaut worden war, und er besaß Papiere, aus denen das genaue Baujahr hervorging.
Schließlich fragte er mich:
»Warst du schon mal in diesem Haus?«

Und ich erwiderte: »Nein, noch nie.«
»Kannst du mir sagen, wann es gebaut wurde?«
Ich antwortete: »1645.«
Da holte er ein Dokument und zeigte es uns: Das Haus war tatsächlich 1645 gebaut worden.

Als Beispiel für Präkognition genügt vielleicht folgende kleine Erzählung von Janis:

> Als Reagan 1980 sein Amt antrat, sagte ich zu meinem damaligen Mann, daß Reagan sich glücklich schätzen könne, wenn er im Juni noch lebte. Ich sah genau, daß ein Anschlag auf ihn verübt werden würde. Und, verdammt, er wäre fast getötet worden! Noch vor dem Juni. Ich sah es. Ich sah es ... ich wußte einfach, daß er vor dem Juni fast umgebracht würde. Daß ein Attentat auf ihn verübt werden würde.

Manchmal kann man die Außersinnlichen Wahrnehmungen (ASW), die sich nach einer Nah-Todeserfahrung entwickeln, auch nutzbringend einsetzen. Ein besonders eindrucksvolles Beispiel dafür ist eine Krankenschwester, die ich in einem meiner Seminare kennengelernt habe. Sie kümmerte sich besonders intensiv um Sterbende, da sie mit zwölf Jahren selbst eine Nah-Todeserfahrung gehabt hatte. Nach Beendigung des Seminars schickte sie mir einen ausführlichen Bericht über ihr Nah-Todeserlebnis und einige seiner Folgen:

> Jetzt, da ich nicht mehr dagegen ankämpfe, scheine ich durch und durch sensitiv zu sein. Ich spüre genau, wo ich am nötigsten gebraucht werde, und gehe dorthin, ohne daß mich erst jemand rufen muß. Sogar mitten in der Nacht wache ich oft auf, fühle, daß der Zustand eines meiner Patienten sich verschlechtert hat und sein Tod naht, und bin schon auf dem Weg zu ihm, bevor man mich benachrichtigt hat. Wenn ich mit den Patienten und ihren Angehörigen rede, kann ich mich völlig auf sie

einstellen und ein Verständnis für sie aufbringen, wie es mir von einer rein intellektuellen Warte aus nicht möglich wäre. Das ist alles furchtbar aufregend ...

Meine eigene Nah-Todeserfahrung hilft mit bei meiner Arbeit ... bei Patienten, die langsam sterben, merke ich, wann sie noch »in ihrem Körper« sind und wann sie ihn »verlassen«. Ich zeige ihnen auch verschiedene Möglichkeiten der Entspannung, um das »Verlassen« des Körpers zu erleichtern, damit ihr Leben durch künstliche Beatmung und dergleichen nicht unnötig quälend verlängert wird ...

Wenn ich auf der Notstation bin und zwischen dem Patienten und seiner Familie eine Art Mittlerfunktion übernehme, dann fühle ich mich oft mit dem Teil des Patienten innerlich eins, der während einer Nah-Todeserfahrung »drüben in der Ecke an der Zimmerdecke« schwebt, und bitte ihn auf telepathischem Weg, nicht böse zu sein, weil wir versuchen, ihn zurückzuholen, und versichere ihm, daß ich weiß, wie schön es »da draußen« ist. Ich gebe ihm auch zu verstehen, daß ich seiner Familie helfe. Und manchmal, wenn der Patient am Leben bleibt, kommt es vor, daß er später zu mir sagt: »Ich erinnere mich, auf der Notstation mit Ihnen gesprochen zu haben«, oder: »Sie kommen mir bekannt vor. Haben wir uns schon mal irgendwo gesehen?« Oder: »Sie waren bei meiner Familie und standen ihr bei.« Natürlich waren sie während ihrer Begegnung mit dem Tod ohne Bewußtsein. Ich habe das Gefühl, daß es für die meisten Patienten angenehm ist, ihre Nah-Todeserfahrung mit mir teilen zu können, vielleicht weil sie sich in gewisser Hinsicht darüber im klaren sind, daß ich genau weiß, was sie erlebt haben.

Wenn doch nur die anderen Krankenschwestern und das Krankenhauspersonal *lernen* könnten, sich so zu verhalten, wie es diese Krankenschwester aufgrund ihrer Nah-Todeserfahrung intuitiv tut! Durch eine solche verständnislose Pflege könnte den Überlebenden eines klinischen Todes viel Kummer und Verwirrung erspart werden.

Es ließe sich natürlich noch viel mehr über ASW-Kräfte bei Menschen mit Nah-Todeserfahrung sagen, aber ich glaube, die angeführten Beispiele genügen, um zu zeigen, wie häufig sie vorkommen, was ja auch durch die Omega-Studie bereits festgestellt wurde. Trotzdem reichen meine eigenen Daten nicht aus, um die Behauptung zu belegen, daß man bei Menschen mit Nah-Todeserfahrung außergewöhnliche psychische Fähigkeiten geradezu erwarten kann. Dazu wäre erstens nötig nachzuweisen, daß die Teilnehmer an der Omega-Studie für Menschen mit Nah-Todeserfahrung repräsentativ sind, und zweitens, daß es die Nah-Todeserfahrung selbst ist, die zur Entwicklung von ASW-Fähigkeiten führt.
Erfreulicherweise haben sich erst vor kurzem zwei Forscher mit diesen beiden Punkten eingehend beschäftigt, so daß wir uns auf ihre Untersuchungsergebnisse beziehen können, wenn wir behaupten, daß Nah-Todeserfahrungen außergewöhnliche psychische Entwicklungen in Gang setzen.

Die Untersuchungen von Greyson und Kohr

Bruce Greyson ist Psychiater an der University of Michigan und gleichzeitig Forschungsdirektor der IANDS. 1982 verschaffte er sich anhand der Personen mit Nah-Todeserfahrung, die der IANDS angehören, einen Überblick darüber, ob Nah-Todeserfahrungen automatisch auch bestimmte psychische und Psi-Phänomene auslösen. Dazu verwendete Greyson einen Standardfragebogen, den der Parapsychologe John Palmer vor einiger Zeit ausgearbeitet hat. Unter anderem wird in diesem Fragebogen nach verschiedenen außergewöhnlichen psychischen Phänomenen, nach Psi-Kräften und ganz allgemein nach veränderten Bewußtseinszuständen geforscht. Greyson teilte Palmers Fragebogen an 80 Personen mit Nah-Todeserfahrung aus, von denen ihn 69 (86 Prozent) ausgefüllt zurückgaben. Greyson hat die entsprechenden Ergebnisse in einem Artikel in der Zeitschrift *Theta* veröffentlicht.

Greyson hat unter anderem das Auftreten dieser Phänomene vor und nach der Nah-Todeserfahrung verglichen und dabei — in Übereinstimmung mit den Resultaten aus dem PEI — entdeckt, daß praktisch alle psychischen und Psi-Phänomene nach der Nah-Todeserfahrung häufiger vorkommen als vorher, auch wenn die Unterschiede manchmal nicht besonders groß waren. Trotzdem: Für jede der drei Kategorien, die hier für uns von Interesse sind — außergewöhnliche psychische Erfahrungen, Psi-Kräfte und eine durch Psi geförderte Bewußtseinsveränderung, wie Greyson es nennt —, war eine *außerordentlich* hohe Steigerungsrate festzustellen.
Um einen Vergleich zwischen Greysons Daten und denen des PEI zu ermöglichen, habe ich ein paar von Greysons herausragendsten Ergebnissen in Anhang III wiedergegeben, und zwar in Tabelle 5.
Die Resultate aus Greysons Fragebogenaktion untermauern ganz eindeutig den Schluß, den ich aus meinen eigenen begrenzten Untersuchungen im Rahmen des Omega-Projekts gezogen habe: Nah-Todeserfahrungen leiten gewöhnlich eine außergewöhnliche psychische Entwicklung ein. Obwohl die Personen mit Nah-Todeserfahrung, die an der IANDS-Untersuchung beteiligt waren, vielleicht nicht repräsentativ sind für Menschen mit Nah-Todeserfahrungen überhaupt, stützen ihre Antworten doch meine Ergebnisse. Aber Greysons Resultate stimmen, wie wir gleich sehen werden, auch noch mit denen einer dritten Untersuchung überein.
Natürlich weisen Greysons und meine eigenen Forschungen ein gemeinsames Handikap auf: Wir können mit keiner Kontrollgruppe aufwarten. Das bedeutet, daß Menschen mit Nah-Todeserfahrung zwar offensichtlich hinterher eine größere psychische Aktivität entwickeln, daß das bei ähnlichen Gruppen (etwa jenen, die dem Tod zwar nahe waren, aber keine Nah-Todeserfahrung hatten — also Überlebende eines klinischen Todes) aber auch der Fall sein könnte. In dieser Richtung sind jedoch noch keine Untersuchungen angestellt worden. Woher wissen wir also, daß die Nah-Todeserfahrungen selbst diese außergewöhnliche psychische Entwicklung in Gang setzt?

Hierzu liegt uns zum Glück seit kurzem ein Untersuchungsbericht vor, auf den wir zurückgreifen können. Die Untersuchung wurde durchgeführt von Richard Kohr, einem Wissenschaftler vom Pennsylvania Department of Education, der ebenso wie Greyson Mitglied der IANDS ist.

Kohr ist auch Mitglied des Research Committee for the Association for Research and Enlightenment (ARE), einer in Virginia ansässigen Organisation mit mehr als 40 000 Mitgliedern, die ursprünglich gegründet wurde, um das Andenken des berühmten amerikanischen Mediums Edgar Cayce zu ehren. Im allgemeinen gilt sie als eine Einrichtung, die der Vorstellung vom »New Age«, dem Zeitalter eines neuen, veränderten und erweiterten Bewußtseins, positiv gegenübersteht. Wie die IANDS verfügt auch das ARE über eine Reihe von Mitgliedern, die sich bereit erklärt haben, an von der ARE geförderten Forschungsprojekten teilzunehmen.

Im Rahmen einer größeren Studie, mit der Kohr 1980 begann, sandte er an 700 ARE-Mitglieder ausführliche Fragebogen, von denen 547 (also 78 Prozent) ausgefüllt zurückgesandt wurden. Entsprechend ihrem Nah-Todesstatus waren die Probanden in drei Gruppen aufgeteilt worden: Personen mit Nah-Todeserfahrung (84), Überlebende eines klinischen Todes (105) und andere (358). Der Fragebogen beschäftigte sich unter anderem auch mit psychischen Phänomenen, Meditationen, Träume und Nah-Todeserfahrungen eingeschlossen. Kohr veröffentlichte seine ersten Ergebnisse ebenfalls in *Theta*.

Was Kohr herausfand, ist für unsere These von außerordentlicher Bedeutung. Er erklärt, daß es im allgemeinen wenig oder gar keinen Unterschied zwischen Überlebenden eines klinischen Todes und anderen gibt, daß sich aber Menschen mit Nah-Todeserfahrung von diesen beiden Gruppen ganz wesentlich unterscheiden, speziell in folgendem:

> In allen Fällen verfügt die Gruppe der Personen mit Nah-Todeserlebnis über viel größere Erfahrungen mit Psi-Kräften und psi-nahen Fähigkeiten wie etwa ASW, Psychokinese, Au-

ren, Erscheinungen und Out-of-Body-Experiences, und zwar sowohl im Wachzustand als auch im Traum.

In Anhang III habe ich neben Greysons Ergebnissen einen Teil von Kohrs Daten aufgeführt, so daß sie mit meinen eigenen Resultaten verglichen werden können (siehe Tabelle 6).
Wenn wir also die Untersuchungsergebnisse von Greyson und Kohr zusammen betrachten, dürfen wir, wie ja auch schon durch die Hypothese vom »geistigen Katalysator« postuliert, feststellen, daß Nah-Todeserfahrungen — und nicht einfach nur die Todesnähe *per se* — zu einer bestimmten psychischen Weiterentwicklung führen. Außerdem (wieder in Übereinstimmung mit meinen eigenen Ergebnissen) deuten ihre Daten hinsichtlich mystischer und meditativer Erfahrungen darauf hin, daß Nah-Todeserfahrungen auch die Spiritualität fördern. Alles in allem wird die grundlegende These dieses Buches also durch die neueren Arbeiten anderer Forscher bestätigt.

Ein erstaunliches Phänomen der Nah-Todeserfahrung: Der Blick in die Zukunft

In einigen früheren Publikationen, die sich mit Nah-Todeserfahrungen befassen, ist mir aufgefallen, daß einige wenige aus diesem Personenkreis behaupten, über Ereignisse Bescheid zu wissen, von denen sie glauben, daß sie stattfinden *werden*. In den meisten Fällen scheinen diese Wahrnehmungen im Zusammenhang mit der Lebens*rückschau* aufgetreten zu sein. Ich möchte dieses Phänomen, in der parapsychologischen Literatur als Vorschau, Vorauswissen oder Präkognition bekannt, »Personal Flash-forward« (PF) — »persönliche Vorausblende« — nennen.
Im Zuge meiner Forschungen bin ich einer ganzen Reihe von Menschen mit Nah-Todeserfahrungen begegnet, die mir von ihrem Blick in die eigene Zukunft berichtet haben. Es sieht so aus, als würde der Betreffende während der Nah-Todeserfahrung über sein *gesamtes* Le-

ben informiert, also nicht nur über vergangene Ereignisse, wie einigen der früheren Berichte zu entnehmen war. In diesem Sinne kommt einem Menschen mit Nah-Todeserfahrung eine PF vor wie eine »Erinnerung« an künftige Ereignisse, sie ist offenbar Teil seines »Lebensdesigns«, das sich entfalten *wird*, wenn er ins physische Leben zurückkehrt.

Manchmal manifestiert sich das Vorauswissen (meist visuell und sehr farbig) auch kurz oder sogar erst einige Zeit nach einer Nah-Todeserfahrung; in anderen Fällen wiederum erinnert sich der Betreffende erst an seine PF, *wenn das Vorausgesehene tatsächlich stattfindet.* Dann erscheint es so (wie mir mehrere Personen mit Nah-Todeserfahrung bestätigten), als würde das Ereignis selbst die Erinnerung daran samt der Nah-Todessituation, während der die Wahrnehmung ursprünglich erfolgte, zurückrufen. Dabei kommt es gewöhnlich zu einem merkwürdigen Déjà-vu-Gefühl; das Ereignis, das bereits einmal erlebt wurde, geschieht jetzt tatsächlich, und die Vergegenwärtigung ist begleitet von dem Schock der absoluten Gewißheit, dies alles schon zu kennen und zu wissen, wie es ausgeht.

Folgendes Fallbeispiel, das mehrere Kernelemente einer solchen Erfahrung aufweist, stammt von einer Frau, deren Nah-Todessituation durch einen Riß im Gebärmutterhals ausgelöst wurde, als sie 1959 ihr jüngstes Kind bekam. Während ihrer Nah-Todeserfahrung begegnete sie verschiedenen Wesen, die ihr Wissen übermittelten:

> Ich erfuhr, daß ich zu einem bestimmten Zeitpunkt sterben würde, aber nicht jetzt bei der Entbindung. Die Wesen zeigten mir, daß ich, falls ich meinen Lebensweg weiterging (anscheinend hatte ich völlig freie Wahl), dann später HIER leben würde und GENAU DIES TUN würde: Ich fand mich plötzlich an einem Ort wieder — aber es war nicht die Stadt, in die wir ziehen wollten —, und unsere drei Kinder waren inzwischen groß. Mein Mann und ich waren auch älter, und die ganze Szene lief folgendermaßen ab:

Ich stand in der Küche und richtete Salat in einer Schüssel an. Ich trug ein leichtes, gestreiftes Leinenkleid; meine Haare hatten schon graue Strähnen, meine Taille war irgendwie breiter, aber für mein Alter war ich noch ganz gut in Form. Ich war erfüllt von einem Gefühl ungeheuren Friedens und in fröhlicher Stimmung, ich scherzte mit meiner älteren Tochter, während wir das Essen vorbereiteten. Die jüngere war gerade irgendwo bei Freunden. Außerdem gab es da auch noch ein paar kleine Kinder ...

Mein Mann hatte gerade geduscht und ging im Bademantel über den Flur. Er hatte mehr zugenommen als ich, und seine Haare waren ganz weiß. Unser Sohn mähte den Rasen, aber beide Kinder waren nur zu Besuch da. Sie wohnten nicht mehr bei uns.

Während ich dieses Zukunftsbild meiner Familie erlebte, konnte ich sehen, hören und riechen. Besonders intensiv war der Geruch des Gurkensalats, den ich gerade anrichtete, vermischt mit dem Geruch von Immergrün, das rings um unser Haus wuchs, und dem Duft von frisch gemähtem Gras. Ich konnte auch mein Parfüm riechen und die Seife, die mein Mann beim Duschen verwendet hatte. Das Bild dauerte nur ganz kurz, aber es beeindruckte mich sehr. Ich habe es nie wieder vergessen.

Und nun ihr Kommentar aus heutiger Sicht:

1. Ganz genauso sehen wir jetzt [1981] aus.
2. Auch unsere Kinder sehen so aus wie auf diesem Bild.
3. Wir verstehen uns genauso gut, wie durch die Szene beschrieben wurde. Wir feiern, wann immer wir zusammen sind, und reden und lachen miteinander.
4. Unsere ältere Tochter hatte geheiratet und selbst zwei Töchter bekommen. Als sie sich dann scheiden ließ und sich ein neues Leben aufbauen mußte — Arbeit suchen und so —, habe ich mich viel um die beiden kleinen Mädchen gekümmert.

5. Das Haus, in dem wir jetzt wohnen, entspricht auch dem damaligen Bild. Ich wünschte nur, ich hätte noch besser auf Einzelheiten geachtet.

Ein anderes Beispiel, das die meisten charakteristischen Eigenheiten einer ziemlich detaillierten PF aufweist, ist folgender Bericht, den mir ein Briefpartner geschickt hat, der heute im westlichen Teil der Vereinigten Staaten lebt, aber seine Kindheit in England verbracht hat. Als zehnjähriger Junge kam er wegen einer akuten Blinddarmentzündung ins Krankenhaus und wurde operiert. Während der Operation hatte er eine Nah-Todeserfahrung, verbunden mit einer Out-of-Body-Experience (er konnte seinen eigenen Körper sehen), und trat in telepathischen Kontakt zu Wesen, die Kleider anzuhaben schienen.
Besonders bemerkenswert an seinem Erlebnis ist, was *danach* mit ihm geschah. Er schreibt:

> Nach der Operation, als ich wieder gesund wurde, merkte ich, daß ich einige sonderbare Erinnerungen hatte — wirklich sehr sonderbar —, und zwar *Erinnerungen an Ereignisse in meinem künftigen Leben.*
> Ich weiß nicht, wie ich dazu gekommen bin . . . Sie waren einfach da . . . Aber zu der Zeit [1941], und eigentlich noch bis 1968, konnte ich einfach nicht daran glauben.

Das änderte sich, als schließlich alle »Erinnerungen« im Laufe der Jahre eintrafen, wie er behauptet — nur die »Erinnerung«, die mit seinem Alter und den Umständen seines Todes zu tun hatte, habe sich (noch?) nicht verwirklicht. Hier ein Ausschnitt aus seinem Bericht:

> 1. *Du wirst mit 28 Jahren heiraten.*
> Diese erste »Erinnerung« wurde als einfache Erklärung wahrgenommen — Emotionen waren damit nicht verbunden . . . Und

so kam es auch, obwohl ich an meinem 28. Geburtstag die Frau, die ich dann heiratete, noch gar nicht kannte.

2. *Du wirst zwei Kinder haben und in dem Haus leben, das du siehst.*

Im Gegensatz zur ersten Vorhersage »fühlte« ich diese . . . »erlebte« ist vielleicht zutreffender. Ich erinnerte mich lebhaft daran, in einem Sessel zu sitzen und zwei Kindern zuzuschauen, die vor mir am Boden spielten. Und ich *wußte*, daß ich verheiratet war, obgleich diese Vision keinen Hinweis darauf gab, mit wem ich verheiratet war. Ein verheirateter Mensch weiß, wie es ist, allein zu sein, denn früher war er ja allein, und er weiß auch, wie es ist, verheiratet zu sein, denn er ist ja verheiratet. Aber für einen alleinstehenden Menschen ist es unmöglich zu wissen, wie man sich fühlt, wenn man verheiratet ist — und ein zehnjähriger Junge kann *unmöglich* wissen, wie es ist, verheiratet zu sein! Es ist dieses merkwürdige, unmögliche Gefühl, an das ich mich so gut erinnere, und deshalb ist mir dieses Ereignis auch so deutlich im Gedächtnis geblieben. Ich »erinnerte« mich an etwas, das erst fünfundzwanzig Jahre später geschah! Aber ich habe die Zukunft nicht »gesehen«, ich habe sie *erlebt*. Die Zukunft fand *jetzt* statt . . .

[Er legte auch einen Plan des Zimmers bei, in dem er und seine Kinder sich befanden, und schreibt dazu:]

Während meines »Erlebnisses« blickte ich geradeaus und nach rechts — nach links konnte ich nicht sehen, aber ich wußte, daß meine Frau in dieser Hälfte des Raums saß. Die Kinder — sie waren vier und drei Jahre alt — spielten auf dem Fußboden; das ältere, ein Mädchen, hatte dunkle Haare, das jüngere war blond, und ich dachte zuerst, es sei ein Junge, aber wie sich herausstellte, waren es beides Mädchen. Und ich wußte auch, daß hinter der Wand . . . da war etwas sehr Merkwürdiges, das ich überhaupt nicht verstehen konnte. Mein Bewußtsein konnte es nicht erfassen, und trotzdem *wußte* ich genau, daß sich dort irgend etwas befand.

Diese »Erinnerung« wurde eines Tages, das war 1968, Gegenwart, als ich im Sessel saß, ein Buch las und zufällig einen Blick auf die Kinder warf . . . Mir wurde klar, daß ich mich mitten in meiner »Erinnerung« von damals, von 1941, befand! Und dann entdeckte ich, was mir seinerzeit so merkwürdig vorgekommen war: Hinter der Wand befand sich ein Heißluftgerät. Diese Heizgeräte waren in England nicht gebräuchlich — und sind es meines Wissens auch heute nicht. Daher konnte ich nicht erkennen, was es war; es lag außerhalb meines Wissensbereichs von 1941.*

Von weiteren verblüffenden PF-Beispielen berichtete mir Janis. Vielleicht erinnern Sie sich, daß sie im Zusammenhang mit ihrer Lebensrückschau ein sehr merkwürdiges Phänomen erwähnte, von dem ich kein zweites Mal gehört habe. Sie sagte, daß sie die *Rückschau* »in Schwarzweiß« sah, aber als plötzlich Ereignisse kamen, die »noch nicht passiert waren«, wurde das Ganze »farbig«! Das erstaunte mich, und ich fragte sie gleich, ob sie sich an eine spezielle Szene erinnern könne, etwas, das dann auch wirklich später in ihrem Leben eingetreten sei. Daraufhin erzählte sie mir folgendes:

> Also, ich sah, wie ich in einem Auto saß, und das Auto versank. Im Wasser. Und es war sehr schwer, da rauszukommen. Schließlich gelang es mir, aber ich mußte kämpfen, richtig kämpfen, um aus dem Auto rauszukommen, das im Wasser versank . . .
>
> Und dann, viele Jahre später . . . war ich in Florida, zu Besuch bei meinen Eltern. Eigentlich wollte ich weiter, um ein paar Aufnahmen von der St.-Petersburg-Tampa-Bridge zu machen. Aber drei Tage lang bin ich morgens aufgewacht, schwer nach

* Andere, die in ihrer Kindheit im Zusammenhang mit Nah-Todeserfahrungen PFs hatten, erklärten ebenfalls, dabei Geräte gesehen zu haben, von deren Existenz bzw. Bedeutung sie erst später erfuhren.

> Atem ringend. Ich ertrank. Ich ertrank mit meinem Auto – dem Auto von damals; meine Katze war unter dem Vordersitz eingeklemmt. Ich kam raus, aber sie nicht. Ich bin dann doch nicht gefahren. Und an dem Tag, an dem ich eigentlich hatte dort sein wollen, war, so erfuhr ich, die Brücke von einem Schiff gerammt worden. Viele Autos und ein Bus stürzten ins Wasser ...

Bei einer anderen PF, von der mir Janis erzählte, ging es ähnlich dramatisch zu:

> Ich fuhr auf der I-94 [das war mehrere Jahre nach ihrer Nah-Todeserfahrung] zwischen Detroit und Ann Arbor. Plötzlich bekam ich Angst. Ich »sah«, wie ein Tankwagen umkippte, explodierte und die Flammen über die Straße schlugen ... wie die anderen Autos alle in Flammen aufgingen – ich mußte weg, so schnell wie möglich. Ich habe es natürlich nicht »real« gesehen, aber es war auch keine Halluzination – ich kann es einfach nicht genauer erklären, ich hab' es eben »gesehen«. Sofort fuhr ich die nächste Ausfahrt raus, runter von der Autobahn, und auf einem großen Umweg heim. Als ich so gegen sechs Uhr zu Hause ankam, gerade rechtzeitig zu den Nachrichten, habe ich gleich den Fernseher angestellt – und da haben sie es auch schon gezeigt. Ein Tankwagen war umgekippt und explodiert, drei Autos waren ausgebrannt, die Fahrer und die anderen Leute in den Autos alle tot und ein Haus neben der Autobahn völlig zerstört. [Und Sie wären genau an der Stelle gewesen, wenn Sie nicht von der Autobahn runtergefahren wären?] So ist es. Wenn ich im gleichen Tempo auf der Autobahn weitergefahren wäre, wäre ich gerade »rechtzeitig« dortgewesen.

Janis schätzt, daß sie bei ihrer PF sechs oder sieben Szenen aus ihrem künftigen Leben gesehen hat, auch weniger lebensgefährliche Situationen. An fünf konnte sie sich noch genau erinnern, und alle haben sich, wie sie versicherte, später wirklich so oder ähnlich ereignet — bis auf eine, die sie folgendermaßen beschrieb:

> Ich ging eine Treppe hinunter, eine weiße Treppe . . . vom zweiten Stockwerk. Ich ging die Treppe hinunter, ganz in Weiß gekleidet. Und am Fuß der Treppe stand jemand. Ein Mann — nicht mein Ehemann —, der mich irgendwohin brachte, wo ich einen Preis bekam, einen Preis für etwas, das ich geschrieben hatte. [Und wer war der Mann?] Ich weiß es nicht. Das liegt noch in der Zukunft.

Janis hat zwar bislang keinen Preis bekommen, doch sollte erwähnt werden, daß sie nach ihrer Nah-Todeserfahrung Schriftstellerin geworden ist und zur Zeit an einem Roman und an einer Autobiographie arbeitet.

In ihrem Fall scheint es sich bei den PFs nicht unbedingt immer um direkte Voraussagen zu handeln, sondern eher um Vorausblicke auf Situationen, die eingetreten wären, wenn sie nichts unternommen hätte, um sie zu vermeiden. Kurz, die PFs scheinen ihr nur eine *mögliche* Zukunft gezeigt zu haben, nicht aber ein unvermeidbares und unumstößliches Schicksal.

Woher wissen wir nun, daß diese Berichte wahr sind? Es gibt eigentlich kaum einen triftigen Grund dafür, warum man sich PFs (die sich offenbar gewöhnlich auch erfüllen) einfach ausdenken sollte, andererseits befinden wir uns in der mißlichen Lage, feststellen zu müssen, daß es derartige Berichte zwar gibt, wir aber keine Möglichkeit haben, ihre Wahrheit zu beweisen.

In manchen Fällen läßt sich jedoch ein Weg finden, das Problem zu lösen, indem man Aussagen Dritter hinzuzieht, die die Erzählung eines Menschen mit Nah-Todeserfahrung bestätigen. Und von einem solchen Fall habe ich vor kurzem erfahren:

Es handelt sich um Belle, die wir bereits kennen. Wie Sie sich vielleicht erinnern, hat Belle ihren klinischen Tod überlebt. Während ihrer Nah-Todeserfahrung begegnete sie Wesen, die ihr wichtige Informationen über die Zukunft vermittelten, von denen wir einige im folgenden Kapitel wiedergeben werden. Was ihre Nah-Todeserfahrung für uns so einzigartig und besonders wertvoll macht, ist das, *was* man Belle »zeigte«: nämlich ein Bild von Raymond Moody. Dann nannte man ihr seinen vollen Namen und sagte ihr, daß sie ihm begegnen würde, wenn »die Zeit gekommen sei«, um ihm ihre Geschichte zu erzählen.

Belle hat ihr ganzes Leben in einer kleinen Stadt im Süden verbracht, und seit 1971 wohnt sie dort in einer Straße mit einem einzigen langen Häuserblock.

Ungefähr achtzehn Monate nach ihrer Nah-Todeserfahrung zogen Raymond Moody, der damals gerade sein Medizinstudium begann, und seine Frau Louise in die gleiche Stadt — in dieselbe Straße! Aber da die Moodys am anderen Ende des Häuserblocks wohnten, vergingen Jahre, ehe sie in Kontakt miteinander kamen.

Schließlich, vier Jahre *nach* Belles Nah-Todeserfahrung, begleitete Louise in der Halloween-Nacht 1975 ihren älteren, festtagsmäßig kostümierten Sohn Avery auf seinem Zug von Haus zu Haus — aber möglichst nicht zu Fremden, wie der Vater ausdrücklich gebeten hatte. Am selben Abend sagte Belle zu ihrem Mann:

> »Du, hör mal, Bill, ich hab' hier ein paar Süßigkeiten für die Kinder hingestellt — falls welche kommen. Und wenn du sie auch noch so niedlich findest, ruf mich, bitte, nicht, mir geht's heute abend gar nicht gut . . .«
>
> Er sagte »Okay«, und natürlich kam jemand . . . Louise hatte nicht auf Raymond gehört und Bill nicht auf mich: Sie standen vor unserer Tür, und mein Mann rief: »Belle, ich weiß ja, ich soll dich nicht stören, aber das mußt du dir unbedingt ansehen!« — »O Mann«, seufzte ich, stand auf und ging an die Haustür. Normalerweise frage ich die Kinder nicht, wie sie heißen oder wer ihre Eltern sind, so in etwa weiß ich das ja meistens, aber diesen Jungen hatte ich noch nie gesehen, und so fragte ich ihn: »Wie heißt du denn?« Und er sah mich an und antwortete:

Ich bin Raymond Avery Moody der Dritte.«* Und im selben Moment erscheint schon das Bild seines Vaters vor meinem inneren Auge, und es sagt . . .: Jetzt!

Belle sah Louise an und sagte: »Ich muß mit Ihrem Mann sprechen.« Louise, natürlich ein wenig erstaunt, erwiderte offenbar: »Oh, hatten Sie etwa auch so eine von diesen Erfahrungen, über die Raymond schreibt?« Belle – die keine Ahnung hatte, wer Raymond Moody war, sondern nur wußte, daß er der Mann war, mit dem sie sprechen sollte – fragte Louise: »Was für Erfahrungen meinen Sie?« Und als Louise »Nah-Todeserfahrungen« sagte, meinte Belle, daß es sich wohl um so was handeln müßte, denn sie sei schon mal für tot erklärt worden.

Das Ergebnis dieser merkwürdigen Begegnung war, daß Raymond Moody kurz darauf mit Belle sprach und ihre Nah-Todeserfahrung später in seinem zweiten Buch *Nachgedanken über das Leben nach dem Tod* wiedergegeben hat. Zur Zeit ihrer ersten Begegnung im Jahre 1975 wurde Moodys späterer Bestseller *Leben nach dem Tod* gerade gedruckt, und Belle hatte keine Ahnung, daß sie dem Mann begegnet war, dessen Name einmal mit den Forschungen über Nah-Todeserfahrungen identifiziert werden würde. Außerdem hat Louise Moody mir alle wichtigen Details dieses denkwürdigen Abends, unabhängig von Belles Schilderung, in einem persönlichen Gespräch (am 1. Juni 1981) bestätigt.

* Es war nicht nur ungewöhnlich, daß Avery sich auf diese Weise vorstellte, sondern, wie Belle berichtete, es war »noch merkwürdiger, daß er mir seinen vollen Namen nannte. Wie ich hörte, tut er das sonst nie. Raymond Avery Moody der Dritte. Es war das erstemal, daß er ihn in voller Länge hersagte. Aber das war für mich das Zeichen, und sofort erschien in Gedanken das Bild seines Vaters vor mir, und ich wußte, wer er war und daß es nun an der Zeit war, mit ihm zu reden, um ihm ganz bestimmte Informationen zu geben.«
Soviel ich weiß, wird der Moody-Sohn innerhalb der Familie tatsächlich immer nur Avery genannt.

Zusammenfassung

Wir sind ausgegangen von dem Postulat, daß man durch spirituelles Wachstum außergewöhnliche psychische Fähigkeiten erlangen kann, und haben gezeigt, daß die Nah-Todeserfahrung bei vielen Menschen offenbar eine entsprechende geistige Entwicklung auslöst. Das stimmt mit unserer Behauptung überein, daß die Nah-Todeserfahrung vor allem auch als Katalysator für das spirituelle Erwachen und die geistige Weiterentwicklung fungiert. Das wird nicht nur durch meine eigenen Forschungen bestäigt, sondern ebenso durch die Arbeiten anderer Wissenschaftler.

Das Phänomen der Vorausschau in die eigene Zukunft ist vielleicht der wesentlichste Beitrag zu der Erkenntnis, daß die Nah-Todeserfahrung aus wenigstens zwei Gründen außergewöhnliche psychische Entwicklungen in Gang setzt. Zum einen, weil diese paranormalen Phänomene offenbar Bestandteil der Nah-Todeserfahrung selbst sind. Dazu gehören auch die Rückschau auf das eigene Leben und die PF. Vor allem diese Aspekte bedürfen noch der sorgfältigen Untersuchung durch Nah-Todesforscher und Parapsychologen.

Der zweite Grund ist sogar noch wichtiger: PFs scheinen noch mit einem *anderen* Phänomen des Vorauswissens verbunden zu sein, das manchmal (aber nicht nur) im Rahmen von Nah-Todeserfahrungen auftritt und dessen Bedeutung bis dato weitgehend ungeklärt ist. Ich möchte dieses Phänomen »planetarische« oder »prophetische« Visionen nennen — das heißt, daß Nah-Todeserfahrungen manchmal nicht nur Vorauswissen erzeugen, das einen persönlich betrifft, sondern daß sie manchmal auch eine umfassende Vision unserer *gemeinsamen* Zukunft hervorrufen und daß diese planetarischen Visionen im Prinzip bei *allen* Menschen mit Nah-Todeserfahrung gleich zu sein scheinen. Mit diesen planetarisch-prophetischen Visionen von Menschen mit Nah-Todeserfahrung, ihrer möglichen Funktion und Bedeutung, wollen wir uns im nächsten Kapitel beschäftigen.

8 Planetarische Visionen

Im Sommer 1977 lernte ich John Audette kennen, der sich, fasziniert von einem Vortrag Raymond Moodys über Nah-Todeserfahrungen, nach Beendigung seines Soziologiestudiums ebenfalls der Nah-Todesforschung zuwandte und einer der Mitbegründer der IANDS sowie ihr erster geschäftsführender Direktor wurde. Ich hatte damals gerade erst mit meiner Forschungsarbeit begonnen, und Kollegen gab es zu der Zeit auf diesem Gebiet kaum. Da mir John an Erfahrung, wenn auch nicht an Lebensjahren, bestimmt einiges voraushatte, lauschte ich seinen Berichten über seine Arbeit und seine Kontakte zu Menschen mit Nah-Todeserfahrung mit großem Interesse.
Manches von dem, was er mir mitteilte, verwunderte mich nicht wenig. So erzählte er mir zum Beispiel, daß einige der Personen, die Moody befragt hatte, in Verbindung mit ihrer Nah-Todeserfahrung eine Vision von der Zukunft unseres Planeten gehabt hätten, und zwar — und nun kam das eigentlich Erstaunliche — *im wesentlichen alle die gleiche:* die Vision einer erdumspannenden zerstörerischen Flutkatastrophe . . . im Jahre 1988!
Keiner meiner Probanden, mit denen ich bis dahin gesprochen hatte, hatte mir von einer solchen Vision erzählt — allerdings hatte ich auch nie direkt nach dergleichen gefragt. Außerdem waren gerade damals apokalyptische Szenarien en vogue, aber ich hatte mich nie ernsthaft darum gekümmert. Was mich an Johns Beobachtungen jedoch beeindruckte, waren vor allem zwei Punkte: Erstens, daß diese »Prophetic Visions« (PVs) — wie ich sie später nannte — mit tiefen Nah-Todeserfahrungen zusammenzuhängen schienen, und zweitens, daß sich diese Visionen offensichtlich alle so verblüffend ähnelten.

Als ich mit meiner Arbeit an *Life at Death* fertig war, begann ich, nach Menschen mit Nah-Todeserfahrungen zu suchen, die behaupteten, eine Prophetische Vision gehabt zu haben, um selbst festzustellen, wie häufig derartige Berichte vorkamen und welche Bedeutung ihnen beizumessen war.

Als erstes rief ich Raymond Moody und John Audette an, die mir freundlicherweise einige wertvolle Hinweise gaben. Inzwischen hatten auch mehrere Leute an die IANDS geschrieben und von ihren Erfahrungen berichtet, und der darauffolgende Briefwechsel und die Gespräche erbrachten weitere Informationen. Meistens fuhr ich zu den Leuten hin, um die Berichte von ihren Nah-Todeserfahrungen und ihren Visionen auf Band zu nehmen, oder sie kamen zu mir nach Connecticut, um dort mit mir zu sprechen. In allen Fällen haben wir den Kontakt durch Briefe, Bänder, Telefongespräche oder spätere Treffen aufrechterhalten. Schließlich füllten einige noch einen Fragebogen für mich aus, der zusätzliche Daten lieferte.

Seither habe ich 16 Personen mit Nah-Todeserfahrung ausfindig gemacht, die behaupten, planetarische Visionen gehabt zu haben.* Trotz dieser kleinen Zahl — noch dazu gezielt gesuchter — Fallbeispiele, glaube ich, daß es angesichts der möglichen Bedeutung meiner Ergebnisse gerechtfertigt ist, diese Daten in dieser Form und zu diesem Zeitpunkt zu publizieren.

Prophetische Visionen

PVs unterscheiden sich von PFs in zwei Punkten: 1. Prophetische Visionen beziehen sich auf künftige Ereignisse unter einem eher globalen denn individuellen Aspekt; 2. sie ähneln sich von Person zu Person mit verblüffender Konstanz. Letzteres ist ebenso bemerkenswert wie die Übereinstimmung von Nah-Todeserfahrungen, die von

* Ich habe noch von weiteren gehört, hatte aber noch keine Zeit und auch keine Möglichkeit, diesen Fällen selbst nachzugehen.

mir und anderen Forschern festgestellt wurde. In diesem Fall ist jedoch, wie wir gleich sehen werden, nicht so sehr die formale Gleichheit der Visionen von Interesse, sondern vor allem ihr Inhalt.
Die meisten Personen, die von PVs berichten,* behaupten, daß sie ihre Visionen während der Nah-Todeserfahrung hatten und daß ihnen die Einzelheiten häufig durch eine Begegnung mit geistigen Führern oder Lichtwesen vermittelt wurden. In einigen Fällen jedoch scheinen die Visionen erst nach dem Nah-Todeserlebnis aufgetreten zu sein, und es ist nicht klar, ob die entsprechenden Informationen bereits während der Nah-Todeserfahrung »eingegeben« worden sind. Auf jeden Fall haben die meisten, die mir von ihren PVs erzählten, erklärt, ursprünglich mehr Informationen erhalten zu haben, als sie erinnern können. Außerdem haben mehrere gesagt, man hätte ihnen bereits angekündigt, daß sie später *nicht mehr fähig* sein würden, sich an alle Informationen zu erinnern, daß sie aber zu einigen wieder Zugang finden würden, falls es sich als notwendig erweisen sollte. Belles Bericht zeigt, wie man sich dieses »Speichern« und spätere »Abrufen« von Informationen vorzustellen hat:

> Einmal, da wußte ich einfach alles, vom Anfang der Schöpfung bis zum Ende der Zeit ... aber man sagte mir [die Wesen], daß ich fünf Tage lang bewußtlos sein würde und dann all das Wissen, das man mir vermittelt hatte, nicht mehr »präsent« wäre, sondern zur späteren Verwendung gespeichert ... Wenn man diese Informationen erhält, erfährt man auch ... den Zeitpunkt ... wann man davon sprechen darf. Wenn man mir jetzt eine Frage stellen würde ... und die Zeit wäre noch nicht reif für die Antwort, dann würde ich auch keine Antwort darauf geben können.

* Ich habe den Eindruck, daß Personen, die von PVs berichten, besonders tiefe oder lange Nah-Todeserfahrungen hatten. Außerdem haben praktisch alle von ihnen über eine Begegnung mit einem »höheren Wesen« oder mehreren Wesen irgendwelcher Art berichtet, was nicht unbedingt typisch ist für Nah-Todeserfahrungen.

In den meisten Fällen ist jedoch — zumindest in großen Zügen — eine Erinnerung vorhanden, und je näher der Tag X, der Zeitpunkt des vorausgesehenen Ereignisses, rückt, desto deutlicher scheint das PV-Bild wieder an die Oberfläche zu steigen. Ein oder zwei Tage vorher, so haben einige Probanden erklärt, wüßten sie, daß nun das visionär Geschaute Wirklichkeit wird. Beispielsweise sagte ein Mann, der von Raymond Moody befragt worden war:

> Three Mile Island ... ich wußte, daß was passieren würde! Ich weiß nicht, *warum.* Die ganze Zeit ging mir »Three Mile Island« durch den Kopf ... Ich wußte, es würde passieren, ich wußte, daß es passieren würde. Ich sagte es Vicky ... ich sagte zu ihr, daß es passiert, und, wissen Sie was? Zwei Tage später passierte es dann wirklich.

Auch irgendeine Erinnerung an das ursprüngliche Geschehen kann das Gedächtnis wieder auffrischen. Ein Beispiel dafür ist Belles Erinnerung an Raymond Moody, als sein Sohn seinen Namen nennt. Manchmal erinnert sich auch jemand, wenn er sich an einem ganz bestimmten Ort befindet, an etwas, das er in seinen Visionen gesehen hat, so daß ihm plötzlich alles wieder ganz klar vor Augen steht. Außerdem kann einem auch rein zufällig dies oder jenes wieder bewußt werden, obgleich viele Betroffene meinen, es sei nicht Zufall, sondern eben »an der Zeit« gewesen, sich an diese bestimmte Information zu erinnern.

Das allgemeine Szenarium Prophetischer Visionen

Ich habe bereits darauf hingewiesen, daß sich die PVs im großen und ganzen alle ähneln. Tatsächlich haben Prophetische Visionen — als ein Aspekt von Nah-Todeserfahrungen — mit diesen gemeinsam, daß sie sich, obgleich keine zwei identisch sind, aus Elementen zusammensetzen, die sich immer wiederholen und ein zusammenhängendes Muster bilden. Auch wenn die Zahl der Fälle, die wir untersucht haben, relativ klein ist, so daß eine Bilanz als durchaus provisorisch betrachtet werden muß, läßt sich folgendes Gesamtbild zeichnen:

Obwohl man das Gefühl hat, absolut alles zu wissen — vom Anbeginn der Schöpfung bis zum Ende der Zeiten —, wird einem das Szenarium der Zukunft offenbar nur kurz gezeigt, und das Vorauswissen reicht selten über die Anfänge des 21. Jahrhunderts hinaus. Es wird von zunehmender Erdbebentätigkeit und vulkanischer Aktivität berichtet sowie von großen geophysikalischen Veränderungen überhaupt in diesem Jahrzehnt. Als Folge davon wird es zu Klimaverschiebungen und Störungen in der Nahrungsversorgung kommen. Das Weltwirtschaftssystem bricht zusammen, und die *Wahrscheinlichkeit* eines nuklearen Krieges oder Unfalls ist sehr groß (die Befragten waren sich aber nicht darüber einig, *ob* es zu einer nuklearen Katastrophe kommt).

All diese Ereignisse sind jedoch nicht als Endpunkt der menschlichen Geschichte zu verstehen — obwohl viele sterben werden —, danach soll vielmehr eine neue Ära beginnen, die sich durch weltweiten Frieden und universelle Liebe auszeichnen wird. Obgleich sie sich darüber einig sind, daß das genaue Datum für diese »Wendezeit« nicht feststeht, haben viele der Probanden das Gefühl, das alles würde noch in den achtziger Jahren stattfinden.

Ich will nun im folgenden versuchen, die verschiedenen Facetten des PV-Szenariums darzustellen, zunächst aber noch ein paar zusammenfassende Erklärungen von Leuten, die mir geschrieben oder den Fragebogen ausgefüllt haben. Zuerst von einem Mann, der seine Nah-Todeserfahrung 1943 hatte:

> Es sieht so aus, als stünden wir vor einer Reihe von Problemen, vor allem was die Natur betrifft. Ich glaube, zwischen jetzt und 1988 müssen wir mit einigen der verheerendsten Katastrophen rechnen, die es in der Geschichte je gegeben hat. Erst vor kurzem hatten wir mit dem Ausbruch des Mount St. Helens ein

warnendes Beispiel dafür. Aber nicht nur die Naturelemente werden uns zu schaffen machen — überall werden Krisen auf uns zukommen, besonders auch im zwischenmenschlichen Bereich, innerhalb der Familie und unter den verschiedenen Nationen. Ich selbst habe den Eindruck, daß wir zwar nicht gerade vor dem Ende der Welt stehen, aber vor einem großen Umbruch, bevor wir endlich lernen, nicht mehr so materialistisch zu denken, und uns eher auf das konzentrieren, was Er uns gegeben hat, bis wir gelernt haben, einander zu lieben.

Hören wir als nächste Reinee Pasarow, die ihre Nah-Todeserfahrung 1967 hatte, als sie gerade siebzehn Jahre alt war:

Die Zukunftsvision, die ich während meiner Nah-Todeserfahrung hatte, zeigte mir eine Welt im Umbruch. Ich erfuhr, daß die Menschheit die »wahre« Realität mißachtet, die Gesetze des Universums verletzt hatte und nun die schrecklichen Folgen tragen mußte. Und das war nicht etwa auf die Rache eines zornigen Gottes zurückzuführen, sondern die Erde befreite sich selbst von denen, die nicht anders leben wollten und bis zum bitteren Ende versuchen würden, sich blind hinter den Institutionen von Gesetzgebung, Wissenschaft und Religion zu verstecken. Man sagte mir, daß die Menschheit von Krebsgeschwüren zerfressen würde, von Arroganz, Materialismus, Rassismus, Chauvinismus und kleinlichem, egoistischem Denken. Ich erkannte, wie sich Sinn in Unsinn und Unheil schließlich in göttliche Vorsehung verwandeln würden.
Und am Ende dieser Zeit würde die Menschheit »neu geboren« werden, mit einer neuen Einstellung zur Erde und ihrem Platz im Universum. Dieser Geburtsprozeß sollte zwar ausgesprochen schmerzhaft sein, aber aus ihm würde eine Menschheit hervorgehen, die demütig, wissend und in Frieden vereint weiterlebt.

Nachdem wir damit einen Eindruck von PV-Szenarien in toto gewonnen haben, wollen wir nun einige ihrer spezifischen Merkmale genauer betrachten.

Das Gefühl absoluten Wissens

In dem Bewußtseinszustand, in dem Menschen mit Nah-Todeserfahrung sich während ihrer Visionen befinden, scheint ein Gefühl des absoluten Wissens bestimmend zu sein. Das hörten wir bereits von Belle, und vor allem von Darryl, der sagte, daß er nicht das Gefühl hatte, sich dieses Wissen angeeignet zu haben, sondern sich daran zu *erinnern,* mehr noch: Er glaubte in diesem Augenblick, das gesamte Wissen *darzustellen.* Hank berichtete, daß »sein« Lichtwesen die rechte Hand hob, und schon zeigte sich vor ihm, einem Panorama gleich, das sich unmöglich beschreiben ließe, alles was existiert — »vom Anbeginn der Zeit bis ans Ende der Zeit«. Diese Redewendung taucht im Zusammenhang mit Prophetischen Visionen immer wieder auf.

Geophysikalische Veränderungen

Obwohl Menschen mit Nah-Todeserfahrung oft behaupten, daß diese Visionen sowohl die Vergangenheit als auch die Zukunft umfassen, sind es die künftigen Geschehnisse, die, was nicht weiter überrascht, in ihren Berichten besonders hervorgehoben werden. Vor allem diverse geophysikalische Veränderungen scheinen immer wieder Thema der PVs zu sein. Die folgenden Auszüge aus Gesprächen vermitteln nicht nur einen Eindruck von der Spannweite der Ereignisse, die vorausgesehen werden, sondern auch von den Bedingungen, unter denen diese Informationen wieder ins Bewußtsein gehoben werden.

Erdbeben

Die seismischen Aktivitäten werden stark zunehmen; vor allem die Vereinigten Staaten werden große Probleme damit haben.

Also, das ist wie dieses Erdbeben, das vorige Woche [in Italien] war. Ich sah es kommen. Ich sehe eine ganze Reihe davon kommen ... es wird viele Katastrophen geben.
Ich habe Erdbeben in Südamerika und in Italien gesehen, und auch jenes, das gerade in Griechenland stattgefunden hat.

Ich mußte immer wieder an Italien denken in Verbindung mit Erdbeben, und da habe ich es aufgeschrieben ... Und im September war dann tatsächlich dieses heftige Erdbeben in Italien ... Ich wußte gar nicht, wie mir geschah – ich sah es im Fernsehen und, verdammt! ich dachte, ich hätte es schon mal gesehen. Ich wußte, ich hatte dasselbe *Bild* – ich meine, die Bilder von dieser Naturkatastrophe – bestimmt schon mal gesehen! Im Fernsehen zeigten sie das Erdbeben, in allen Einzelheiten, und wo es passiert war, wie es verlief und alles. Wissen Sie, da dachte ich: »Großer Gott, das habe ich doch schon mal gesehen!«

Vulkanausbrüche

Man zeigte mir den Ausbruch des Mount St. Helens ... Man zeigte mir auch andere Vulkane ... Man zeigte mir den Mount St. Helens ... und am 18. Mai hatte er tatsächlich seinen bislang schwersten Ausbruch überhaupt. Am selben Tag sagte ich zu meinem Mann: »Der Mount St. Helens ist gerade ausgebrochen«, aber er und die andern, die bei uns waren, lachten mich nur aus. Später am Abend sahen wir fern, und es wurden genau die gleichen Szenen gezeigt, die ich im Geiste gesehen hatte; da lachte niemand mehr.

Infolge der Verlagerung der Pole entsteht eine Art Magnetismus, der die Kontinente sich aufeinander zubewegen läßt ... Entlang der Ostküste [der Vereinigten Staaten] wird es wegen der Polarschmelze einen starken Anstieg der Gezeiten geben.

Sie [die Lichtwesen] zeigten mir, wie Florida vom Festland wegbrach, Land hob sich aus dem Meer und bildete eine Insel.

Vielleicht kommt es zu einer Verlagerung der Pole ... Es wird polare Veränderungen geben ... Es werden dadurch nicht alle Menschen vernichtet, aber wir werden wieder ganz von vorn anfangen müssen ... Es wird eine größere Landmasse geben.

Es [ein höheres Wesen] kündigte eine ziemliche Naturkatastrophe an. Und ich sah Schlammhänge ... ich sah Kalifornien ... Ich sah, wie sich Wasser ergoß. Ich sah Treibsand. Ich sah, wie sich alles veränderte ... als wären nur noch lauter Inseln da ... Und ich sah, wie sie auseinanderliefen und länger wurden und sich streckten und ächzten und stöhnten ... Ich könnte mir vorstellen, daß das alles was mit der Verlagerung der Pole zu tun hat.

Klimatische Veränderungen

Die geophysikalischen Veränderungen, von denen gerade die Rede war, würden natürlich eine ganze Reihe Klimaumwälzungen nach sich ziehen. Von diesen Störungen wußten auch Überlebende eines klinischen Todes zu berichten, die Prophetische Visionen hatten.

> O mein Gott, es wird schrecklich sein. Das Wetter wird total verrückt spielen. Mitten im Sommer Schnee und so was ... oder auch lange Dürrezeiten.

> Ich glaube, so um 1984, 1985, wahrscheinlich sogar schon früher, müssen wir mit Dürreperioden rechnen — eine gibt es wahrscheinlich schon dieses Jahr (1980).

Zusammenbruch von Versorgung und Wirtschaft

Derart drastische Veränderungen der Umwelt bleiben natürlich nicht ohne Auswirkungen auf die Wirtschaft sowie auf alle anderen Aspekte unseres Lebens. Hungersnöte und soziale Unruhen werden die Folge sein. Hier nur eine kurze Zusammenfassung von Hank, der das alles vorausgesehen hat:

> Es kommt zu längeren Dürreperioden . . . das Getreide wird knapp, daraufhin steigen die Preise, und das führt zu einer weiteren Belastung der bereits maroden Wirtschaft. Gleichzeitig . . . wegen der Lebensmittelknappheit und der nicht mehr funktionierenden Wirtschaft, werden immer mehr Waffen produziert und neue politische Spannungen entstehen . . . Und die ganzen Feindseligkeiten und die steigende Inflation schaffen immer neue und immer größere Feindseligkeiten.

Nuklearer Krieg?

Diese Entwicklungen werden uns, zumindest nach Ansicht der Leute, von denen hier die Rede ist, an den Rand eines nuklearen Krieges bringen. Ich habe hinter den Begriff ein Fragezeichen gesetzt, um anzudeuten, daß sich die Menschen mit Nah-Todeserfahrung nicht darüber einig zu sein scheinen, ob es wirklich zu einem atomaren Schlagabtausch kommen wird oder nicht, einig sind sie sich nur darüber, daß die Gefahr eines nuklearen Krieges (oder eines nuklearen Un-

falls) in den achtziger Jahren sehr viel höher sein wird.* Folgende Zitate zeigen, wie ausgeprägt diese Meinung ist.
Zuerst zwei Äußerungen jener, die das Gefühl haben, daß es tatsächlich einen Krieg geben wird:

> Also ... er wird im Mittleren Osten anfangen ... und es wird das Ende sein ... der dritte Weltkrieg.

> Etwa 1988 werden die Spannungen ihren Höhepunkt erreicht haben und sich schließlich in einem Atomkrieg entladen. Ja. Und ich glaube, daß es ... im April 1988 passieren wird.

Hören wir nun, was jene sagen, die eher an einen Mißbrauch der Kernenergie oder an geheime unterirdische Tests denken, nicht an einen totalen Krieg und auch nicht an eine Gefährdung der ganzen Menschheit:

> Ich sehe irgendeine Art Ziel, auf das die ganze Energie gerichtet ist... Keine Explosion, eher eine Implosion. Und dabei werden ... ungeheure Energiemengen freigesetzt. Aber was das Wichtigste ist ... ganze Serien negativer Impulse werden dadurch ausgelöst, auf der ganzen Welt, und als Folge davon kommt es zu ungewöhnlichen Störungen, die Erde teilt sich, Gräben tun sich auf und ähnliches, direkt vor oder während dieser Zeit ... alles wird sich ändern.
> Ich habe unterirdische Atomtests gesehen ... und jede Menge seismische Aktivitäten, die durch Fehlzündungen ausgelöst wurden, die niemand zugeben wollte. Und radioaktiven Niederschlag ... »nukleares Geplänkel«, falls es so etwas überhaupt gibt ... Ich habe die Folgen gesehen. Ich habe die Orte gesehen,

* Das ist in unseren Tagen natürlich die Ansicht der meisten. Die Menschen mit Nah-Todeserfahrung unterscheiden sich hier nur durch ihre Behauptung, von diesen Entwicklungen bereits früher eine *Vision* gehabt zu haben.

an denen die Explosionen stattgefunden hatten. Ich habe gesehen, wie ganze Teile von New York City einfach verschwanden. –

Schließlich gibt es noch jene, die zwar deutlich einen nuklearen Holocaust voraus*fühlen*, ihn aber nicht mit letzter Gewißheit voraus*sagen* können:

> Ich hatte so ein Gefühl von ... herabstürzenden Atombomben, und dann das Aufblitzen beim Aufschlag ... Wenn die Menschen nicht umdenken ... dann wird es einen Atomkrieg geben ... Manchmal, wenn ich abends nach Hause fahre, habe ich plötzlich das Gefühl: Gleich geht eine Bombe los. Vielleicht in L.A. ... zuerst sehe ich einen grellen Blitz, und dann, drüben im Westen, eine große pilzförmige Wolke.

> Ich habe von dieser unglaublichen Bedrohung geträumt ... der Gefahr eines Atomkriegs ... Die Situation ist verzweifelt ... alle reden darüber ... alles sieht furchtbar aus. Unheimlich. Das hat mich völlig fertiggemacht. Ich war wie gelähmt. Weil es passieren wird ... Ich glaube, in einem olympischen Jahr ... Lauter bewaffnete Fahrzeuge. Alles spielt sich an Land ab. Panzer und Kettenfahrzeuge. Und überall Soldaten, wohin man blickt. Es ist eine Offensive ... andauernd klingeln die Telefone, auch wenn sie abgehoben sind. Die UN tagt ununterbrochen. Alle reden davon ... Dieses Bild beherrscht mein ganzes Leben, denn es wird passieren ... Es wird bestimmt passieren. Ich hatte einen Nervenzusammenbruch deswegen. Einen Nervenzusammenbruch. Und ich weiß nicht, was ich machen soll (Cliff).

Eine neue Ära des Friedens und der Brüderlichkeit

Ob die Erde nun von Naturkatastrophen oder einem weltweiten Atomkrieg erschüttert wird, oder von beidem — das Leben wird danach weitergehen. Mehr noch: Ein neues Zeitalter wird anbrechen, und die enormen Veränderungen, die ihm vorausgehen, sind der notwenige »Reinigungsprozeß«, um die Menschheit auf dieses neue Dasein vorzubereiten. Und so wie die Menschen Angst, Schmerz und Leid ertragen müssen als Voraussetzung ihrer positiven persönlichen Umwandlung — so mag vielleicht auch die Erde eine Art »planetarische Nah-Todeserfahrung« durchmachen müssen, bevor sie zu einem höheren, spirituellen, kollektiven Bewußtsein, zu universaler Liebe erwachen kann. Ganz deutlich sind diese Vorstellungen geprägt von christlich-religiöser Symbolik. (Die meisten meiner Probanden sind Christen.) Und es ist interessant, daß fast alle PVs, von denen ich gehört habe, den Jahren der Zerstörung und des Umbruchs einen äußerst positiven Neubeginn folgen lassen, wie auch diese Zitate zeigen:

> Aus der Zeit des Umbruchs geht die Menschheit »neu geboren« hervor, mit einem veränderten Bewußtsein ihrer Stellung im Universum. Die Menschen werden demütig und weise sein, friedliebend und vor allem: einig.

> 1989 . . . habe ich eine Zeit gesehen, in der die Menschen gute Vorsätze fassen und einen hohen Grad an Spiritualität entwickeln, es gibt enge zwischenmenschliche Beziehungen, und es herrscht eine emotionale Atmosphäre, die es dem Lichtwesen, der christusartigen Erscheinung, gestattet, unter uns zu leben. 1989 war ein Einschnitt . . . ich spüre es nur ganz vage . . . Frieden, Zufriedenheit.

> Christus wird zurückkommen, und es wird auch Menschen mit christusähnlichen Zügen geben bei allen Völkern. Ja, es ist wahr, Er wird kommen.

Es ist wie eine Renaissance. Ich habe wirklich ein ganz positives Gefühl für das Jahr 2005.

Damit kennen wir nun die Hauptelemente des PV-Szenariums, das jedoch zwei Fragen offenläßt bzw. kontrovers beantwortet: Wann soll das alles geschehen, und ist es wirklich unausweichlich?

Wann findet das Szenarium statt?

Fast alle Menschen mit Nah-Todeserfahrung erklären mehr oder weniger direkt, daß die wichtigsten geophysikalischen und klimatischen Veränderungen noch in diesem Jahrzehnt beginnen werden, nur wenige setzen den Zeitpunkt später an. Wahrscheinlich sind die meisten von ihnen sowieso der Ansicht, daß die ersten Anzeichen des Umbruchs bereits sichtbar sind und sich in wenigen Jahren immer deutlicher zeigen werden. Die folgenden kurzen Zitate geben einen Eindruck vom Zeitrahmen der zu erwartenden Ereignisse:

> Ich glaube, der Krieg wird 1984 oder 1985 beginnen.
>
> Ich glaube, die verheerendsten Katastrophen werden zwischen heute und 1988 stattfinden.
>
> 1988 oder früher. Dann wird alles ausgelöscht — falls wir uns nicht rechtzeitig ändern.
>
> Die seismischen Aktivitäten werden innerhalb der nächsten zehn Jahre zunehmen.
>
> Der Krieg wird wahrscheinlich irgendwann während der nächsten zehn Jahre ausbrechen.
>
> Ich glaube, um 1984/85, wahrscheinlich sogar früher, werden wir eine Dürreperiode erleben . . . Auf jeden Fall wird 1988 das Jahr sein, in dem die Spannungen schließlich bis zum Siede-

punkt gestiegen sind und es zum Äußersten (zum Atomkrieg) kommt.

Man sagte mir, daß wir ein Zeichen erhalten werden, wenn es soweit ist ... Es wird große Naturkatastrophen geben, ein Attentat auf den Papst, ein Anwachsen des Drogenproblems. Abtreibung wird man legalisieren; den Gnadentod für Senile und für mißgebildete Kinder akzeptieren. Da wir alle diese Zeichen bereits gesehen haben, glaube ich, daß die drei Tage der Dunkelheit [der weltweite Holocaust] bald anbrechen werden.*

Ist das Szenarium unvermeidbar?

Die Menschen mit Nah-Todeserfahrung, die PVs hatten, sind im allgemeinen der Ansicht, daß nicht nur eintreffen wird, was sie visionär gesehen haben, sondern daß es angesichts des schließlichen Ergebnisses sogar wünschenswert und notwendig ist. Trotzdem sind sie sich offenbar nicht einig darüber, *wann* die entscheidenden Ereignisse stattfinden und welche Formen sie annehmen werden. Die meisten scheinen von dem, was ihnen gezeigt wurde, »im Prinzip« überzeugt zu sein, ohne jedoch an Einzelheiten, an einem starren Konzept zu kleben. Manche meinen allerdings, daß sich die Dinge durch menschliches oder göttliches Eingreifen doch noch bis zu einem gewissen Grad beeinflussen lassen. Das kommt auch in einigen der folgenden Aussagen zum Ausdruck:

* Dieses Zitat stammt aus dem Buch *Beyond Coincidence* (erschienen 1976) des bekannten Psychiaters Alex Tanous, den ich ebenfalls für unser Projekt interviewt habe. Die Vision hat er laut eigener Aussage im Herbst 1967 gehabt, also lange vor den »Zeichen«, die inzwischen eingetroffen sind. Während unseres Gesprächs (im Jahre 1982) sagte er mir, daß er aufgrund der inzwischen stattgefundenen Ereignisse nun noch überzeugter sei von seiner Vorschau.

Ja, es ist unvermeidbar ... Von jetzt an werden wir zunehmende seismische Aktivitäten auf der ganzen Welt feststellen können, und auch das Wetter und so deutet auf die Tatsache hin, daß alles, was ich sage, stimmt ... Es wird geschehen.

Ich habe wirklich das Gefühl, daß sich das Schicksal nicht abwenden läßt.

Ich glaube, daß wir eine Chance hatten ... aber jetzt ist es zu spät, es gibt keine Möglichkeit mehr umzukehren.

Dieses Szenarium ist nötig, ein notwendiges Übel, wenn man so will. Es ist Teil der Evolution auf dem Weg zu ihrer Vollendung.

Es wird Überlebende geben, aber die Sache selbst ist unvermeidbar.

Ich wäre die erste, die sagen würde, daß das, was Christus mir gezeigt hat, nur allgemeine, irgendwann vielleicht mal stattfindende Zukunftsbilder waren, aber dem ist nicht so: Es ging um einen definitiven Zeitpunkt und definitive Ereignisse.

Man hat mir mitgeteilt, daß die Welt 1988 durch Erdbeben und Vulkanausbrüche zerstört wird, aber wenn sich die Menschen Gott zuwenden, ihn lieben und ehren, wird sich die eine oder andere Katastrophe aufhalten lassen. Wir sind ja noch nicht ... so nah an 1988.

Wenn die Menschen nicht bald damit beginnen zusammenzuarbeiten und nicht endlich aufhören, einander zu bekämpfen, werden sie sich selbst zerstören ... Wenn die Menschen nicht lernen, miteinander auszukommen und füreinander dazusein und für alles andere Leben auf diesem Planeten zu sorgen, dann wird es die Erde bald nicht mehr geben. Während meiner Nah-Todeserfahrung hatte ich das Gefühl, daß uns *hier* nicht mehr viel Zeit bleibt, wenn nicht bald etwas getan wird. Und deshalb bin ich zurückgekommen, weil ich dachte: »Vielleicht besteht ja noch eine Chance« ... Wir müssen uns beeilen, denn viel Zeit haben wir wirklich nicht mehr.

PFs, PVs und das Problem der Präkognition

Nicht nur die Nah-Todeserfahrung selbst, auch viele mit ihr zusammenhängende psychische Phänomene entziehen sich bis heute einer konventionellen wissenschaftlichen Erklärung; das gilt vor allem auch für die Gabe der Präkognition. Obwohl wir uns im Rahmen dieses Buches natürlich nicht auf eine differenzierte Erörterung der verschiedenen Theorien zum Phänomen der Voraussage einlassen können, müssen wir doch versuchen, da es sich ja um einen Aspekt der Nah-Todeserfahrung handelt, ihre Bedeutung zu analysieren und zu bewerten.

Um PFs und PVs zu verstehen, müssen wir uns vor allem mit zwei Fragen befassen, wobei die zweite nur die PVs betrifft:

1. Da sowohl PFs wie PVs vorgeben, Visionen der Zukunft zu sein, und sich hauptsächlich nur durch ihre thematische Spannweite unterscheiden (persönliche bzw. globale Vorausschau), muß zunächst geklärt werden, ob und wie es denn überhaupt möglich sein kann, etwas über künftige Ereignisse zu wissen.
2. Geben die PVs wirklich ein prognostisch-visionäres Bild von der Zukunft unseres Planeten, oder lassen sie sich auch auf ganz andere Weise erklären? Die Antwort auf die zweite Frage hängt natürlich eng zusammen mit der Antwort, die sich auf die erste Frage finden läßt.

Zwei Theorien zum Phänomen der Präkognition

Vorausgesetzt: Jemand, der von einer Wahrnehmung aus der Zukunft berichtet, hat tatsächlich etwas Zukünftiges gesehen. Ergo: Muß die Zukunft bereits auf irgendeine Weise bestehen und es unter Umständen möglich sein, bestimmte Ereignisse vorher zu erkennen. Diese Theorie fußt auf den Postulaten von Einsteins allgemeiner Relativitätstheorie und seinem Konzept von einem statischen vierdimensionalen Raum-Zeit-Kontinuum. Zohar schreibt in diesem Zusammenhang:

> Wenn man alle Ereignisse innerhalb des Rahmens der allgemeinen Relativität betrachtet, werden sie zu zeitlosen Phänomenen in der vierdimensionalen Raum-Zeit, die sich entlang der gekrümmten Linie unserer sphärischen Existenz als statisches, unveränderliches Ganzes erstreckt. Dieses Bild bedeutet, daß alles, das je »sein wird«, jetzt »ist«, das heißt: Die Zukunft ist bereits geschrieben und genauso festgelegt wie die Vergangenheit.

Wenn das stimmt, dann haben wir hiermit — auch wenn wir es vielleicht nicht »verstehen« — offensichtlich die theoretische Basis für die Möglichkeit jener PFs und PVs, von denen Menschen mit Nah-Todeserfahrung berichten.
Aber die moderne Physik bietet noch eine andere Erklärungsmöglichkeit an, die wir ebenfalls in Betracht ziehen sollten. Sie basiert auf den revolutionären Erkenntnissen der Quantenmechanik (mit denen Einstein sich nie abfinden konnte).
In diesem Fall gehen wir von einer anderen Annahme über das Wesen der Präkognition aus. Da sich die Quantenphysik auf ein rein probabilistisches Konzept des Universums stützt, bei dem nichts genau festgelegt oder mit Sicherheit angenommen werden kann, werden Wahrnehmungen aus der Zukunft als Vorausschau *möglicher* Zukünfte betrachtet:

> Das bedeutet, daß die Zukunft keineswegs festgelegt ist, sondern daß es mehrere mögliche Zukünfte geben kann und wir daher vielleicht irgendeine Fähigkeit besitzen, diese verschiedenen Möglichkeiten wahrzunehmen (Zohar).

Die meisten von denen, die sich mit dem Phänomen der Präkognition befassen, bevorzugen das zweite Konzept, das im großen und ganzen auch eher mit dem umfangreichen Material an Vorhersagen in Einklang zu bringen ist, das die Parapsychologen und andere Wissenschaftler im Laufe der Jahrhunderte gesammelt haben. Ganz sicher lassen sich meine eigenen Daten über PFs und PVs am besten als reflektierend erfühlte Möglichkeiten deuten, und nicht so sehr als starre, festgelegte Gewißheiten, und weiteres Datenmaterial, das ich in Kürze vorlegen werde, bestätigt diese Position.

Obgleich auf diesem Gebiet heute schon sehr viel ernst zu nehmende Forschungen betrieben wurden und werden, wissen wir einfach immer noch nicht, wie eine solche Voraussage »funktioniert«. Trotzdem wird die Möglichkeit, daß es sich dabei um ein gültiges Phänomen handelt, in zunehmendem Maße akzeptiert. Ganz gewiß hat die Tatsache, daß es im Rahmen der Quantenphysik erklärbar sein könnte, das Interesse neu belebt, entsprechende Theorien aufzustellen. Ob eine dieser Theorien am Ende eine Lösung für das Problem der Präkognition liefern wird oder nicht, bleibt abzuwarten. Auf jeden Fall halte ich es zumindest für denkbar, daß die Phänomene, von denen in diesem Buch die Rede ist, nicht nur wahr sein können, sondern im Prinzip auch wissenschaftlichem Verständnis zugänglich sind. Im Moment läßt sich zwar noch kein endgültiges Urteil darüber abgeben, aber ich glaube, wir haben genügend festen Boden unter den Füßen, um die Behauptung aufzustellen, daß PFs und PVs paranormales Wissen über die Zukunft vermitteln *könnten.*

Die Interpretation Prophetischer Visionen

Wenn wir einmal annehmen, daß Präkognition möglich ist, dann folgt daraus, daß PVs visionäres Wissen über die Zukunft der Erde vermitteln. Natürlich gibt es noch viele andere Interpretationen des Phänomens; die sechs wohl wichtigsten möchte ich kurz skizzieren und dann ein analysierendes Fazit ziehen.

Die psychodynamische Interpretation

Die Vermutung, daß Menschen mit Nah-Todeserfahrung nur ihre eigenen Ängste vor der Zukunft oder eigene unbewußte Konflikte auf die ganze Welt projizieren, liegt natürlich nahe, und so ist die psychodynamische Erklärung von PVs natürlich die erste, die einem in den Sinn kommt. Ihre persönliche Angst vor Auslöschung im physischen Nah-Todeszustand wird unbewußt auf »den Tod der ganzen Welt« übertragen und formt sich zu einem gigantischen apokalyptischen Untergangsbild — wenn man selbst stirbt, »stirbt die Welt«.

Obwohl das auf den ersten Blick logisch klingt, hat diese Interpretation einen Haken. So schließt zum Beispiel die Tatsache, daß alle Prophetischen Visionen sich in Form und Inhalt ähneln, die Erklärung, es handele sich um Projektionen persönlicher Ängste, weitgehend aus. Warum nur diese Art PVs? Warum nicht ein größeres Spektrum planetarischer Zukunftsprojektionen? Denn bestimmt haben doch Menschen mit Nah-Todeserfahrung, wie wir alle, erheblich mehr und vielfältigere Erwartungen an die Zukunft — verschieden auch je nach Herkunft, Ausbildung und Vorleben. Und doch scheint bei den PVs nur ein Szenarium ins Blickfeld zu gelangen.

Und die Bilder von Schönheit, Frieden und anderen positiven Gefühlen bei Nah-Todeserfahrungen im allgemeinen sowie bei Zukunftsvisionen im besonderen (nach der Katastrophe) lassen sich ebenfalls nicht auf diese Weise erklären. Also müssen wir die Lösung für unser Problem wohl doch an anderer Stelle suchen.

Die psychiatrische Interpretation

Eng verbunden mit der psychodynamischen Interpretation — sozusagen ihre extremere Variante — ist die psychiatrische Interpretation, die Menschen mit Nah-Todeserfahrung, die von PVs berichten, einfach als psychisch gestört ansehen und ihre Visionen als Produkte ihres Krankheitszustands. Das mag auf den einen oder anderen meiner Fälle vielleicht zutreffen, aber gewiß kämpfen nicht alle sechzehn Probanden, um die es hier in erster Linie geht, mit psychischen Problemen. Und selbst wenn zwischen Psychopathologie und PVs eine Verbindung hergestellt werden könnte, dann eher in umgekehrter Reihenfolge: Durch das Wissen, das sie vermitteln und das den Betreffenden ganz sicher belastet, mögen psychische Probleme heraufbeschworen werden. So wie zum Beispiel bei Cliff, der, wie Sie sich vielleicht erinnern, in seinem Gespräch mit Moody und mir erklärte, daß die PV bei ihm zu einem »Nervenzusammenbruch« geführt habe, das heißt, die psychische Störung war das Ergebnis, nicht die Ursache der Vision. Außerdem ist die Tatsache psychischer Abnormität kein Argument gegen die Möglichkeit von Präkognition. Im Gegenteil: Der Psychiater John Perry etwa, ein Anhänger Jungs, hat darauf hingewiesen, daß Schizophrene in die Zukunft weisende Trends oft früher erkennen als die meisten »Normalen«.
Alles in allem scheint es mir nicht gerechtfertigt, PVs als das Produkt psychischer Störungen abzutun.

Die archetypische Interpretation

Als ich eines Tages mit dem Philosophen Michael Grosso über mein PV-Material sprach, schlug er als Erklärung für die visionären Aspekte von Nah-Todeserfahrungen eine archetypische oder Jungsche Interpretation vor. Dahinter steht die Vorstellung, daß das typische PV-Szenarium das universale Tod-Wiedergeburts-Motiv widerspiegelt, wie es in der Mythologie und den Religionen anzutreffen ist und wie es auch in bestimmten tiefen Stadien der Bewußtseinsveränderung direkt erfahren werden kann. Beispielsweise hat John Perry im Zuge seiner Arbeit mit psychotischen Patienten festgestellt, daß während eines akuten Schubs dieser Archetypus auftaucht, und bei seinen Untersuchungen psychedelischer Zustände ist Stanislav Grof auf einen Tod-Wiedergeburts-Archetypus in Verbindung mit perinatalen Erinnerungen gestoßen. Aufgrund der äußeren Umstände, die während einer Nah-Todeserfahrung meist herrschen, darf man annehmen, daß das Nah-Todeserlebnis auch symbolisch auf einer archetypischen Ebene erlebt werden kann.

Meiner Meinung nach ist es durchaus gerechtfertigt zu postulieren, daß zumindest einige Aspekte der Nah-Todeserfahrung ein archetypisches Bild repräsentieren können; allerdings läßt sich der besondere und anscheinend paranormale Charakter von PVs mit dieser Interpretation allein nicht erfassen. Also müssen wir wohl doch noch weiter nach einer rundum plausiblen Erklärung für PVs suchen.

Die Zeitgeist-Interpretation

Ohne Zweifel mehren sich seit einigen Jahren die apokalyptischen Zukunftsbilder, und nicht wenige Bücher malen — gestützt auf biblisch-christliches Gedankengut — das Menetekel einer weltweiten Katastrophe an die Wand. Auch die Angst vor einem drohenden Atomkrieg ist seit Beginn der achtziger Jahre stetig gewachsen, was überall in Europa und den USA zu groß angelegten Protestkundgebungen geführt hat. All diese Ängste und pessimistischen Erwartungen existieren jedoch schon länger. Wäre es daher nicht möglich, daß die Menschen mit Nah-Todeserfahrung einfach das »aufnehmen«, was viele Leute bereits denken und fühlen? Wenn dem wirklich so wäre, brauchte man diesen Visionen kein besonderes Gewicht beizumessen, wie der folgende Auszug aus dem Bericht von einem Nah-Todeserlebnis zeigt:

> Ich weiß natürlich, daß es solche »Visionen« und Voraussagen eines globalen Krieges gibt, und erinnere mich in diesem Zusammenhang an den April 1969. Ungefähr sechs Monate vor ei-

nem ganz bestimmten Tag im April (ich weiß nicht mehr genau, welcher) sollte, nach Meinung irgendwelcher Spinner, Kalifornien im Ozean versinken und die gesamte Westküste zerstört werden. Plötzlich tauchte dieses Datum angeblich in den Träumen aller möglichen Leute auf — egal, ob nun einer verrückt war oder nicht. Jemand schrieb sogar einen Schlager darüber, der ein Hit wurde und in dem man den Leuten riet, mit dem Schiff nach Idaho zu fahren. Ich habe dieses Datum, wie alle andern auch, ebenfalls aufgegriffen . . . Überall schwirrte dieses verrückte Datum rum. Alle hielten den Atem an. Und dann passierte überhaupt nichts. Nur ein kleines Erdbeben, aber nicht besonders schlimm. Kalifornien blieb heil.

Ein derartiger Vorfall (zweifellos einer von vielen) sollte uns zu denken geben, und wir müssen uns fragen, ob nicht sogar eine kollektive Vision wie die PV unter ähnlichen Vorzeichen interpretiert werden muß. Und je größer der Prozentsatz der Öffentlichkeit ist, der eine ganz bestimmte Zukunftsvision akzeptiert, um so wahrscheinlicher ist es offenbar, daß der Zeitgeist bei den PVs von Menschen mit Nah-Todeserfahrung eine bedeutende Rolle spielt.
Um wenigstens ein *paar* empirische Daten über die Häufigkeit von PV-Szenarien zu erhalten, habe ich eine kleine Umfrage unter IANDS-Mitgliedern und Teilnehmern meines Psychologiekurses an der Universität (in dessen Rahmen ich auch Vorlesungen über Nah-Todeserfahrungen gehalten hatte) angestellt.
Ich arbeitete dafür einen weiteren Fragebogen aus, den »Future Scenario Questionnaire« (FSQ), um Auskunft über Zukunftsszenarien zu erhalten. (Er ist ebenfalls in Anhang II wiedergegeben.) Der FSQ ist relativ einfach; er umfaßt drei verschiedene Fragenkomplexe:

1. Eine Liste mit acht verschiedenen Zukunftsszenarien, die von besonders positiven bis zu außerordentlich katastrophalen Visionen reichen. Jeder Proband sollte das Bild auswählen, das »die eigene

Vorstellung von der Zukunft der Erde am deutlichsten widerspiegelt, und zwar von heute bis zum Ende des Jahrhunderts«.
2. Fragen nach der Basis für die Zukunftssicht der Testperson (zum Beispiel Information aus Büchern, eigene Intuition, ein Traum, usw.).
3. Die Aufforderung, anzugeben, wie sicher man sich des realen Eintreffens des eigenen Zukunftsbildes ist; dazu diente eine Skala, die von 0 (überhaupt nicht sicher) bis 100 (völlig sicher) reichte.

Insgesamt haben im Frühjahr 1982 174 Personen den Fragebogen ausgefüllt. Davon waren 93 Männer und 80 Frauen. (Einmal fehlte die Geschlechtsangabe.) Bis auf 25 Probanden waren alle IANDS-Mitglieder. Im Hinblick auf den Nah-Todesstatus ergab sich folgendes Bild:

Personen mit Nah-Todeserfahrung	36
Überlebende eines klinischen Todes	33
Alle anderen	105

Bei der Auswertung der Ergebnisse habe ich nur die Zukunftsszenarien 4, 5 und 6 als Hinweis auf eine Übereinstimmung mit den PVs der 16 Personen mit Nah-Todeserfahrung gelten lassen, deren Vision bisher Thema dieses Kapitels waren.

Welche Schlüsse kann man nun aus den Ergebnissen dieses Fragebogens ziehen?

Als erstes stellte ich zu meiner Überraschung fest, daß nur 28,2 Prozent — etwas mehr als ein Viertel aller Beteiligten also — die Vorstellung meiner PV-Leute von der Zukunft der Erde teilten. Die Personen mit Nah-Todeserfahrung als Gruppe bestätigten sie stärker (33,3 Prozent) als die anderen (26,8 Prozent), aber der Unterschied ist nicht sehr groß.

Zweitens schienen die üblichen demographisch relevanten Faktoren (Alter, Geschlecht, Bildung und Religiosität) keine besondere Rolle beim Akzeptieren eines PV-Szenariums zu spielen.

In einigen anderen Punkten habe ich jedoch ein paar erstaunliche

Unterschiede zwischen Personen mit Nah-Todeserfahrung und den übrigen festgestellt. Beispielsweise bezogen sich Personen mit Nah-Todeserfahrung ($p < .02$)* bei ihrer Vorstellung von der Zukunft sehr viel häufiger auf Träume, Intuition, Visionen und andere psychische Erfahrungen. Personen mit Nah-Todeserfahrung setzen auch ganz offensichtlich größere Zuversicht ($p < .05$) in die Realisierung ihrer Zukunftsbilder, unabhängig davon, wie diese Bilder aussahen. Da sich also eine *allgemeine* Übereinstimmung in bezug auf das PV-Szenarium eindeutig nicht ergeben hat, wird die Zeitgeist-Interpretation durch diese Ergebnisse nicht gestützt. Ganz gewiß hätte man die offensichtlich frappierende Einheitlichkeit der PVs meiner 16 Probanden mit Nah-Todeserfahrung nicht erwartet, wenn das Ergebnis dieser Fragebogen-Untersuchung vorher bekannt gewesen wäre. Auf jeden Fall zeigt es, daß man PVs wohl kaum mit dem Argument abtun kann, es handele sich dabei nur um Reflexionen eines vorherrschenden apokalyptischen Trends in unseren Tagen.

Die prophetische Interpretation

Diese Interpretationsmöglichkeit wird natürlich von denen, die eine PV hatten, favorisiert. Manche Menschen mit Nah-Todeserfahrung glauben vielleicht, ohne sich gleich für »Propheten« zu halten, doch eine ähnliche Funktion auszuüben. Einige Beispiele dafür:

> Ich weiß, daß es früher in fast allen Religionen gottgesandte Propheten gegeben hat; ich bin nichts dergleichen, ich bin kein Prophet, trotzdem habe ich von Gott eine Botschaft für die Menschen erhalten.
>
> Ich denke, daß es nicht meine Aufgabe ist, ein Gefühl von Furcht und Hoffnungslosigkeit zu verbreiten, sondern eine Botschaft der Liebe und Hoffnung zu verkünden.

* $P < .02$ bedeutet, daß in hundert Fällen keine zweimal per Zufall ein Unterschied auftritt. Dementsprechend bedeutet $p < .05$, daß ein solcher Unterschied per Zufall in hundert Fällen weniger als fünfmal auftritt.

Schließlich sagt Alex Tanous im Hinblick auf seine eigene Vision, daß er zwar schon zahlreiche Vorausblicke in die Zukunft erlebt habe, daß er aber »nur eine Prophezeiung gemacht habe ... eine Prophezeiung über die Zukunft der Menschheit«.
Natürlich ist »Prophezeiung« nicht unbedingt gleich »Vorauswissen«, sondern eher eine *konditionale* Erklärung — also: Wenn sich das und das nicht ändert, dann ..., oder: Wenn dieser oder jener Zustand nicht abgeschafft wird, dann ... Daher könnte eine Prophezeiung »wahr« sein, selbst wenn das vorausgesagte Ereignis nicht eintritt. Der Prophet ist damit zwar fein raus, nicht so jedoch der Forscher, der nach einer einleuchtenden Bestätigung oder Widerlegung einer PV sucht.
Da die großen prophezeiten Ereignisse noch nicht stattgefunden haben, gibt es keine Möglichkeit, die Richtigkeit dieser Interpretation zu überprüfen. Es gibt lediglich Hinweise auf ihre Glaubwürdigkeit (ganz abgesehen von der unzureichenden Tragfähigkeit anderer Alternativen). Wir haben zum Beispiel bei der IANDS für Personen mit Nah-Todeserfahrung ein »Vorausschau-Register« eingerichtet. Bis jetzt wurden allerdings noch nicht sehr viele, globale Ereignisse betreffende Vorausschauen ganz offiziell abgegeben, und von den wenigen hat mich auch eigentlich keine durch besondere Genauigkeit beeindrucken können. Wir haben sogar einige PV-Berichte von Menschen mit Nah-Todeserfahrung vorliegen, die schlicht *falsch* sind. Und schließlich gibt es meines Wissens leider nur nachträgliche Behauptungen erfolgreicher Voraussagen. All das trägt wenig dazu bei, das Vertrauen in die prophetische Interpretation zu stärken.

Die Interpretation aufgrund der Möglichkeit alternativer Zukunftswelten

Die Hypothese von den alternativen Zukunftswelten basiert auf dem Postulat der sogenannten Mehrfachwelten der Quantenmechanik, und es gibt Grund für die Annahme, daß sich diese Hypothese nicht nur auf die Physik, sondern auch auf die Psychologie anwenden läßt.

In der Quantenphysik ist es nicht möglich, die Abfolge subatomarer Vorgänge vorauszusagen. Es lassen sich nur Wahrscheinlichkeiten — »Probabilitäten« — voraussagen. Zum Beispiel könnte man bei drei möglichen Alternativen — A, B, C — feststellen, daß A sich mit einer Wahrscheinlichkeit von 60 Prozent ereignen wird, B mit 30 Prozent und C mit 10 Prozent. Aber auf keinen Fall läßt sich im voraus festlegen, welche dieser drei Möglichkeiten am Ende tatsächlich eintreffen wird. Nehmen wir einmal an, daß B »passiert«. Wie ist das zu verstehen?

Nach der herkömmlichen Interpretation ist jedes mögliche Resultat mit einer Wellenfunktion verbunden. Im Moment des Geschehens »kollabieren« die Wellenfunktionen, die mit Resultat A und C verbunden sind, und die Instrumente verzeichnen Resultat B.

1957 schlugen Everett, Wheeler und Grahman jedoch eine andere Interpretation vor. Ihrer Ansicht nach kommen alle drei Möglichkeiten zum Zuge — allerdings in verschiedenen und voneinander getrennten Universen. Alternative B tritt zufällig in unserem Universum ein und kann somit registriert und gemessen werden, aber A und C ereignen sich *ebenfalls* — nur »an einem anderen Ort«. Trotz ihrer Fremdartigkeit und fehlenden Nachprüfbarkeit halten viele moderne Physiker die Theorie von den Mehrfachwelten für überzeugend.

Auch Zohar meinte ja, es sei durchaus denkbar, daß es anstatt einer einzelnen festen Zukunft »mehrere mögliche Zukünfte« gibt und wir »vielleicht irgendeine Fähigkeit besitzen, diese verschiedenen Möglichkeiten wahrzunehmen«.

Demnach könnte man sich auch vorstellen, daß bei einer Nah-Todeserfahrung gelegentlich nicht nur eine Zukunft, sondern gleich mehrere verschiedene Zukünfte gesehen werden, von denen vielleicht nur eine in unserer Realität eintritt. Auf diese Möglichkeit weist auch ein Gespräch hin, das ich im Rahmen dieser Untersuchung geführt habe:

Meine Probandin hatte eine Nah-Todeserfahrung (ihre zweite), als sie mit 14 Jahren (1956) fast ertrunken wäre. Sie erzählte, daß sich —

während sie ihren Körper verlassen hatte — ein Teil ihres Bewußtseins auf den im Wasser schwimmenden Körper und die Rettungsmaßnahmen konzentrierte, wäahrend ein anderer Teil »drei Bahnen sah, die in Zukünfte führten . . . jede mit einer anderen Anordnung der Dinge«.

Zukunft A wäre eingetreten, wenn sich vor dreitausend Jahren, in der Zeit des Pythagoras, nicht ganz bestimmte Dinge ereignet hätten. Es war eine Zukunft des Friedens und der Harmonie — ohne Religionskriege und ohne eine Christus-Figur. Zukunft B war das klassische PV-Szenarium, das wir schon kennen, während Zukunft C noch düsterere Aussichten bot. Beide, Zukunft B und C, zeigten ihr die gleichen Bilder, die mit verschiedenen Zukunftswegen seit etwa dem Ende des Jahrhunderts bis zurück zum Jahr 1956 verbunden waren; das galt auch für die zukunftsorientierten Ereignisse der nicht realisierten Zukunft A, allerdings waren diese Bilder nicht so zahlreich und so detailliert wie die von B und C. Die Frau hatte das Gefühl, daß wir gegenwärtig auf Zukunft B zusteuern.

Sie hatte drei Zukunftsmöglichkeiten gesehen, von denen sich aber nur noch zwei auf der Erde realisieren können (denn Zukunft A »wäre nur, wenn . . .«). Wie viele mögliche Zukünfte überhaupt existieren, läßt sich natürlich nicht sagen, aber daß es sie tatsächlich geben könnte und daß sie manchmal in einem veränderten Bewußtseinszustand zu erahnen sind, wird durch diesen Bericht zumindest angedeutet.

So ist es natürlich auch möglich, daß manche Menschen bei ihren PVs in eine der alternativen Zukunftsszenarien »hineintappen«, ohne zu wissen, daß es noch andere Alternativen gibt, und daher ihre Version für *die* Zukunft schlechthin halten. Sie kommen gar nicht auf die Idee, daß sie sich vielleicht auch irren könnten oder, um es in der Sprache der Quantenphysik auszudrücken, daß sie nur die Gewißheit einer *Wahrscheinlichkeit* besitzen.

Mir erscheint diese Interpretation als provisorische Erklärung für PVs am überzeugendsten. Da sie sich auf die Quantenmechanik stützt, um das Phänomen der Präkognition zu erklären, hat sie auch den Vorteil, sich auf wissenschaftlich abgesichertem theoretischem Boden zu befinden. Auch für den psychologischen Bereich besitzt sie Gültigkeit, denn sie impliziert ja, daß die Zukunft noch nicht geschrieben ist, sondern zu verstehen ist als ein Spiel mit offenem Ende und vielen verschiedenen »szenarischen« Möglichkeiten.

Zusammenfassung

Sicher läßt niemanden die Vorstellung einer »planetarischen Nah-Todeserfahrung« unberührt, selbst wenn schließlich eine Art Goldenes Zeitalter dabei herauskommt. Daher suchen wir ganz instinktiv nach irgendeiner Möglichkeit, diese Zukunftsbilder aus der Welt zu schaffen oder den Menschen, die sie uns mit ihren Visionen aufgezwungen haben, zu mißtrauen.

Trotzdem steht eine Frage, die keine der bisherigen Interpretationsalternativen beantworten konnte, nach wie vor im Raum: Wieso werden Menschen mit Nah-Todeserfahrung gerade von dieser schrecklichen Zukunftsvision heimgesucht, wenn es doch andere Zukunftsmöglichkeiten gibt? Wir müssen herausfinden, was diese irritierende Tatsache zu bedeuten hat, und dürfen sie nicht als eine bizarre, wenngleich furchterregende Anomalie im Rahmen von Nah-Todeserfahrungen abtun.

Ich für meinen Teil bin überzeugt, daß die PVs eine viel tiefere Bedeutung haben, als wir bis jetzt wissen, und daß es sich dabei um etwas handelt, das über die Erklärungen, die Ihnen bisher gegeben wurden, weit hinausgeht. Außerdem kann man, ohne als unverbesserlicher Optimist zu gelten, diese Visionen auch als eine Quelle der Hoffnung für die Menschheit sehen. In den beiden letzten Kapiteln dieses Buchs wollen wir uns bemühen, dieser Betrachtungsweise ein tragfähiges Fundament zu verschaffen, wobei uns gerade die PVs paradoxerweise vielleicht sogar helfen werden.

9 Kosmisches Bewußtsein

Ich hatte bereits den größeren Teil dieses Buches geschrieben, da erhielt ich eines Tages einen langen Brief von einer Korrespondenzpartnerin aus dem Mittelwesten, die ich schon länger kannte. Und Nancy Clarks Brief war keineswegs »nur« ein weiterer Bericht von einer Nah-Todeserfahrung — er schien geradezu ein Aufriß meines Buches (von dessen Entstehen Nancy natürlich nichts wußte) zu sein! Nachdem sie ihr Erlebnis geschildert hatte, fuhr sie fort:

> Wie hat sich diese Erfahrung auf mein Leben ausgewirkt? Ich wurde schlagartig zu einem völlig neuen Menschen, der sich auszeichnete durch:
>
> LIEBE
> Für alles und jedes, womit ich in Kontakt komme, empfinde ich eine tiefe Liebe — ich fühle mich eins mit ihm und spüre, daß wir *alle* ein Teil voneinander sind und schließlich Teil eines größeren Bewußtseins — Gott. Zum erstenmal in meinem Leben bin ich mir der Dinge um mich herum wirklich bewußt, meine Augen haben sich geöffnet, um endlich zu sehen: Die einfachsten Dinge, ein Blatt, ein Baum, ein Grashalm, ein Frosch — *alles* ist für mich ein Wunder der Schöpfung, ich lasse mir Zeit, es zu bewundern, denn ich fühle das Band des Lebens zwischen uns.

Erhöhte Spiritualität

Ich habe das Gefühl, mich auf einer höheren geistigen Ebene zu befinden. So bin ich zum Beispiel früher nie in die Kirche gegangen und habe mich um religiöse Dinge nicht gekümmert. Nach der Erfahrung bin ich einer Kirche beigetreten, und ich interessiere mich jetzt sehr für die Bibel und dergleichen. Allerdings — das möchte ich betonen — besteht zwischen Religion und Spiritualität ein großer Unterschied. Es kommt mir so vor, als sei ich über die »Religion« bereits »hinausgewachsen«. Damit meine ich, daß die Religion sozusagen nur ein Werkzeug, ein Mittel zum Zweck ist, mit dessen Hilfe man eine höhere Ebene der Spiritualität erreicht.

Meiner Erfahrung nach vernachlässigen die organisierten Religionen oft diese höhere Ebene der Spiritualität, indem sie sich zu sehr auf kleinliche Vorschriften, Lehrsätze und interkonfessionelle Konflikte konzentrieren. Trotzdem glaube ich, daß die Religion — alle Religionen — eine wichtige Rolle spielt bei der geistigen »Versorgung« der Menschen.

Ich selbst habe mein Abschlußexamen in Sachen »Religion« bereits gemacht, das spüre ich, obwohl ich ncht alle biblischen Lehren begriffen habe. Das Wissen fließt einfach durch mein Bewußtsein, und ich kann erkennen, was wahr ist und was nicht. Vor der Erfahrung habe ich nichts dergleichen gefühlt.

Ein besseres Selbst-Bild

Vor meiner Erfahrung war ich — wie wohl die meisten Menschen — mit meinem Selbst-Bild nicht besonders zufrieden. Aber nun habe ich wirklich *erfahren,* wieviel ich wert bin und wie sehr Gott — das Licht — mich liebt, und tagtäglich werde ich daran erinnert. Oft denke ich: »Wenn Er so viel von mir hält (wie mir an jenem Januartag klarwurde), dann *muß* ich ein wertvoller Mensch sein, egal wie negativ ich selbst über mich urteile.« Da gibt es kein Wenn und Aber.

Sehen Sie, all meinen Fehlern zum Trotz hat Er beschlossen,

mir diese Erfahrung zuteil werden zu lassen, die mein ganzes Leben verändert hat. Nicht weil ich es verdient oder gar selbst in die Wege geleitet hätte, sondern aus irgendeinem unbekannten Grund bin ich in Seinen Augen etwas wert. Und seitdem ich davon überzeugt bin, ist auch mein Selbstgefühl gestiegen.

Fehlende Todesangst

Ich habe keine Angst mehr vor dem Tod. Vor dem Sterben, ja, denn ich kann mir vorstellen, daß es mit Schmerzen und Leid verbunden ist. Aber den Tod selbst fürchte ich nicht. Tatsächlich, so merkwürdig das auch klingen mag — ich freue mich sogar auf den Tod, denn ich weiß, daß ich mit dem Licht, mit Gott, wiedervereint werde und daß es *nichts* auf dieser Welt gibt — Reichtum, Ruhm, Macht oder sogar das Leben selbst —, das ich mir mehr wünschen würde, als wieder mit Ihm vereint zu sein.

Wissbegier

Ich habe in mir den großen Wunsch entdeckt, mich mit spirituellen Dingen zu befassen (der Bibel und anderen Weisheitslehren) und auch mit paranormalen Phänomenen. Ich lese und versuche, so viel wie möglich zu lernen. Ich weiß nicht, aber ich habe irgendwie das Gefühl, mich auf etwas Größeres vorzubereiten. Wissen scheint sehr, sehr wichtig zu sein, ich fühle mich geradezu gedrängt zu lernen und meine seit der Erfahrung gesteigerten psychischen Fähigkeiten einzusetzen.

Hilfsbereitschaft

Das wichtigste Ziel in meinem Leben ist nun, meine Erfahrung auf eine positive, sinnvolle Weise zu nutzen, um anderen zu helfen. Mein größtes Problem ist, herauszufinden, wie ich das am besten bewerkstellige. Ich hoffe, mich mit jemandem zusammentun zu können, der mich berät und mir hilft. Ich habe überhaupt keinen Zweifel, daß ich meine Mission auf dieser Erde er-

> füllen werde. Ich glaube fest, daß diese Erfahrung mir geschenkt wurde, um sie mit anderen zu teilen. Ich werde einen wichtigen Beitrag leisten zur Erforschung des Lebens nach dem Tod, egal wie skeptisch mir einzelne begegnen sollten. Diese Arbeit ist für mich persönlich von viel zu großer Bedeutung, um auch nur im geringsten in Frage gestellt zu werden.
> Ich bin allein durch die Dankbarkeit motiviert, die ich empfinde, weil ich diese Erfahrung machen durfte. Dafür, daß man mich einen Blick hinter den Vorhang des gegenwärtigen Lebens werfen ließ, schulde ich es meinen Mitmenschen, diese große Wahrheit mit ihnen zu teilen.
> Wenn ich schließlich in die nächste Welt überwechseln und Ihm wiederbegegnen werde, möchte ich sagen können: »Herr, für das kostbare Geschenk, das du mir gemacht hast, als ich noch auf der Erde lebte, habe ich mich bemüht, so gut es ging, für dich zu wirken. Das ist *mein* Geschenk an dich.«

Dieser Brief spiegelt buchstäblich jede der wichtigen Nachwirkungen einer Nah-Todeserfahrung wider, die wir kennen. Ich war daher nicht wenig erfreut, als dieser Bericht überraschend und zum genau passenden Zeitpunkt bei mir eintraf; es sah fast aus wie ein göttliches Zeichen.

Die Sache hatte nur einen Haken: Nancy Clark *hatte gar keine Nah-Todeserfahrung* gehabt. Aber gerade deshalb ist ihr Bericht von so großer Bedeutung in unserem Zusammenhang: Er zeigt, daß die für Menschen mit Nah-Todeserfahrung so typischen Lebensveränderungen *gar nicht von der Nah-Todeserfahrung als solcher abhängen.*

Was aber hatte Nancy denn nun erlebt?

Zunächst hatte sie vom Tod eines sehr engen Freundes geträumt — eine Vorahnung, die sich, wie sie später erfuhr, innerhalb der nächsten Stunde nach ihrem Traum bereits bewahrheitete. Ihr Freund war in jener Nacht bei einem Flugzeugabsturz ums Leben gekommen.

Ein paar Tage später, am 29. Januar 1979, hielt Nancy bei seiner Beerdigung die Totenrede. Plötzlich — ohne es irgendwie erklären zu können — spürte sie die »Anwesenheit« ihres verstorbenen Freundes rechts neben sich. Sie versuchte, sich nicht weiter davon irritieren zu lassen, und begann zu sprechen:

> Ich hatte vielleicht gerade drei Sätze gesagt, als ich plötzlich ein gleißend helles, weißes Licht sah, das von links hinten unter der Decke der Kapelle erschien. Ich sah dieses Licht nicht mit meinen Augen, sondern vielmehr auf irgendeine andere, unerklärliche Weise. Es war mehr eine Art »inneres Bewußtsein«. Es läßt sich einfach nicht beschreiben.
>
> Als ich dieses Licht »sah«, wußte ich sofort: Das ist Gott. Ich spürte, daß mein Schöpfern da war; es war ein sehr erregendes, spirituelles Gefühl. Ich kann nicht erklären, woher ich es wußte oder wie ich die Gegenwart Gottes erkannte. Ich kann nur sagen, daß mir dieses Wissen übermittelt wurde, daß es direkt in mein Bewußtsein gepflanzt wurde. Mit anderen Worten, ich erhielt die Information, die ich erhalten sollte.
>
> Das Licht hüllte mich völlig ein — es war, als sei ich völlig eins mit dem Licht, als »gehörte« ich »zu ihm«. Ich hatte das Gefühl, »zu Hause« zu sein — ganz real und wahr.
>
> Die Liebe, die von dem Licht ausging, ist wohl der Aspekt meiner Erfahrung, der sich am schwersten mitteilen läßt. Ich fühle mich einfach unfähig, Worte zu finden für diese Liebe. Nicht etwa, weil ich nicht »gebildet« genug wäre, sondern einfach deshalb, weil meine Möglichkeiten als *Mensch* begrenzt sind! Es war keine Liebe, die irgendwie in den Bereich menschlicher Erfahrungen fiel. Daher verschließt sie sich auch menschlichen Erklärungsversuchen. Ich kann nur sagen, daß ich durch diese Liebe, die auf mich übertragen wurde, fähig bin, zuversichtlich auf dem Weg des Lebens weiterzugehen, mit dem Wissen, eine große Wahrheit erfahren zu haben.
>
> Ich wollte für immer in der Nähe dieses Lichts sein! Ich hatte das Gefühl, mich in einem Zustand der Gnade zu befinden. Ich

> war bar aller Sünden und fühlte mich völlig *frei.* Wenn mich in diesem Augenblick jemand gefragt hätte, ob ich bei diesem Licht bleiben und mein irdisches Leben hinter mir lassen wolle, dann hätte ich keinen Augenblick gezögert und ja gesagt. Nicht, weil das irdische Leben mir mißfiel, sondern vielmehr, weil dieses Licht so unglaublich schön war.

Danach erlebte Nancy etwas, das sie als »eine direkte Kommunikation mit Ihm (Gott, dem Licht)« beschreibt. Über die Art dieser Kommunikation sagt sie: »Ich habe die Worte nicht mit meinen Ohren gehört, sondern die Gedanken wurden direkt in mein Bewußtsein eingegeben.«
Auf die Botschaft, die dieses Licht Nancy übermittelte, kommen wir erst im nächsten Kapitel zu sprechen. Sie schloß ihren Bericht mit folgenden Worten:

> Nachdem die Kommunikation beendet war, verschwand das Licht, und mein Freund war nicht mehr »gegenwärtig«. Dieses ganze Erlebnis dauerte mehrere Minuten und spielte sich ab, während ich die Leichenrede hielt. Ich war mir die ganze Zeit über bewußt, wo ich war und was ich gerade tat.

Nancy hatte eindeutig eine Erfahrung, deren Form und Emotionalität praktisch einer Nah-Todeserfahrung entspricht, obwohl Nancy, wie sie in ihrem Brief betont, zu dem Zeitpunkt völlig gesund war, keine Medikamente nahm und sich auch nicht in Trance oder einem vergleichbaren außergewöhnlichen Geisteszustand befand. Während dieser Erfahrung war sie sich, wie gesagt, ihrer physischen Umgebung voll und ganz bewußt. Sie wies auch noch darauf hin, daß sie damals (1979) noch nichts über die Arbeiten von Kübler-Ross oder Moody gewußt habe und auch noch nie etwas von Nah-Todeserfahrungen gehört hatte.
Kurz, wir scheinen es hier mit einem Fall zu tun zu haben, bei dem jemand alle typischen *Nachwirkungen* einer Nah-Todeserfahrung er-

lebt, ohne den üblicherweise auslösenden Faktor des Nah-Todeserlebnisses selbst. Was hat das zu bedeuten? Und gibt es vielleicht noch mehr Menschen, die ein ähnliches Erlebnis hatten, mit all den entsprechenden Nachwirkungen, ohne eine Nah-Todeskrise durchgemacht zu haben?

Es gibt sie — und zwar *viele.*

Allein in unserem IANDS-Archiv haben wir über hundert Briefe von Leuten, die uns aus diesem Grund geschrieben haben:

»Also, ich war noch nie in einer Situation, die mich an den Rand des Todes gebracht hätte, aber ich scheine trotzdem erlebt zu haben, was Sie eine Nah-Todeserfahrung nennen . . . « Und dann schildern sie, was ihnen »zugestoßen« ist — bei der Meditation, der Entbindung, in einer persönlichen Krise, während eines Gottesdienstes oder auch ganz spontan —, und erwähnen dabei die gleichen Phänomene, die für eine Nah-Todeserfahrung typisch sind.

Wer sich ein bißchen auskennt in der Literatur über mystische und religiöse Erfahrungen, dem werden bereits die deutlichen Parallelen zwischen Erfahrungen dieser Art und Nah-Todeserfahrungen aufgefallen sein, und zwar sowohl im Hinblick auf die Phänomenologie wie auch hinsichtlich der transformativen Wirkungen. Eine Studie, die Pamela Rivard von der University of Connecticut durchgeführt hat und in deren Rahmen sie Menschen mit einem religiösen »Erweckungserlebnis« befragt hat, bestätigte die angesichts dieser Tatsache sich aufdrängende These: *Was während einer Nah-Todeserfahrung geschieht, hat im Prinzip nichts mit dem Tod oder mit dem Übergang in den Tod zu tun.* Meiner Meinung nach kann das gar nicht deutlich genug gemacht werden, denn sonst sehen wir das Phänomen der Nah-Todeserfahrung in einem völlig falschen Licht.

Was mit einem Menschen wäahrend eines Nah-Todeserlebnisses passiert, hat mit dem anscheinend unmittelbar bevorstehenden Tod *nichts* zu tun, er ist nur der notwendige Auslöser für diese Erfahrung. Weil diese Tatsache von vielen Forschern einfach ignoriert wird, beschäftigen sich die gegenwärtigen Untersuchungen, fasziniert vom Drama des Todes, hauptsächlich mit der Nah-Todeserfahrung als einem Beispiel transzendentaler Erfahrung. Dabei müßte sie viel eher als eine von vielen verschiedenen mystischen Erfahrungen betrachtet werden, die es schon immer gegeben hat, und nicht als eine neue Entdeckung jener Wissenschaftler, die sich mit der Phänomenologie des Sterbens befassen.

Um diesen Anspruch auf Allgemeingültigkeit der Nah-Todeserfahrung (wie wir sie weiter nennen wollen) zu stützen, möchte ich in diesem Zusammenhang den Psychiater Stanley Dean zitieren und seine Theorie des »Ultrabewußtseins« aufgreifen, die er bereits 1974, also noch bevor das Interesse an Nah-Todesphänomenen geweckt war, formulierte. Den Begriff »Ultrabewußtsein« hat Dean geprägt, aber er ist praktisch das Synonym eines sehr viel älteren, vertrauteren Begriffs: des kosmischen Bewußtseins.

1. Zuerst wird man sich eines blendenden Lichts bewußt, das sich im Kopf ausbreitet und die Gedanken erfüllt. Im Osten heißt es »brahmanischer Glanz«. Walt Whitman spricht von einem unauslöschlichen Licht — ein überwältigendes Licht, unbeschreiblich, sich selbst erleuchtend, jenseits aller Zeichen und Worte. Dante schreibt, daß es fähig sei, »einen Menschen in einen Gott zu verwandeln . . .«
2. Der Begreffende fühlt nichts als unbeschreibliche Freude, Verzückung, Begeisterung, Herrlichkeit, tiefe Ehrfurcht und Bewunderung — er gerät in eine Ekstase, so überwältigend, daß sie einer Art superpsychischem Orgasmus gleichkommt.
3. Es findet eine intellektuelle Erleuchtung statt, die sich unmöglich mit Worten fassen läßt. In einem Gedankenblitz wird man sich der Bedeutung des Universums bewußt, identifiziert und vereint sich mit der Schöpfung, der Unendlichkeit und der Unsterblichkeit, die tiefere Bedeutung alles Existierenden wird offenbar — man erkennt Gott . . .
4. Man ist erfüllt von transzendentaler Liebe und Mitgefühl für alle lebenden Dinge.

5. Die Furcht vor dem Tod fällt ab von einem wie ein altes Gewand; physische und psychische Leiden verschwinden, die mentalen Kräfte wachsen, das Leben wird erneuert und verlängert ...
6. Es ist ein Loblied auf alle Dinge des Lebens, die Bewunderung seiner Schönheit, die Erkenntnis, wie relativ unwichtig materieller Reichtum ist im Vergleich zu Kostbarkeiten des Ultrabewußten.
7. Es findet eine außerordentliche Intensivierung der intellektuellen Fähigkeiten statt — keine passive Trance, sondern eine Kraft, so stark, daß sie sogar den Lauf der Geschichte beeinflussen kann.
8. Es ist wie eine Mission. Und dieses Gefühl ist so bewegend und tiefgreifend, daß man es nicht für sich allein genießen kann, sondern es mit allen Menschen teilen muß.
9. Eine charismatische Veränderung der Persönlichkeit findet statt — eine innere und äußere Ausstrahlung, als würde man mit göttlicher Kraft erfüllt, mit einer magnetischen Kraft, die andere anzieht und inspiriert.
10. Es findet, plötzlich oder allmählich, die Entwicklung außerordentlicher psychischer Fähigkeiten statt, Hellsehen, ASW, Telepathie, Präkognition, psychisches Heilen usw.

Entspricht dieses Modell, das Dean entworfen hat, nicht verblüffend dem Bewußtseinszustand der Menschen mit Kernerfahrung? Und sind nicht die Nachwirkungen im großen und ganzen genau die gleichen wie die bei Menschen mit Nah-Todeserfahrung? Natürlich besteht keine *völlige* Übereinstimmung, aber wesentliche Parallelen sind, glaube ich, ganz deutlich. Was viele — nicht unbedingt alle — Menschen mit Nah-Todeserfahrung erleben, gleicht dem, was man auch kosmisches Bewußtsein nennt, ebenso der Nachhall dieser Erfahrung, egal auf welche Weise sie zustande gekommen ist.
Jede Interpretation, die darauf abzielt, Nah-Todeserfahrungen zu erklären, muß daher auch auf transzendentale Erfahrungen überhaupt

und ihre Nachwirkungen anwendbar sein. Unter diesem Gesichtspunkt muß jede Interpretation, die die Nah-Todeserfahrung als isoliertes Phänomen zu erklären versucht, das mit den Krisenbedingungen eines nahen Todes zusammenhängt, danebenliegen.
Unsere Frage lautet also: Steht uns ein geeigneter Rahmen zur Verfügung, der es uns ermöglicht, die Nah-Todeserfahrung und ihre Nachwirkungen in einem größeren Kontext zu sehen?
Meiner Meinung nach ja. Ich glaube, daß es eine *biologische* Basis für Nah-Todeserfahrungen gibt, aber ich muß hinzufügen, daß die Interpretation, die darauf fußt, den transzendentalen Merkmalen des Phänomens voll Rechnung trägt, anstatt sie wegzuerklären. Allerdings: Im Augenblick fehlen uns noch die entsprechenden Daten, das heißt, der von mir angesprochene »Rahmen« ist bislang nur eine Hypothese. Eine ganze Reihe von Untersuchungen werden nötig sein, um diese Hypothese zu untermauern, aber ich hoffe, daß ich mit meinen Ausführungen andere dazu bewegen kann, ebenfalls in dieser Richtung weiterzuforschen, um ihre Brauchbarkeit zu überprüfen.
Wie sieht diese biologische Erklärung nun aus, die den Nah-Todeserfahrungen und anderen transzendentalen Erfahrungen zugrunde liegen könnte?
Ich glaube, daß all diese Phänomene das Resultat einer biologischen Transformation des menschlichen Organismus sind, hervorgerufen durch eine Energie, die den Eingeweihten schon lange bekannt ist, die aber erst seit neuestem auch von Wissenschaftlern, die sich für transzendentale Erfahrungen interessieren, untersucht wird: Kundalini.

Die Kundalini-Hypothese

Obgleich es über Kundalini inzwischen eine umfangreiche Literatur gibt, können viele Menschen mit diesem Begriff noch immer nicht viel anfangen, und wie diese Energie wirkt, entzieht sich bis heute wissenschaftlicher Nachprüfbarkeit.

In Sanskrit bedeutet Kundalini »zusammengerollt« (wie eine Schlange) — daher auch der Name »Schlangenkraft« —, und der Begriff bezeichnet eine subtile Form der Bioenergie, die wie eine schlafende Schlange am Ende der Wirbelsäule liegt. Unter bestimmten Umständen wird diese Energie jedoch »geweckt«, und dann, heißt es, wandert sie (über einen bestimmten Kanal) durch die Wirbelsäule nach oben. Auf ihrem Weg nimmt sie auf verschiedene Energie- oder Kraftzentren Einfluß (in der Yoga-Tradition »Chakras« genannt) und kann dabei explosive, aus dem Gleichgewicht bringende Energieumwandlungen herbeiführen, die sich sowohl psychisch als auch physisch bemerkbar machen. Die Art und Weise, wie der einzelne diese Energie erlebt, ist unterschiedlich, aber normalerweise wird sie eher als störend empfunden, selbst wenn — wie manchmal der Fall — ein Zustand außerordentlicher Verzückung eintritt.* Oft sind die physischen und psychischen Begleiterscheinungen des Erwachens dieser Kraft jedoch äußerst unerfreulich und furchteinflößend.
Doch egal wie der Prozeß der Kundalini-Erweckung erlebt wird — dieser Energie soll die Kraft innewohnen, den Menschen in den Zustand eines höheren Bewußtseins zu versetzen. Völliges Erwachen soll einem sogar kosmisches Bewußtsein vermitteln, das unter bestimmten Umständen auch erhalten bleibt. Der Energiestrom beeinflußt das Nervensystem und das Gehirn derart, daß sie von da an auf einer völlig neuen und höheren Ebene »arbeiten«. Metaphorisch gesprochen, scheint Kundalini das Nervensystem zu einer Überfunktion anzuhalten, indem es sein latentes Potential aktiviert und dadurch dem Menschen ermöglicht, die Welt auf eine ganz ungewöhnliche Weise zu erleben.
Kundalini-Theoretiker (die gewöhnlich entsprechende eigene Erfahrungen besitzen) behaupten, daß die Aktivierung dieser Energie für außergewöhnliche psychische Fähigkeiten verschiedenster Art sowie

* Ein faszinierendes Beispiel für diese Art Kundalini-Erweckung und ihre Nachwirkungen ist Gopi Krishnas autobiographisches Buch *Kundalini. Erweckung der geistigen Kraft im Menschen.*

für mystische und religiöse Erfahrungen verantwortlich ist, von denen immer wieder berichtet wird. Die Theorie, daß diese Energie, die sowohl für göttlich als auch für göttlich machend gehalten wird und die Evolution der Menschheit in Richtung eines höheren Bewußtseins beeinflussen soll, ist bekannt als »Kundalini-Hypothese«. Wissenschaftlich überprüfen läßt sich diese Hypothese, wie gesagt, bis heute nicht, weil die entsprechenden Instrumente fehlen und weil man auch gar nicht weiß, *was* eigentlich gemessen werden soll. Wir haben also nicht viel mehr als die interessanten Untersuchungen von Pionieren wie etwa Bentov Itzhak und Hiroshi Motoyama, die Geräte entwickelt haben, um damit Energien auf die Spur zu kommen, die auf eine Kundalini-Erweckung hinweisen, aber auch diese Techniken und die mit ihrer Hilfe erzielten Ergebnisse müssen erst noch von anderen Forschern bestätigt werden. Daher bleibt uns, wie bei den Nah-Todeserfahrungen, wieder nichts anderes übrig, als auf die Kundalini-Literatur zurückzugreifen, aus der hervorgeht, daß Menschen Erfahrungen machen können, die alle ein ganz bestimmtes Muster aufweisen. Die Betroffenen sprechen gewöhnlich vom Bewußtsein einer Energie, die plötzlich in ihnen geweckt wurde.

Worin besteht nun die Verbindung zwischen Kundalini-Erfahrungen und Nah-Todeserfahrungen?

Berichte über Kundalini-Erweckungen ähneln in ganz erstaunlichem Maße den Berichten von Menschen mit Nah-Todeserfahrung. Mehr noch: Kundalini-Erweckungen scheinen individuelle Veränderungen und eine veränderte Einstellung zu unserer Welt zur Folge zu haben, die sich von denen der Menschen mit Nah-Todeserfahrung in nichts unterscheiden. Daß es diese Parallelen gibt, beweist natürlich noch nicht ihren gleichen Ursprung, deutet aber zumindest die Möglichkeit an, daß beide einem biologischen Prozeß unterworfen sind — so wie jede andere transzendentale Erfahrung auch.

Auf jeden Fall sind diese Parallelen viel zu offensichtlich und erstaunlich, um ignoriert zu werden. Kundalini ist also (wie Nancy Clarks Brief) ein weiterer Hinweis auf die Richtung, die unsere Interpretation von Nah-Todeserfahrungen einschlagen könnte. Daher wollen wir als nächstes die Übereinstimmungen zwischen Kundalini-Erfahrungen und Nah-Todeserfahrungen im einzelnen untersuchen.

Parallelen zwischen Kundalini-Erweckungen und Nah-Todeserfahrungen

Es gibt in der Literatur bereits eine Anzahl autobiographischer Berichte über Kundalini-Erweckungen, auf die wir zurückgreifen können. Am bekanntesten ist vielleicht Gopi Krishnas bereits angeführte ausführliche Schilderung seiner Erfahrung. Außerdem gibt es ungefähr ein halbes Dutzend persönliche Erzählungen, die John White in seiner Anthologie *Kundalini, Evolution and Enlightenment* wiedergegeben hat. Darüber hinaus sind mir im Rahmen meiner Korrespondenz noch einige bis dato nicht veröffentlichte Fälle bekannt geworden. Auch Ärzte, die sich für das Phänomen interessieren, haben entsprechende Fallgeschichten gesammelt (siehe Lee Sannellas Buch *Kundalini – Psychosis or Transcendence?).* Um die Parallelen zwischen Kundalini- und Nah-Todeserfahrungen deutlich zu machen, habe ich hier jedoch einen kürzlich erschienenen, geradezu prototypischen Bericht einer Kundalini-Erweckung ausgewählt, den der Wissenschaftler Hiroshi Motoyama vorgelegt hat. Um Motoyamas persönliche Beschreibung zu objektivieren und zu ergänzen, werde ich außerdem noch einige allgemeinere Beobachtungen von Gopi Krishna einbeziehen, der zudem als Autorität auf diesem Gebiet gilt. Motoyama wurde bereits als sehr junger Mann spirituell unterwiesen und übte sich eifrig im Yoga, das ja dazu dient, durch eine bestimmte Abfolge von Stellungen (*asanas*), Atemkontrolle (*pranayama*) und Meditation ganz bewußt zum Kundalini-Erlebnis hinzuführen. Motoyama berichtet, daß er seine erste Kundalini-Erfahrung mit fünfundzwanzig hatte, als »durch meine Wirbelsäule eine unglaubliche Kraft bis in meinen Kopf schoß . . . und mein ganzer Körper brannte, und starke Kopfschmerzen hinderten mich den ganzen Tag darran, auch nur das geringste zu tun ... Ich hatte das Gefühl, mein Kopf würde platzen vor lauter Energie.«*

Nicht lange danach, berichtet Motoyama, habe er prophetische Träume gehabt und unfreiwillige ASW-Erfahrungen, zum Beispiel telepathische Fähigkeiten. Seine ASW-Kräfte, sagt er, wurden immer stärker, und dabei fühlte er, wie die höheren Chakras zu erwachen begannen. Mit der Aktivierung des *Anahata*-(oder Herz-)Chakra — dem vierten von sieben Hauptchakras —, erreichten seine Erfahrungen einen neuen Höhepunkt:

> Als die Kundalini-Energie vom Herzen bis hinauf in den Kopf stieg, wurde sie leuchtend weiß. Ich verließ meinen Körper durch den Kopf und schwang mich hinauf in eine höhere Dimension ... als ich zehn, zwanzig Minuten später wieder zu mir kam, sagte mir meine Mutter, sie habe über meinem Kopf und um das Herz herum ein goldenes Licht gesehen ... seither besitze ich die Fähigkeit des Geistheilens [er zählt einige Beispiele auf] ... Meine psychische Verfassung hat sich seit diesem Erwachen ebenfalls grundlegend verändert — vor allem klammere ich mich nicht mehr an materielle Dinge.

Motoyama macht weitere Fortschritte. Mit dem Erwecken des fünften, des *Vishuddha*-(oder Kehlen-)Chakra, glaubt er, fähig zu sein, Vergangenheit, Gegenwart und Zukunft in der gleichen Dimension zu sehen. Seine chronischen Hörschwierigkeiten ließen ebenfalls nach, und Motoyama erklärt, er habe nicht nur rein physisch besser hören können — auch sein »inneres Gehör« sei schärfer geworden. Doch erst mit Erreichen der höchsten Stufen begannen die von ihm erlebten Sensationen den Nah-Todeserfahrungen zu ähneln. Als er sich eines Tages auf das sechste, das *Ajna*-(oder Brauen-)Chakra konzentrierte, geschah folgendes:

* Gefühle extremer Hitze oder Kälte und starke Kopfschmerzen werden häufig mit einer Kundalini-Erweckung in Zusammenhang gebracht und lassen sich mit den Prinzipien des Yoga erklären.

Mein Atem ging so leicht und ruhig, daß ich das Gefühl hatte, leben zu können, ohne zu atmen. Meinen Körper ... fühlte ich praktisch nicht mehr. Ich war eins mit einem dunklen purpurfarbenen Licht, und zwischen meinen Augenbrauen strahlte ein weißes Licht. Ich hörte, wie mich eine Stimme rief gleich einem Echo in einem Tal. Ich war selig ... ich war erfüllt von himmlischer Ruhe ... ich befand mich in einem Zustand des erweiterten und vertieften Bewußtseins, dem Bewußtsein einer höheren Dimension, die manchmal auch Superbewußtsein genannt wird. Wenn ich mich in diesem Zustand befinde, sind Vergangenheit, Gegenwart und Zukunft gleichzeitig wahrnehmbar.

Während er mit seiner Pranayama-Übung fortfuhr (bei der man sich unter anderem bemüht, so wenig wie möglich zu atmen), erlebte Motoyama das Erwachen des siebenten und höchsten, des *Sahasrara*-Chakra:

Ein leuchtendes goldenes Licht begann durch meinen Körper zu fließen und ihn durch den Kopf wieder zu verlassen ... Ich sah etwas, das aussah wie der Kopf Buddhas, purpurrot und blau schimmernd ... und ein weiß-goldenes Licht brach hin- und zurückpulsierend aus dem Tor der Buddha-Krone. Allmählich verlor ich das Gefühl für meinen Körper, aber ich spürte das Bewußtsein, ein Überbewußtsein ... Ich konnte eine mächtige und zugleich zarte Stimme hören, die das ganze Universum durchdrang. Während ich der Stimme lauschte, wurde mir plötzlich meine Mission klar, mein vergangenes Leben, meine eigene geistige Verfassung und viele andere Dinge. Und dann erlebte ich einen wirklich unbeschreiblichen Zustand, in dem meine gesamte spirituelle Existenz völlig von einer großen Ruhe erfüllt war. Nach einiger Zeit spürte ich, wie ich gezwungen wurde, in die physische Welt zurückzukehren. Ich stieg hinab, auf dem gleichen Weg, und kehrte durch das Tor oben auf meinem Kopf in meinen Körper zurück. Ich mußte meinen Körper

> ganz bewußt von Energie durchströmen lassen, denn er war steif, und meine Gliedmaßen waren wie gelähmt. Schließlich konnte ich Hände und Füße ein bißchen bewegen, und allmählich kehrte das normale Körpergefühl zurück.

Bei allen Unterschieden des kulturellen und religiösen Umfelds scheint mir doch deutlich zu werden, daß die Erleuchtung, die Menschen mit Kernerfahrungen ohne ihr Dazutun erleben, den durch spirituelles Taining bewußt herbeigeführten Erfahrungen Motoyamas vergleichbar ist. Aus diesem Bericht zumindest scheint hervorzugehen, daß die Kundalini-Erweckung Zugang zur gleichen (oder einer ähnlichen) Dimension des Bewußtseins verschafft wie die Kernerfahrung.
Aber wie häufig kommt es zu solchen Kundalini-Aktivierungen?
In einem seiner Bücher über die Kundalini-Kraft — die laut Gopi Krishna mystische Erfahrungen vermittelt — erklärt er, daß letztere zwar »nicht zu beschreiben sind, man aber ein vages Bild davon vermitteln kann, wenn man sie als höchste Perfektion von Anmut, Schönheit, Größe, Harmonie, Frieden, Liebe, Verzückung, Erstaunen und Glückseligkeit bezeichnet, alles derart intensiv, daß einem der Kopf schwirrt von der gewaltigen Verzückung«.
Die Wirkung dieser durch Kundalini vermittelten Erfahrung liegt in einem ständigen Umwandlungsprozeß, der das ganze Leben betrifft:

> Er führt zum unerschütterlichen Glauben an die Existenz Gottes, selbst bei Menschen, die früher eher skeptisch waren. Er führt auch zu einer radikalen Veränderung des Lebens, das früher von egoistischen Wünschen beherrscht war und jetzt der Nächstenliebe und Mildtätigkeit, dem Opfer und sogar dem Märtyrertum gewidmet ist ... Er vermittelt unvergleichliche kreative Kräfte bei den Fortgeschritteneren, Begnadeteren, und macht sie zu auserwählten Helfern bei der Erleuchtung der ganzen Menschheit.

Außerdem erklärt Gopi Krishna, wie ich bereits in einem früheren Kapitel erwähnt habe, daß ein Mensch, der eine Kundalini-Aktivierung erlebt, die zu einem höheren Bewußtseinszustand führt, als »Genie« mit außergewöhnlichen Gaben in jeder Hinsicht charakterisiert werden kann, bei dem »Raum und Zeit ihre Festigkeit verlieren und eine Vermischung von Vergangenheit, Gegenwart und Zukunft stattfindet«.

Wenn man in Gopi Krishnas Schriften nach Erklärungen für die Wirkungen der Kundalini-Erweckung in Zusammenhang mit der jeweiligen religiösen Anschauung und dem persönlichen Wertsystem des einzelnen sucht, stößt man wieder auf viele Parallelen zu dem, was schon über die Menschen mit Nah-Todeserfahrung gesagt wurde. Und was die Einstellung zur Zukunft betrifft, die Gopi Krishna aus seiner eigenen Kundalini-Erfahrung gewonnen zu haben scheint, so kommt es dabei offensichtlich auch zu einer Art Prophetischer Vision, einem Schreckensszenarium, wie wir es bereits kennengelernt haben und wie es auch Motoyama in seinen Büchern erwähnt.

Was halten nun Menschen, die selbst eine Nah-Todeserfahrung hatten, von unserer Hypothese, daß manche Phänomene der Nah-Todeserfahrung eventuell dieselbe biologische Basis haben wie die Kundalini-Aktivierung?

Kundalini und Nah-Todeserfahrungen: Ansichten und Datenvon Menschen mit Nah-Todeserfahrungen

Während meiner Gespräche mit Menschen mit Nah-Todeserfahrung wurden mir manchmal verschiedene energetische Phänomene beschrieben, die angeblich nach dem Nah-Todeserlebnis aufgetreten sind und die verblüffend bestimmten Kundalini-Erfahrungen ähneln — etwa das immer wieder erwähnte Hitzegefühl, das anscheinend auch häufig bei Kundalini-Erweckungen auftritt.

Zum Beispiel erzählte mir eine Frau:

Sie werden es mir nicht glauben, aber ich habe elektrische Funken in den Händen, die mich ganz verrückt machen ... Es ist zu komisch. Diese Energie geht um und um und um; es fühlt sich an wie ein Aufschaukeln, und dann beginnen die Hände zu prickeln. Eigentlich tut es richtig weh. [Ist Ihnen heiß?] Heiß? Man spürt direkt, wie die Hitze aus den Händen fließt! Als würden sie brennen. [Ist Ihnen früher schon mal etwas Ähnliches passiert?] Noch nie. Nie ... es ist wie ein elektrischer Schlag, der durch einen hindurchfährt. Aber unheimlich stark, wirklich unheimlich stark.

Janis scheint seit ihrer Nah-Todeserfahrung die gleiche Energie zu besitzen: »Seit meinem Unfall spüre ich diese Sensitivität in den Händen ...«

Barbara Harris hat seit ihrer Nah-Todeserfahrung mehr Kundalini-Symptome an sich festgestellt als alle anderen meiner Probanden, und sie hat mir — mündlich und schriftlich — ausführlich von dem Nah-Todesereignis und allen seinen außergewöhnlichen Folgen berichtet. Auch sie kennt das typische Hitzegefühl:

Ich habe mir seitenlange Notizen gemacht über die Symptome, die mit dem Physio-Kundalini-Syndrom zusammenhängen. Ein Symptom, das manchmal täglich auftritt, ist HITZE. Ich fühle, wie mein Körper die Hitze abstrahlt, und mein Mann hat schon oft bemerkt, wie meine Hände brennen.

Joseph Dippong hat die Hitze gleich *unmittelbar* nach der Nah-Todeserfahrung, als er das Bewußtsein wiedererlangte, gespürt:

Ich hatte das Gefühl zu brennen. Im mittleren Teil meines Körpers und entlang der Wirbelsäule war eine ungeheure Hitze. Ich habe riesige Mengen Wasser konsumiert, gleich mehrere Krüge auf einmal ausgetrunken, um meinen Durst zu stillen ... Es war, als hätte in meinem Körper eine biologische Transformation stattgefunden.

Interessanterweise erinnert sich Mr. Dippong in diesem Zusammenhang an Motoyamas Kundalini-Erweckung und fügt hinzu, daß die Leute, die bei ihm waren, gesagt hätten, daß »eine Art Glühen meinen Kopf und mein Gesicht einhüllte und ich eine Freude und ein Glück ausstrahlte, wie es sich gar nicht beschreiben läßt«.
In manchen Fällen reichen diese wahrnehmbaren Kundalini-Symptome weit über lokale, wenn auch sehr intensive Manifestationen extremer Hitze hinaus und weisen viele typische Merkmale einer vollen Kundalini-Erweckung auf. Beispielsweise hat mir Sonja über sechs Jahre hinweg in unseren Gesprächen viele dieser Merkmale beschrieben, und sie ist fest davon überzeugt, daß »Nah-Todeserfahrungen die Kundalini-Energie aktivieren«. Aber der wohl interessanteste und ergiebigste Bericht über diese Art der Veränderung nach einer Nah-Todeserfahrung stammt wieder von Barbara Harris.
Eines Nachts, ungefähr gegen zwei oder drei Uhr, lag Barbara im Bett:

> Plötzlich spürte ich, wie zunächst mein Zeh, mein linker Zeh, kitzelte und zwickte und schließlich das ganze linke Bein. Nur ein Gefühl von Energie — wie die Energie, die ich in meinen Händen gefühlt habe, die aus meinen Händen herauskam, aber diesmal wanderte sie durch mein linkes Bein, und dann durch beide Beine, und dann spürte ich sie in beiden Armen, und dann war sie im unteren Teil meiner Wirbelsäule und bewegte sich nach oben . . .
> [Das passierte mehrere Nächte hintereinander; bei einer späteren Gelegenheit] lief direkt die Wirbelsäule hinauf, dann übers Herz, und schließlich, während sie im Rücken verging, kam sie weiter nach oben, fast wie durch eine Röhre, bis zum Gesicht . . . und plötzlich fühlte ich innerlich eine Kaskade über meinen Kopf stürzen, es war, als würde sie zunächst weiter nach unten fallen und sich dann wieder nach oben bewegen — immer im Kreis.

Manchmal war das Energiegefühl, das sich durch ihren Kopf bewegte, mit einem anderen Kundalini-Phänomen verbunden, das Gopi Krishna als »Nektar« beschrieben hat:

> Als ich eines Morgens zusammengerollt im Bett lag, hatte ich ein herrliches Gefühl — eine Kaskade aus »Nektar« — Süßigkeit, dicker als Wasser, wenn man sie berührte — ging quer durch meinen Kopf (von einem Ohr zum andern) und fiel dann über mein Gesicht nach unten. Meine Geschmacksknospen sagten »süß«, obwohl ich nicht begriff, woher meine Geschmacksknospen das wissen konnten.

Barbara erlebte auch Farben:

> Es begann mit einem sehr, sehr tiefen Rot. Aber ich spreche hier nicht von »normalen« Farben . . . Zu jenem Zeitpunkt befand ich mich in einem völlig dunklen Raum, und ich sah Licht, rotes Licht, das dann in Orange, Gelb und Goldtöne überging. Dann wurde alles ganz grell, danach blau, lauter *Blautöne* — in Wellen. Wellen, die mit der Energie, die ich spürte, in Einklang standen . . . Und dann wechselte alles zu Lila . . .

Das erinnert an die Farben, die Motoyama im Zusammenhang mit seinem Kundalini-Erwachen beschrieben hat, wahrscheinlich eine Folge der jeweiligen Chakra-Erfahrung, denn jedem Chakra ist eine spezielle Farbe zugeordnet.
Allerdings sind Kundalini-Erfahrungen keineswegs immer angenehm. Zum Beispiel waren bei Barbara die ersten Kundalini-Symptome begleitet von sehr starken Kopfschmerzen, ein Phänomen, das auch von anderen Kundalini-Kundigen beobachtet wurde.

Am 26. März 1983 schrieb mir Barbara, daß sich der Kundalini-Prozeß, wenigstens für den Augenblick, bei ihr offensichtlich stabilisiert hat:

Die »Hitzeeinschlüsse« in meinem Körper scheinen sich verflüchtigt zu haben, und ich bin jetzt voller Frieden und feierlicher Ruhe. Ich spüre, daß ich Teil einer viel größeren »Quelle von Energie und Weisheit« bin und zugleich »Kanal« oder »Instrument« für diese Energie, durch die sie irgendwie hindurchfließt — auch wenn ich nicht die richtigen Worte finde, um es genau zu erklären.

An anderer Stelle erwähnt sie — wie viele andere Menschen mit Nah-Todeserfahrung, die Gelegenheit hatten, sich zum gleichen Punkt zu äußern — seit ihrem Nah-Todeserlebnis ein geringeres Schlafbedürfnis zu haben scheint — möglicherweise durch kundalinivermittelten, erhöhten Energiezuwachs.

Ich brauche jetzt nur noch vier Stunden Schlaf — manchmal, wenn ich von etwas begeistert bin, habe ich das Gefühl, überhaupt keinen Schlaf zu benötigen; ich döse nur ein bißchen, trotzdem fühle ich mich am nächsten Tag ganz großartig. Es fehlt mir nichts, und hin und wieder komme ich auch auf sechs oder sieben Stunden Schlaf.

In anderen Fällen werden energetische Phänomene nach der Nah-Todeserfahrung vor allem in Form von *Licht* erlebt. Das bestätigt auch der folgende Bericht von Nel. Sie erinnern sich vielleicht, daß sie ihr Nah-Todeserlebnis 1972 hatte und nach ihrer Rückkehr »wußte«, daß das Licht immer bei ihr bleiben würde. Und aus ihren Erfahrungen seither geht deutlich hervor, daß sie recht haben könnte. Hier ist ein Teil einer kurzen Schilderung, die sie mir vor einiger Zeit schickte und die sie mit »Der Licht/Energie-Kreis« überschrieben hat:

Sanfte Gefühle wandern durch meinen Kopf, von unten nach oben. Jede Zelle ist aufgeladen und verstärkt die Energie, die jetzt gegen die äußeren Ränder meines Gehirns zu drücken beginnt schmerzlos trotz ihrer Intensität, ihrem Drang, sich auszubreiten. Es ist eine Bewegung — sichtbar, fühlbar, sanft und anfangs rhythmisch, schließlich anschwellend zu fast gezeitenartigen Abläufen, wie Ebbe und Flut. Und nichts kann heraus aus dem Kopf, sein Volumen vergrößert sich sprunghaft, er wirkt so groß, so ehrfurchtgebietend und so tief wie ein Kuppeldach. Das Licht erfüllt den »Dom« mit seinem riesigen Energiepotential und erhellt ihn. Es lenkt die Gedanken, die Ideen und visuellen Erlebnisse in einen geordneten, stetigen Fluß, der in einen Kanal mündet, um dann weiter genutzt zu werden. Es geht alles sehr schnell, und meine Arme und Beine, meine Finger und Zehen, ja, mein gesamtes Ich, müssen sofort und präzise darauf reagieren. Die Energie entlädt sich in der jeweiligen Aktivität.

Häufig taucht das Licht vor mir auf, als wolle es mich leiten. Es erfüllt mich mit großer Freude und absolutem Vertrauen, daß es »richtig ist, weil es sich richtig anfühlt«. Das Licht, die Energie, füllt mich mit der Liebe des Lebens aus, mit überströmender Liebe für alle, die ich sehen kann und die ich nicht sehen kann, und ich will LEBEN! Ich weiß, daß das Licht mit seiner unerschöpflichen Energie zur Vollkommenheit führt ...

Das gesamte Licht/Energie-Paket muß von seinem Standort in meiner Brust die ganze Strecke bis hinauf in die Kopfhöhle, den »Dom«, zurücklegen, bevor es aufgelöst werden und wieder zur Ruhe kommen kann. Wenn es erst einmal im »Dom« ist, kann man es nicht dazu bringen, dort zu verweilen. Es muß immer weiterwandern.

Oft ist mein Körper schon ganz verbraucht, aber die Licht/Energie in meinem Kopf drängt immer weiter, voran und nach außen. Die Energie kümmert sich nicht um physische Müdigkeit, ignoriert jedes Schlafbedürfnis. Sie schwillt an, in Wellen von strahlendem Glanz, und fordert Aufmerksamkeit ... Auch wenn mir die Augen zufallen, drängt sich die Energie von innen dagegen und wirft auf die Stelle zwischen Augenlidern und dern und Augäpfeln ein himmlisches Licht. Dieser schmerzlose Druck gegen meine Lider hindert mich daran, sie zu schließen. Meine Gesichtsmuskeln wollen den Lidern beistehen, aber umsonst. Ich weiß, daß mich das Licht und die Energie in wenigen Stunden wieder wecken werden und nach Ausdruck und Aktivität verlangen.

Nel hat uns nicht nur im Nah-Todeshotel besucht, ich war auch einige Male bei ihr zu Hause. Ihr ganzes Benehmen und ihre Dynamik passen zu dem, was sie uns über ihre psychische Verfassung erzählt hat, wenn das Licht sich meldet.
Diese innere Strahlung, die von Gopi Krishna und anderen als eine der ursprünglichsten Kundalini-Erfahrungen betrachtet wird, haben auch Menschen mit Nah-Todeserfahrung kennengelernt, die in diesem Kapitel noch nicht erwähnt wurden — zum Beispiel Jayne, von deren Kernerfahrung wir in Kapitel 3 berichtet haben.
Am 26. Juni 1983 schrieb sie mir einen Brief und legte ein kleines Buch bei, das ich lesen sollte. Sie sagte, es sei »einfach umwerfend«. Jayne hatte bestimmte Passagen entdeckt (und angestrichen), die »mit den Gefühlen, die ich in einer Sequenz meiner Nah-Todeserfahrung erlebt habe, als ich mit dem strahlenden Licht verschmolz, *absolut identisch* sind. Wir [das heißt der Autor des Buches und sie selbst] schöpfen aus der gleichen Quelle.«
Das Werk war, wie sich herausstellte, eine Arbeit von Gopi Krishna — *Über Bewußtseinserweiterung, Meditation und Yoga* —, und ein Abschnitt, den Jayne unter anderem für mich angestrichen hatte, lautet:

Ich behaupte nicht, daß ich Gott sehe, aber ich nehme eine Lebende Strahlung wahr, innerhalb und außerhalb von mir. Mit anderen Worten, ich habe eine neue Kraft der Wahrnehmung gewonnen, die ich vorher nicht besessen habe. Und das Leuchten hört auch nicht auf, wenn ich wach bin. Es ist sogar in meinen Träumen vorhanden. In jenem Zustand des Seins — beim Essen, Trinken, Rede, Arbeiten, Lachen, Leiden, Gehen oder

> Schlafen —, ich lebe ständig in einer herrlichen Welt des Lichts. Mein Selbst — oder der Beobachter in mir — hat eine Veränderung erfahren, ein neues Wesen wurde geboren, das ständig in ein verzauberndes Licht gehüllt ist.

Die Parallelen zwischen Gopi Krishnas und Nels Erfahrung sind deutlich.

Eine ganze Reihe von Menschen mit Nah-Todeserfahrung ist davon überzeugt, daß diese Energie zu einer *heilenden* Energie werden kann. Tatsächlich haben sich einige dieser Menschen seit ihrer Nah-Todeserfahrung als Heiler betätigt, und viele andere glauben, daß sie jetzt die Fähigkeit zu heilen besitzen. Aber auch dieses Gebiet bedarf noch einer systematischen Untersuchung, um Genaueres über Art und Häufigkeit des Phänomens sagen zu können. Zum Beispiel könnte die Nah-Todeserfahrung ein Heilpotential freisetzen, dessen schließliche Aktivierung möglicherweise stark von den jeweils darauffolgenden Ereignissen abhängt. Motoyama hat ebenfalls die Beobachtung gemacht, daß Kundalini zur Fähigkeit des psychischen Heilens führt, was auch von Gopi Krishna bestätigt wird, der die Ansicht vertritt, daß Kundalini eine ganze Reihe verschiedener außergewöhnlicher psychischer Fähigkeiten auszulösen vermag.

Außer dem energetischen Phänomen, von dem wir bisher gesprochen haben, gibt es noch eine andere charakteristische Parallele zwischen Menschen mit einer vollen Kundalini-Erweckung und Menschen mit Nah-Todeserfahrung: die Entwicklung eines »Ultrabewußtseins«, wie Dean es nannte.

Eine der angeblichen Folgen einer vollkommenen Kundalini-Erweckung ist die Entfaltung einer Art Superintelligenz. Gopi Krishna hat diese Entwicklung in vielen seiner Bücher ausführlich beschrieben und vorsichtig angedeutet, daß auch er eine derartige Veränderung seit seiner Kundalini-Erweckung an sich selbst beobachtet habe.

Einige Menschen mit Nah-Todeserlebnis haben von ähnlichen Erfahrungen berichtet. Zum Beispiel glaubt Tom Sawyer, bemerkt zu haben, daß sein Verstand jetzt ganz anders »funktioniert« als vor seiner Nah-Todeserfahrung — allerdings bezweifelt er (und ich denke zu Recht), daß sich sein Intelligenzzuwachs durch einen der üblichen Tests nachweisen ließe. Stella — ebenfalls jemand mit Kernerfahrung — hat mir erzählt, ein Psychologe habe ihr gesagt, daß ihre Intelligenz jetzt fast »Genie-Werte« aufweise, und Nel schrieb mir in diesem Zusammenhang kürzlich:

»Ich kann die Licht/Energie-Reaktion jetzt selbst stimulieren, um angenehmen wie unangenehmen Aufgaben besser gewachsen zu sein. Ich kann die Energie mit meinem Willen lenken, um noch mehr Leistung zu bringen.«

Auch Barbara Harris stellt diese erhöhte Leistungsfähigkeit bei sich fest und erklärt außerdem, *wie* ihr Gehirn nun arbeitet:

> Nach meiner Nah-Todeserfahrung merkte ich, daß mein Gehirn anders funktioniert; ich hab' es nicht verstanden, nur gespürt. Ich fühlte es. Ich konnte mir plötzlich Wissen aneignen, ohne mich groß anzustrengen . . . Später, als der Kundalini-Mechanismus fest in mir verankert war, stellte ich fest, daß ich intuitives Wissen besaß — als Basis für ganzheitliches Sein . . . Mir fällt dafür kein anderes Wort ein als »Tüchtigkeit«. Seit der Nah-Todeserfahrung arbeitet mein Gehirn auf einer höheren Ebene besser, wirksamer. Über dieses spezielle Wissen steht übrigens eine ganze Menge in den Büchern über Kundalini.

Schließlich habe ich noch die Aussage von Ed Rossiter, der auch Nah-Todeserfahrung besitzt und den ich persönlich kenne. Er schrieb mir:

> Seit meiner Erfahrung . . . stelle ich fest, daß ich alles um mich herum sehr viel besser verstehe, schärfer erkenne . . . Ich werde jetzt auch viel leichter mit Problemen fertig. Ich begreife rascher und kann verschiedene Facts in einen vernünftigen Zusammenhang bringen . . . Ich bin sicher, daß diese Fähigkeit seit meiner Nah-Todeserfahrung gewachsen ist.

Ich brauche wohl nicht erst darauf hinzuweisen, daß derart fragmentarische Daten mit äußerster Vorsicht zu behandeln sind. Ich persönlich habe als Psychologe den Eindruck, daß alle Menschen mit Nah-Todeserfahrung, die ich zitiert habe, auch vorher schon »intelligent« waren und daß es, da wir keine Möglichkeit haben, die Werte für die kognitiven Fähigkeiten vor und nach der Nah-Todeserfahrung zu messen, gefährlich wäre, bei unserer kleinen Probandengruppe irgendwelche Schlüsse zu ziehen, schon gar nicht für *alle* Menschen mit Nah-Todeserfahrung. Und selbst wenn wir diese Eigenberichte als durchaus glaubwürdig betrachten, ginge daraus noch lange nicht eindeutig hervor, ob sich verbesserte intellektuelle Fähigkeiten mit dem vergleichen lassen, was durch Kundalini-Erweckungen ausgelöst wird.

Wir können nur sagen, daß hier *vielleicht* eine weitere Parallele zwischen Nah-Todeserfahrung und Kundalini-Erwachen vorhanden ist. Auf jeden Fall ist dieser Aspekt der Veränderungen nach einer Nah-Todeserfahrung so interessant, daß man sich noch eingehender damit beschäftigen sollte. Mein eigenes Datenmaterial deutet darauf hin, daß es sich lohnt, die Hypothese gesteigerter oder veränderter intellektueller Potenz nach einem Nah-Todeserlebnis zu prüfen.

Aber es ist ganz klar, daß es zwischen den Nachwirkungen voller Kundalini-Erweckungen und Nah-Todeserfahrungen viele weitere Parallelen gibt, etwa in bezug auf spirituelle Perspektiven, paranormale Phänomene usw., da wir aber den größten Teil des vorliegenden Materials über Nah-Todeserfahrungen bereits kennen, genügt es, wenn wir uns an dieser Stelle nur noch einmal an diese Gemeinsamkeiten erinnern, ohne sie im einzelnen anzuführen.

Jetzt brauchten wir also nur noch Menschen mit Nah-Todeserlebnis zu fragen: Entsprechen die von Ihnen gemachten Erfahrungen den Sensationen einer Kundalini-Erweckung? Und unsere Theorie wäre im Handumdrehen untermauert.

Leider ist das aber gar nicht so einfach, wie man denkt. Denn die meisten Menschen mit Nah-Todeserfahrung — wie die meisten Menschen überhaupt — haben noch nie etwas von »Kundalini« gehört und wissen erst recht nicht, was sich hinter diesem Begriff verbirgt. Das schränkt die Zahl unserer Fallbeispiele natürlich stark ein! Trotzdem muß gesagt werden, daß von denen, die sich mit diesem Thema beschäftigt haben, die meisten glauben, daß eine Verbindung besteht — wie zum Beispiel Sonja und Jayne, deren Berichte wir bereits kennen.

Zwei Menschen mit Nah-Todeserfahrung haben sich jedoch ausführlicher mit diesem Punkt befaßt, und deren Ausführungen wollen wir uns jetzt noch mal genauer anschauen.

So schreibt Barbara Harris in einem ihrer jüngsten Briefe (vom 27. Mai 1983) an mich unter anderem:

> Seit ich begonnen habe, mich für Kundalini zu interessieren, lese ich darüber, was mir zwischen die Finger kommt — es stimmt einfach alles ganz genau. Es erfaßt so vollkommen meine Gefühle und Probleme nach der Nah-Todeserfahrung . . . daß ich immer weiterlesen möchte, um mehr über Kundalini zu erfahren und über meine physische, geistige und emotionale Verfassung, und wie das alles zustande kommt. Vor der Nah-Todeserfahrung kannte ich so was nicht — aber es ist genau das, wonach ich immer gesucht habe.
>
> Ich weiß, daß das Nah-Todeserlebnis zur Kundalini-Erweckung geführt hat . . . die höheren Ebenen des Bewußtseins, die ich jetzt erlebe, sind alle Teil des Kundalini-Flusses und ähneln dem, was ich während meiner Nah-Todeserfahrung gefühlt habe, ja, sie sind vielleicht sogar identisch. Es fällt mir heute schwer, die Nah-Todeserfahrung von Kundalini zu trennen. Sie sind irgendwie eins.

Und Joseph Dippong — heute Präsident des Kundalini Research Institute of Canada — wollte unbedingt wissen, welche Bedeutung seiner Nah-Todeserfahrung zugrunde liegt, und stieß bei seiner rastlosen Suche nach Erklärungen auf Kundalini:

> Endlich war mir klar, warum ich, als ich fast erstickt wäre, eine derart überwältigende, intensive Erfahrung hatte: In ganz seltenen Fällen fließt bei radikalem Sauerstoffmangel Lebensenergie [Kundalini] ins Gehirn, um den Betroffenen am Leben zu erhalten. So ungewöhnlich dieser Gedanke klingen mag, so ist er doch seit Jahrhunderten Teil östlicher Weisheitslehren.

Diese Erkenntnis war das auslösende Moment für Mr. Dippongs künftige Arbeit. Seither hat er als Geschäftsmann und Verleger im westlichen Teil unseres Landes wesentlich dazu beigetragen, das Phänomen Kundalini der Öffentlichkeit nahezubringen und Wissenschaftler dazu anzuregen, es genauer zu untersuchen.

Als ich ihm von meiner Vermutung schrieb, daß zwischen den Nah-Todeserfahrungen und dem Kundalini-Phänomen möglicherweise ein Zusammenhang bestehe, hätte ich kaum eine ermutigendere Antwort erhalten können:

> Ihr Brief hat mich stark berührt, und ich antworte darauf nur: Bravo! Bravo! Bravo! — als Anerkennung für Ihre Entdeckung, daß das Kundalini-Phänomen bei vielen Nah-Todeserfahrungen eine Schlüsselrolle spielt . . .
>
> Ich erinnere mich noch gut an die Worte von Gopi Krishna, als ich ihm vor vielen Jahren zum erstenmal begegnete — auf der Suche nach Sinn und Bedeutung meiner Erfahrung: Kundalini, sagte er damals zu mir, würde unsere gegenwärtige Vorstellung vom menschlichen Geist völlig revolutionieren, und, wichtiger noch, wir würden die nächsten zwei Jahrzehnte damit beschäftigt sein, all unsere Lehrbücher umzuschreiben, um das neue Kundalini-Phänomen und seine tiefgreifenden Auswirkungen auf jeden einzelnen Aspekt des menschlichen Lebens zu erklären.

Kundalini und Nah-Todeserfahrungen: Schlußfolgerungen

Trotz Mr. Dippongs fester Überzeugung, daß zwischen Kundalini und der Nah-Todeserfahrung eine enge Verbindung besteht, dürfen wir nicht vergessen, daß die Kundalini-Hypothese, vom wissenschaftlichen Standpunkt aus betrachtet, nach wie vor eine bloße Vermutung bleiben muß, bevor wir nicht noch mehr über das Kundalini-Phänomen und die Nah-Todeserfahrungen wissen.

Um die Suche nach Antworten auf einen möglichen Zusammenhang zwischen Kundalini und Nah-Todeserfahrung zu erleichtern, sollte man vorab vielleicht klären, wie eine derartige Verbindung überhaupt beschaffen sein könnte.

Da bieten sich zumindest drei Möglichkeiten an:

1. Kundalinie ist selbst die Energie, die durch das Nah-Todesereignis freigesetzt wird und ihm somit zugrunde liegt. Das wäre die Interpretation von Mr. Dippong.

2. Nah-Todeserfahrungen *können*, aber *müssen nicht* unbedingt zu Kundalini-Erweckungen führen. Das heißt, eine Nah-Todeserfahrung vergrößert die Wahrscheinlichkeit einer darauf folgenden Kundalini-Reaktion. Diese Ansicht vertritt Sonja.

3. Es bestehen zwischen den beiden Phänomenen keine direkten Verbindungen, sondern nur empirisch feststellbare Parallelen, die auf einem oder auch mehreren Faktoren beruhen. So wie zwei Menschen, die aus verschiedenen Richtungen kommend am gleichen Ziel eintreffen, könnten Kundalini und Nah-Todeserfahrung zwei voneinander völlig unabhängige Prozesse sein, die zum gleichen Resultat führen.

Es bleibt künftigen Forschungen überlassen herauszufinden, welche dieser Hypothesen — oder vielleicht auch noch irgendeine andere — richtig ist.

Festzuhalten ist auf jeden Fall, daß eine durch Kundalini vermittelte Nah-Todeserfahrung eher die Ausnahme denn die Regel darstellt, wie auch Mr. Dippong betont. Aufgrund der Wertveränderungen, die sich bei vielen Menschen mit dem Nah-Todeserlebnis offensichtlich bemerkbar machen, scheint es allerdings völlig logisch anzunehmen, daß Nah-Todeserfahrungen vielleicht dazu dienen, bei den betreffenden Personen das *Anahata*-(oder Herz-)Chakra einzuleiten. Jedenfalls werden, laut Motoyama, viele Eigenarten, die Menschen mit Nah-Todeserfahrung aufweisen, mit der Aktivierung dieses Chakra in Verbindung gebracht.

Diese letzte Beobachtung deutet die Richtung an, in der weitergeforscht werden müßte, wenn ein *empirischer* Fortschritt erzielt werden soll. Wenn Motoyamas »Chakra-Maschine« — die entworfen wurde, um die den verschiedenen Chakras entsprechenden elektrischen Potentiale zu messen — sich als brauchbares und verläßliches Instrument erweisen sollte, dann könnte man sie auch einsetzen, um herauszufinden, ob sich die mutmaßliche Kundalini-Aktivität bei Menschen mit Nah-Todeserfahrung überhaupt mit einer spontanen Kundalini-Erweckung vergleichen läßt. Folglich könnte dieses Gerät dann auch feststellen, welche Chakras nach der Nah-Todeserfahrung aktiv werden und ob die Betroffenen in dieser Hinsicht irgendein gemeinsames Muster aufweisen. Ganz abgesehen davon wäre es natürlich mindestens so interessant zu erfahren, inwieweit sich Menschen mit Nah-Todeserlebnis und Menschen mit Kundalini-Erweckung psychisch, das heißt in bezug auf kognitive Fähigkeiten, persönliches Verhalten, Wertorientierung etc. ähneln bzw. unterscheiden.

Schließlich müssen wir fragen, warum zwischen Kundalini und Nah-Todeserfahrung überhaupt eine Verbindung bestehen sollte. Gibt es vielleicht irgendeinen gemeinsamen physiologischen Mechanismus? Hier habe ich — mit aller Vorsicht — eine Hypothese anzubieten:

Wir wissen, daß mit Kundalini-Erweckungen im Prinzip sehr viele Variable verbunden sind. Eine davon scheint Veränderungen im Atmen zu betreffen oder sogar zu einem vorübergehenden Aussetzen der Atmung zu führen — die sogenannte Pranayama-Übung, von der wir schon sprachen.

Wenn Sie sich jetzt einmal die Situation von jemandem ausmalen, der kurz vor einer Nah-Todeserfahrung steht, können Sie vielleicht eine mögliche Verbindung herstellen. Bei einem Herzstillstand zum Beispiel findet gewiß eine *unfreiwillige* Unterbrechung der Atmung statt, gefolgt von ihrem völligen Aussetzen — so lange, bis die Wiederbelebungsmaßnahmen zum Erfolg führen. Könnte ein derartiger, für Nah-Todeserfahrungen typischer Zustand eine Kundalini-Reaktion hervorrufen? Mr. Dippong jedenfalls ist ja der Ansicht, daß die Lebensenergie Kundalini bei unzureichender Sauerstoffversorgung ins Gehirn strömen kann, um das Leben des Betreffenden zu retten.

Vielleicht kommt so etwas gar nicht so selten vor. Aber merkwürdigerweise scheint es keine Untersuchung über die Rolle der Atmung bei Nah-Todeserfahrungen zu geben. Wenn man dieser Frage einmal systematisch nachgehen würde, ließe sich vielleicht eine sinnvolle Verbindung zwischen Kundalini und Nah-Todeserfahrung herstellen.

Es wäre allerdings ein Fehler zu glauben, daß *nur* durch das Anhalten des Atems Kundalini-Erweckungen oder Nah-Todeserfahrungen eingeleitet werden können, egal ob zwischen ihnen nun eine Verbindung besteht oder nicht. Gopi Krishna äußert sich zu diesem Punkt ganz deutlich:

»Reduzierte Atmung und verlangsamten Pulsschlag, stehenden Blutfluß, Kälte oder Starrheit des Körpers mit der Kundalini-Erweckung in Verbindung zu bringen, hat zu großen Mißverständnissen und zu völlig falschen Vorstellungen geführt.«

Fakire und Yogis, die gelernt haben, diese Körperfunktionen zu beherrschen, benutzen sie keineswegs dazu, um eine Kundalini-Reaktion hervorzurufen, wie Gopi Krishna betont. Dagegen ist es eine völlig andere Frage, ob sich — zumindest in einigen Fällen — die unfreiwillige Unterbrechung der Atmung, wie sie bei Nah-Todeserfahrungen stattfindet, direkt auf das Zustandekommen einer Kundalini-Erweckung auswirken kann.

Natürlich könnte sich auch herausstellen, daß das Kundalini-Konzept selbst nur einen begrenzten Aspekt eines allgemeinen energetischen Phänomens verkörpert, das sich als eine noch vollständigere und befriedigendere Erklärung für Nah-Todeserfahrungen erweisen könnte, aber auch das bleibt künftigen Forschungen vorbehalten. Wie immer die Antwort auf diese Frage lauten wird — wichtig ist, daß jede Interpretation des Nah-Todeserlebnisses die Tatsache berücksichtigen muß, daß Nah-Todeserfahrungen in der Welt transzendentaler Erfahrungen nicht einzigartig sind, das heißt, daß sie *im Grunde* nichts mit dem Tod selbst zu tun haben.

Evolutionäre Implikationen von Kundalini

Obwohl wir zu dem Schluß gelangt sind, daß sich derzeit (noch) nicht sagen läßt, ob den Nah-Todeserfahrungen die Kundalini-Energie zugrunde liegt, können wir trotzdem — angesichts der großen Wahrscheinlichkeit der Hypothese — einige Implikationen erörtern, die beide Phänomene betreffen.

Der Untertitel von Gopi Krishnas erstem Buch lautet *Die evolutionäre Kundalini-Kraft* und macht damit deutlich, daß Kundalini der Mechanismus ist, der die menschliche Evolution vorantreibt. »Das endgültige Ziel der (kundalini-vermittelten) evolutionären Prozesse besteht darin, die gesamte Menschheit zu einer höheren Dimension des Bewußtseins zu führen.« Nach Gopi Krishnas Ansicht — die viele teilen — treibt die Erweckung von Kundalini nicht nur die Evolution des eigenen Bewußtseins voran, sondern auch die der gesamten Menschheit:

»Transzendentales Bewußtsein . . . ist ein Schritt nach vorn und muß ganz deutlich als solcher verstanden werden, um die Richtung festzulegen, in der die Evolution des Bewußtseins vor unseren eigenen Augen stattfindet.«

Was muß passieren, um diese Evolution in Gang zu bringen? John White hat es mit folgenden Worten auf den Begriff gebracht:

> Wenn Kundalini in der richtigen Weise geweckt wird ... kann es zu einem symbolischen Tod kommen, einem Ego-Tod, der die Transformation des Nervensystems und die Erfahrung des Göttlichen beinhaltet. Dabei stirbt der »alte Adam«, um diese Redewendung zu gebrauchen, und ein neuer Mensch wird geboren, wiedergeboren, als ein Kind des Kosmos, das nicht sich selbst als Mittelpunkt betrachtet, für das nicht einmal die Erde der Mittelpunkt ist, sondern das sich mit dem Universum verbunden fühlt, mit einem kosmischen Bewußtsein.

Stellen Sie sich vor, was eine derartige Veränderung für unseren Planeten bedeuten würde. Denn selbstverständlich müssen wir den Sprung vom einzelnen zum Allgemeinen machen, auch wenn wir uns in diesem Buch hauptsächlich mit Mustern individueller Erfahrungen und Transformationen beschäftigt haben. Aber ich bin überzeugt — und ich hoffe, auch Sie überzeugen zu können —, daß wir nur dann, wenn wir die übergeordnete Bedeutung von Nah-Todeserfahrungen verstehen, zum Kern des Ganzen vorzudringen vermögen.
Kehren wir also zu der Frage zurück, die diese Sinn-Suche ausgelöst hat — nun allerdings auf einer anderen Ebene. Was wir als Untersuchung persönlicher Veränderungen begonnen haben, wollen wir nun unter planetarischem Aspekt fortsetzen. Nur so können wir herausfinden, welche Rolle die Nah-Todeserfahrung im Rahmen der Evolution spielt, und nur so werden wir ihre höhere, globale Bedeutung erkennen. Dann werden wir auch sehen, daß wir tatsächlich unterwegs sind nach Omega.

10 Die Evolution ist noch nicht zu Ende

Omega-Studie, so habe ich die meinem Buch zugrunde liegende Untersuchung genannt, ohne bisher zu erklären, was es mit diesem geheimnisvollen Namen eigentlich auf sich hat.

Omega — der vierundzwanzigste und letzte Buchstabe des griechischen Alphabets, bezeichnet also ein Ende, wie der Tod selbst das Ende des Lebens zu sein scheint. In diesem Sinn heißt auch eine bekannte Zeitschrift für Thanatologie *Omega*.

Aber es bedeutet noch etwas anderes, so wie ja der Begriff »Ende« nicht nur als »Schluß« verstanden werden kann, sondern auch als *Ziel*, als End*punkt*. In diesem Sinn steht Omega für das Ziel der menschlichen Evolution, für die endgültige Bestimmung, auf die sich die Menschheit unweigerlich zubewegt.

In diesem Zusammenhang denkt man natürlich sofort an die Schriften Pierre Teilhard de Chardins, der in einem kühnen Entwurf geradezu revolutionäre Ideen über die verschiedenen Stufen der Evolution — Materie, Leben und Bewußtsein — formuliert hat und behauptete, daß die menschliche Evolution auf einen transmenschlichen Zustand, den »Punkt Omega«, zusteuert: die Geburt eines einheitlichen planetarischen Geistes, der sich seiner Göttlichkeit bewußt ist.

Teilhard de Chardin hat jedoch auch deutlich zum Ausdruck gebracht, daß diese Bewegung in Richtung eines planetarischen Bewußtseins wahrscheinlich noch sehr lange braucht, um Omega zu erreichen. Als Paläontologe war er es gewohnt, in großen Zeitspannen zu denken, denn geologisch-evolutionäre Prozesse haben ihren eigenen gemächlichen Rhythmus. Und er sah auch keinen Grund, diese Perspektive entscheidend zu ändern, wenn es nicht um die biologische, sondern um die Evolution des Bewußtseins und der Kultur ging. Er hat in seinen Arbeiten das große Ziel unserer evolutionären Bestimmung avisiert, ohne dabei die äonenhaften Dimensionen zu vergessen, die wir brauchen werden, um es zu erreichen.

Ich glaube nun, daß die Ergebnisse meiner Untersuchung darauf hinweisen, daß wir tatsächlich auf dem Weg nach Omega sind. Allerdings *nicht*, wie ich betonen möchte, in Richtung auf Teilhard de Chardins Omega-*Punkt*, aber immerhin auf dem gleichen *Weg*, und zwar nicht erst in irgendeiner fernen Zukunft, sondern *jetzt*, heute, in unserem Leben. Meiner Meinung nach ist die nächste Station unserer gemeinsamen Reise nach Omega bereits in Sicht.

Die evolutionäre Bedeutung von Nah-Todeserfahrungen

Sie erinnern sich vielleicht, daß es laut George Gallups Berechnung in Amerika gut acht Millionen Erwachsene geben mag, die bereits eine Nah-Todeserfahrung hatten. Natürlich wissen wir nicht, wie viele Menschen auf der ganzen Welt schon eine solche Erfahrung gemacht haben, aber es erscheint durchaus logisch anzunehmen, daß es Millionen sind. Auf jeden Fall ist es, bei zunehmender Verbesserung und Verbreitung neuer Wiederbelebungstechniken, sehr wahrscheinlich, daß es bald viel weitere Millionen Menschen gibt, die auf ein Nah-Todeserlebnis zurückblicken können — mit all seinen positiv verändernden Wirkungen!

Aber es geht in diesem Zusammenhang ja nicht nur um die Nah-Todeserfahrung allein, sondern um *alle* transzendentalen Erfahrungen, und es sieht so aus, als würden die meisten solcher Erfahrungen, egal wie sie zustande gekommen sind, vergleichbare Veränderungen hervorrufen. Und Bücher wie etwa Marilyn Fergusons *Die sanfte Verschwörung* und Peter Russells *Die erwachende Erde* zeigen, daß die

Bedeutung der Spiritualität, zumindest in der westlichen Welt, ständig wächst.

Könnte es nicht sein, daß Menschen mit Nah-Todeserfahrung — und andere, die ähnliche Erweckungen erlebt haben — *einen gemeinsamen Vorstoß zu einem höheren Bewußtsein für die Menschheit im ganzen repräsentieren?* Könnte es nicht sein, daß die Nah-Todeserfahrung selbst ein evolutionärer Mechanismus ist, der die Menschen auf die nächste Stufe menschlicher Entwicklung befördert, indem bislang nur latent vorhandenes spirituelles Potential aktiviert wird? Tatsächlich sehen wir in diesen Menschen, die ihre Persönlichkeit infolge der Nah-Todeserfahrung positiv verändern, den Prototyp eines neuen, fortgeschritteneren Vertreters der menschlichen Spezies. Kein *Homo sapiens* mehr, sondern schon ein *Homo noeticus,* wie John White ihn genannt hat? Könnten die Menschen mit Nah-Todeserfahrung nicht schon einen Schritt weitergegangen sein in Richtung Omega als die meisten von uns — sozusagen ein »missing link« in unserer Mitte?

John White — gewiß nicht der erste und auch nicht der einzige, der sich Gedanken über einen höherentwickelten Menschen gemacht hat, dessen Ausführungen zu diesem Thema mich aber besonders beeindruckt haben — sagte bei einem Vortrag in Chicago:

> Ich nenne den neuen Menschen *Homo noeticus,* denn die »Noetik« — Erkenntnislehre oder Studium des Bewußtseins — ist eine seiner wichtigsten Aufgaben. Aufgrund seines höheren Bewußtseins und seines Selbstverständnisses läßt er sich nicht von traditionellen Formen, Kontrollen und Institutionen der Gesellschaft in seiner Entwicklung beeinflussen. Seine psychische Veränderung beruht auf ungehemmter Emotionalität, nicht auf der Sublimierung von Gefühlen und Trieben. Seine Motivation ist Liebe, seine Maxime heißt Kooperation, nicht Konkurrenzkampf oder Aggression. Seine Logik ist mehrschichtig/integrativ/simultan und nicht linear/folgerichtig/entweder-oder. Sein Gefühl für Identität ist auf die Gemeinschaft gerichtet, nicht auf

Individuum. Seine außergewöhnlichen psychischen Fähigkeiten nutzt er für wohltätige und ethische Dinge, nicht um schädliche und unmoralische Wünsche zu verwirklichen. Mit den konventionellen Gesellschaftsformen gibt er sich nicht zufrieden, er sucht vielmehr nach möglichen neuen Lebensformen und Institutionen, nach einer Kultur, die im höheren Bewußtsein wurzelt, einer Kultur, die auf Liebe und Weisheit beruht und auf dem Prinzip der *Philosophia perennis.*

Ich glaube, John Whites Bild vom *Homo noeticus* ähnelt sehr unseren Menschen mit Nah-Todeserfahrung, vor allem jenen, die ihre Erfahrung für ihr weiteres Leben fruchtbar zu machen verstanden.
Wie John selbst betont, sind ähnliche Charakterisierungen eines »neuen Menschen« in fast allen Schriften bekannter Evolutionstheoretiker anzutreffen, zum Beispiel auch bei R.M. Bucke, Sri Aurobindo, Gopi Krishna und Ken Wilber. Interessanterweise taucht dieser Gedanke auch in den Arbeiten eines Biologen und Evolutionsforschers auf, *der selbst eine Nah-Todeserfahrung hatte.*
Dr. John T. Robinson ist Professor für Zoologie an der University of Wisconsin. 1980 hatte er, infolge eines Herzstillstands nach einer Bypass-Operation, eine tiefe Nah-Todeserfahrung, und er beschrieb mir schließlich dieses Erlebnis selbst, nachdem seine Frau mir schon eine Fülle dokumentarischen Materials, das seine Nah-Todeserfahrung betraf, geschickt hatte. Einem seiner Briefe legte Dr. Robinson auch einige Artikel bei, die er vor seiner Nah-Todeserfahrung verfaßt hatte.
Es würde hier zu weit führen, Prof. Robinsons Gedankengänge im einzelnen darzulegen, daher will ich nur erwähnen, daß er sich in beiden Artikeln mit »der Evolution der Evolution« oder »der Meta-Evolution« befaßt, wie er es nennt. In seinem zweiten Artikel (von 1980) stellt er, nachdem er einige Aspekte der physikalischen, biologischen und kulturellen Evolution behandelt hat, die These auf, daß wir uns bereits am Beginn eines neuen Stadiums der Evolution, der sogenannten »Phase IV« befinden, deren Durchbruch gefördert wer-

den kann, wenn wir in Phase III — also hier und heute — lernen, »selbstloser, kooperativer, altruistischer und gruppenorientierter zu denken, und uns nicht so an materielle Besitztümer klammern«.
In Phase IV sei dann »das Bewußtsein wahrscheinlich weiter entwickelt als bei uns, und materielle Dinge sind weitgehend unwichtig geworden ... Es ist auch wahrscheinlich, daß Phase IV nur kooperative Personen erreichen, denn ein Erfolg in Phase III — und somit Evolution zu Phase IV — kann nur dann erreicht werden, wenn die Notwendigkeit vertrauensvoller Zusammenarbeit wirklich verstanden wurde.«
Die Parallelen zwischen John Whites und Robinsons Spekulationen sind offenkundig, doch neben vielen anderen (noch) nicht zu beantwortenden Fragen drängt sich eine besonders auf: Welcher evolutionäre Mechanismus wäre denn theoretisch dafür verantwortlich, daß überhaupt neue Menschen mit neuen Eigenschaft heranwachsen? Vielleicht Kundalini — »die Evolutionsenergie des Menschen«, wie Gopi Krishna meint, der Joseph Dippong sogar die Kraft »einer biologischen Umwandlung« zutraut?
John White kommt zu dem Schluß:

> Die Kundalini-Erfahrung ist dann also, wenn man von der individuellen Veränderung ausgeht, der Weg zur Erleuchtung. Und wenn es in einer Gesellschaft viele »erleuchtete« Menschen gleichzeitig gäbe, könnte das zur Veränderung des Ganzen führen. Daher ist die Kundalini-Erfahrung im weitesten Sinne evolutionär — ein Mittel für die Entwicklung der gesamten Menschheit zu einem höheren Bewußtsein.

Lassen Sie mich nach diesem Statement zum Abschluß noch mal die einzelnen Punkte der Hypothese, die wir in den letzten Kapiteln dargelegt haben, zusammenfassen:

1. Die Nah-Todeserfahrung repräsentiert einen höheren (transzendentalen) Bewußtseinszustand.

2. Diese Erfahrung ist ein Kundalini-Effekt oder kann begleitet sein von einer Entladung dieser biologischen Energie.
3. Durch Kundalini kann das Nervensystem (einschließlich des Gehirns) verändert werden, so daß latentes geistiges Potential aktiviert wird.
4. Als evolutionärer Mechanismus kann Kundalini einen neuen Menschentyp erzeugen, für den ein noetisches Verständnis des Universums charakteristisch ist.
5. In den vergangenen Jahren wurden durch Nah-Todeserfahrungen und andere kundalini-vermittelte spirituelle Erfahrungen viele solcher Menschen »geschaffen«.
6. Es entsteht eine neue Spezies Mensch, die das Leben auf unserem Planeten verändern könnte.
7. Wir sind auf dem Weg nach Omega.

Selbstverständlich — und das möchte ich noch einmal ausdrücklich betonen — sind die von mir aufgestellten Behauptungen und Hypothesen durch das vorliegende Material nicht *bewiesen*, ich kann da nur hoffen, daß weitere Forschungen im Laufe der Zeit ihre Gültigkeit untermauern werden. Aber als Ansatzpunkt für ein besseres Verständnis der Nah-Todeserfahrung scheinen mir die Resultate meiner Untersuchungen ausreichend und überzeugend.
Nehmen wir also einmal an, es gäbe — egal wie sie zu erklären ist — eine neue spirituelle Energie, die sich durch Millionen von Menschen mit Nah-Todeserfahrung offenbart. Und nehmen wir weiter an, daß wir uns wirklich in gewisser Hinsicht auf dem Weg nach Omega befinden. Dann ergeben sich folgende Fragen:

1. Wie wird das Ende der Reise aussehen?
2. Wird sich die Gesellschaft in der Art und Weise verändern, wie John White es erwartet?
3. Warum treten Nah-Todeserfahrungen und andere transformative spirituelle Erfahrungen gerade in unserer Zeit so häufig auf?

Die Erforschung der Omega-Hypothese

Auch wenn wir als sicher annehmen, daß wir uns auf Omega zubewegen, gibt es offensichtlich keine Garantie dafür, daß wir dort auch *ankommen* werden. Ich spreche hier jedoch nicht von Teilhard de Chardins »Punkt Omega« des planetarischen Bewußtseins, sondern einfach nur vom nächsten Stadium der menschlichen Evolution, auf das Menschen mit Nah-Todeserfahrung und andere Erleuchtete wie eine Art Avantgarde unserer Spezies zusteuern. Ich verstehe diesen evolutionären Prozeß so, daß hier ein Potential vorhanden ist, das sich in manchen Menschen manifestiert, und nicht etwa als Determination — wenigstens nicht auf kurze Sicht — unserer Spezies. Ob sich die Menschheit insgesamt zum *Homo noeticus* entwickelt und somit die Welt, in der wir leben, verändert, ist eine Frage, die niemand mit Sicherheit beantworten kann. Zwischen Tendenz und Verwirklichung klafft ein breiter Graben der Ungewißheit, und um ihn in der gegenwärtigen Krise unseres Planeten zu überwinden, wird mehr nötig sein als ein bißchen Zukunftsoptimismus. Was erforderlich sein könnte, um diese planetarische Veränderung zu bewirken, werden wir gleich erörtern, zunächst jedoch wollen wir einmal überlegen, wie man sich diese evolutionäre Reise überhaupt vorzustellen hat.

Wenn wir der allgemeinen Richtung, die ich skizziert habe, folgen, existieren offenbar mehrere, völlig verschiedene Szenarien. Eines, das sich sofort aufdrängt, ergibt sich aus den planetarischen Zukunftsvisionen der Menschen mit Nah-Todeserfahrung. Diese Prophetischen Visionen deuten, nimmt man sie wörtlich, darauf hin, daß die Straße nach Omega über eine zerstörte Erde, eine weitgehend vernichtete Menschheit hinwegführen wird. Diese Vision der Zukunft impliziert auch, daß die Menschen nur durch eine »planetarische Nah-Todeserfahrung« verändert werden und sich als Bewohner des New Age qualifizieren können. Wenn das stimmt, dann führt der Weg nach Omega und zur nächsten Stufe der menschlichen Evolution durch eine Hölle.

Diese Sicht einer wahrscheinlichen Zukunft, die anscheinend viele Menschen mit Nah-Todeserfahrung teilen, lehne ich ab. Meine Untersuchungen haben mich davon überzeugt, daß dieses Zukunftsszenarium nicht unbedingt einzutreffen braucht, daß es nicht unsere planetarische Zukunft repräsentiert, sondern paradoxerweise sogar eine Quelle der Hoffnung ist. Und wenn Sie angesichts der gegenwärtigen ernsten Lage in unserer Welt nun skeptisch reagieren, so kann ich nur sagen: Es gibt heute und zu keiner Zeit eine Garantie für irgend etwas; es gibt nur Hoffnung. Die Menschen leben von der Hoffnung, und solange auch nur die geringste Chance besteht, daß die Menschheit vor ihrem Sturz in den Abgrund bewahrt werden kann, wird sie sich mit aller Kraft daran anklammern. Und ich möchte ihr bei ihrem Kampf gegen den Untergang ein Rettungsseil zuwerfen — ein dünnes Seil, gewiß, aber immerhin besser als gar nichts.

Ich stütze mich dabei auf die Arbeit eines jungen englischen Biologen namen Rupert Sheldrake, dessen Buch *Das schöpferische Universum. Die Theorie des morphogenetischen Feldes* die etablierte Wissenschaft aufhorchen ließ, als es 1981 erschien; seither ist es Anlaß zu zahlreichen Kontroversen gewesen. Laut Sheldrakes Hypothese eines formativen Kausalprinzips werden die charakteristischen Formen und das *Verhalten* physikalischer, chemischer und biologischer Systeme von unsichtbaren Organisationsfeldern bestimmt, die Sheldrake »morphogenetische Felder« nennt. Diese Felder, die Zeit und Raum durchdringen, besitzen angeblich keine Masse oder Energie und sind daher natürlich schwer nachweisbar.

Aber es gibt in der Wissenschaft viele Anomalien, die sich nicht leicht erklären lassen oder überhaupt nicht erklärbar sind, die wir aber mit Hilfe von Sheldrakes Hypothese verstehen können. Um nur ein Beispiel zu bringen, das Sheldrake selbst anführt, sei hier das Rattenexperiment des Harvard-Psychologen William McDougall zitiert:

1920 hatte McDougall eine Gruppe von Ratten dazu gebracht, durch ein Wasserlabyrinth zu schwimmen. Die Tiere lösten diese Aufgabe die einen rascher als die anderen, wie das wohl so bei allen Tieren (und Menschen) der Fall ist. Und gewissenhaft notierte der Psychologe die Anzahl der Fehler, die jede Ratte beging, bis sie die Aufgabe gemeistert hatte.

McDougall führte sein Experiment fort, züchtete von seinen Labyrinth-Ratten über zwanzig Generationen und stellte allen Nachkommen die gleiche Aufgabe. Es zeigte sich, daß die späteren Rattengenerationen allmählich immer *besser* lernten, durch das Labyrinth zu schwimmen; tatsächlich gelang es der letzten Generation zehnmal so schnell wie der Stammgruppe. Da Ratteneltern ihre Kinder nicht in eine Schule für Labyrinthschwimmen schicken, sind McDougalls Erlebnisse wirklich verblüffend.

Aber die Geschichte geht noch weiter. In Schottland und Australien wiederholten andere Wissenschaftler McDougalls Untersuchungen. Und erstaunlicherweise gelang es in beiden Fällen gleich der ersten Generation Ratten, das Labyrinth fast so schnell zu durchschwimmen wie McDougalls letzte Generation. Manche Ratten machten nicht einen einzigen Fehler!

Wie lassen sich derartig merkwürdige Resultate — Sheldrake berichtet noch von einigen anderen — erklären? Das ist mit konventionellen Mitteln nicht möglich, aber Sheldrakes Hypothese bietet eine Erklärung: Er meint, daß McDougalls erste Rattengeneration ein morphogenetisches Feld für dieses Verhalten errichtete. Dieses Feld hat dann das Verhalten der späteren Ratten »geleitet«, in einem Prozeß, den Sheldrake »morphische Resonanz« nennt und der bewirkt, daß die Aufgabe schneller bewältigt wird.

Sheldrakes Grundidee ist, daß durch die Errichtung eines solchen Feldes infolge des ursprünglichen Verhaltens dasselbe Verhalten durch »morphische Resonanz« später bei anderen gefördert wird. Ähnlich müßte es mit einer evolutionären Variante sein, die bei einer Spezies auftritt und sich nach dem gleichen Prinzip verbreitet.

Sie fragen sich nun vielleicht, was das alles mit Nah-Todeserfahrung und planetarischer Veränderung zu tun haben soll. Ganz einfach: *Wir wissen nicht, wo die Grenzen von Sheldrakes Hypothese sind.*

Wenn sie sich als richtig herausstellen sollte — und sie ist gegenwärtig Gegenstand allgemeinen wissenschaftlichen Interesses und experimenteller Forschungen —, dann wäre es gut möglich, daß sie sich auch auf soziale Systeme anwenden läßt. Diesen Gedanken hat schon der Wissenschaftsschriftsteller Peter Russell ausgesprochen, dessen Ausführungen die Verbindung von Sheldrakes Arbeit und unseren Untersuchungen deutlich machen:

> Wenn wir Sheldrakes Theorie auf die Entwicklung eines höheren Bewußtseins anwenden, könnten wir daraus schließen, daß das morphogenetische Feld für einen höheren Bewußtseinszustand um so stärker wird, je mehr Menschen eine höhere Bewußtseinsebene erreichen, und um so leichter wird es für alle anderen, dieselbe Richtung einzuschlagen. Die Gesellschaft würde sich mit wachsender Kraft auf einen allgemeinen Zustand der Erleuchtung zubewegen. Da aber die Wachstumsrate nicht davon abhinge, was jene vor ihnen erreicht haben, würden wir in eine Phase der »Superaufklärung« eintreten. Das könnte am Ende zu einer Kettenreaktion führen, bei der plötzlich jeder eine höhere Ebene des Bewußtseins erlangen würde.

Diese Argumentation erinnert an die bekannte Geschichte vom »hundertsten Affen«, deren Wert weniger in ihrer wissenschaftlichen Echtheit besteht — die im Gegenteil eher anzuzweifeln ist —, als vielmehr in ihrer mythischen Qualität. Es geht dabei darum, daß sich unter den Affen auf einer japanischen Insel eine neue Verhaltensweise — nämlich Kartoffelwaschen — etablieren konnte (die dann auch von den Affen auf den umliegenden Inseln übernommen wurde,) nachdem ein imaginärer »hundertster Affe« das neue Ritual praktiziert hatte. Wahrscheinlich war gar nichts anderes nötig, um ein »morphogenetisches Feld« zu schaffen, das stark genug war, Innovation in Gewohnheit zu verwandeln. Der hundertste Affe repräsentierte die kritische Masse, die ausreichte, um die Eßgewohnheiten der Affen in dieser Region zu verändern.

O Russells Verallgemeinerung von Sheldrakes Hypothese auf planetarische Dimensionen vertretbar ist, wird erst die Geschichte zeigen, aber es sieht so aus, als könnten die acht Millionen Menschen mit Nah-Todeserfahrung für die Welt dasselbe bedeuten wie der hundertste Affe für seine Inseln. Auf jeden Fall gibt uns dieser Mythos zumindest Hoffnung, daß es vielleicht doch noch zu einer positiven Entwicklung kommt und wir einen Weg nach Omega finden.

Wenden wir uns nun unserer letzten Frage, der Schlüsselfrage in gewisser Hinsicht, zu: *Warum* gibt es heutzutage derart viele Nah-Todes- und andere transformative Erfahrungen?

Bereits in meinem ersten Buch versuchte ich, eine Antwort darauf zu formulieren:

> Ich glaube, jeder ist sich darüber im klaren, daß uns die letzten Jahrzehnte dieses Jahrhunderts bislang wenig Gutes für die Zukunft der Menschheit versprechen. Vorhersagen von ausgedehnten, ja globalen Katastrophen gibt es reichlich, und obwohl sich die Szenarien keineswegs gleichen, akzeptieren wir sie als reale *Möglichkeiten.* Könnte es also sein, daß die Erforschung des Todes heute deshalb auf so großes Interesse stößt, weil wir uns mit ihm nicht nur auf individueller, sondern auch auf globaler Ebene beschäftigen, weil die Gefahr eines planetarischen Todes wie ein Damokles-Schwert über unser aller Köpfe hängt? Will das Universum uns vielleicht auf diese Weise gegen die Furcht vor dem Tod »immun« machen?

Es sieht so aus, als würden meine mehr oder weniger spekulativen Überlegungen auch von Menschen mit Kernerfahrung geteilt. So schrieb etwa Carol Parrish-Harra in ihrem Buch *Messengers of Hope*, das auf ihrer Nah-Todeserfahrung und deren transformativer Wirkung für ihr späteres Leben basiert:

> Gibt es für das seit neuestem auftretende ... und ständig wachsende Interesse für dieses Gebiet irgendeinen logischen oder spi-

rituellen Grund? ... Wäre es möglich, daß für die Menschheit eine Zeit kommt, da sie wissen muß, daß das physische Leben nur Teil eines größeren Lebens ist, und nicht einmal der wichtigste Teil? ... Wenn die Zukunft der Menschheit Umweltveränderungen, soziale Unruhen und vielleicht sogar einen Atomkrieg einschließt, ist es vielleicht eine Chance, »vorbereitet zu sein«, also so viel wie möglich über den Tod und das Sterben zu wissen.

Natürlich geben, wie Carol an anderer Stelle in ihrem Buch hervorhebt, die vielen Menschen mit Nah-Todeserfahrung durch ihre Berichte dem »Rest der Welt« zu verstehen, daß es offensichtlich gar keinen Tod gibt. Und durch die immer größer werdende Zahl entsprechender Zeugenaussagen können wir eine neue Einstellung zum Tod gewinnen, die uns dabei hilft, jede Furcht vor ihm fallenzulassen.

H.G. Wells schrieb, die Zivilisation sei ein Wettlauf zwischen Katastrophe und Erziehung — heute können wir vielleicht sagen »zwischen Katastrophe und Bewußtsein«; und das Tempo hat sich bedrohlich erhöht: Wer wird siegen?

Janis, eine meiner weiblichen Probanden mit Kernerfahrung, die wie Carol mit Hinweisen auf eine mögliche planetarische Sintflut zurückkehrte, sagte mir:

Wenn die Menschen nicht bald damit beginnen zusammenzuarbeiten und nicht endlich aufhören, einander zu bekämpfen, werden sie sich selbst zerstören ... Wenn die Menschen nicht lernen, miteinander auszukommen und füreinander dazusein und für alles andere Leben auf diesem Planeten zu sorgen, dann wird es die Erde bald nicht mehr geben. Während meiner Nah-Todeserfahrung hatte ich das Gefühl, daß uns *hier* nicht mehr viel Zeit bleibt, wenn nicht bald etwas getan wird. Und deshalb bin ich zurückgekommen, weil ich dachte: »Vielleicht besteht ja noch eine Chance.« Vielleicht war es die letzte Chance ... Wir müssen uns beeilen, denn viel Zeit haben wir wirklich nicht mehr.

Margot Grey, die eine Untersuchung von Nah-Todeserfahrungen in England durchgeführt hat, meint dazu unter anderem:

> Daß Nah-Todeserfahrungen in wachsendem Maße auftreten, scheint in direktem Zusammenhang mit dem evolutionären Prozeß zu stehen, den viele Erleuchtete immer deutlicher wahrnehmen und bei dem uns ein höheres Bewußtsein auf kollektiver Basis aufmerksam machen will auf die dringende Notwendigkeit einer universellen Verbrüderung . . . Müssen wir denn erst warten, bis sich unsere Erde in einer derart bedrohlichen Situation befindet, daß wir alle gefährdet sind, und könnte es sein, daß das Kollekivbewußtsein des Planeten nur dann eine höhere Ebene erreicht, wenn er in ein akutes Nah-Todesstadium auf breiter Basis tritt, damit die gesamte Menschheit fähig wird, in Liebe und Frieden miteinander zu leben?

Carol nennt die Menschen mit Nah-Todeserfahrung »Botschafter der Hoffnung«, eine Titulierung, die ich für ausgesprochen treffend halte. Vielleicht erinnern Sie sich in diesem Zusammenhang, daß ich im vorigen Kapitel, als ich Nancy Clarks Erfahrung mit dem Licht beschrieb, nicht weiter auf die Botschaft des Lichtes eingegangen bin. Es war vor allem eine Botschaft der Hoffnung, die sie glaubte an die Menschheit weitergeben zu müssen. Nancy behauptete, daß ihr das Licht »genau diese Worte« sagte:

> Mit dem Wissen, das du jetzt besitzt, mußt du hingehen und den Menschen erzählen, daß es ein Leben nach dem Tod gibt; daß ihr alle meine TIEFE LIEBE erfahren werde! LIEBE ist der Schlüssel zum Universum; ihr müßt alle leben, solange ihr noch die Chance dazu habt. Das wird sehr schwer sein, mein Kind, eine große Aufgabe, aber ihr werdet es schaffen. Denn ihr werdet geliebt.

Wie aber soll man in diesem hoffnungsvollen Zusammenhang die dunklen planetarischen Visionen verstehen?
Es wäre zum Beispiel möglich, daß diese Prophezeiungen weniger Vorausblicke auf kommende Ereignisse sind, als vielmehr Warnungen davor, was über uns hereinbrechen könnte, wenn wir nicht endlich lernen, die zeitlose, aber zeitlich begrenzt wirksame Botschaft, die uns die Menschen mit Nah-Todeserfahrung überbringen, zu hören und zu beachten. Aber es gibt noch eine andere Erklärung für diese Visionen, die mit der eben angeführten vereinbar ist, aber darüber hinaus die evolutionäre Perspektive mit berücksichtigt. Sie stammt von dem Arzt William Brugh Joy:

> Für mich sind die kataklysmischen Prophezeiungen, die in der gegenwärtigen Literatur so häufig vorkommen, Vorzeichen einer Revolution von außerordentlichen Dimensionen — keine Revolution mit Feuer und Schwert, sondern eine Revolution des Bewußtseins, eine Revolution auf geistiger Ebene. Ich spüre das Herannahen eines psychischen Erdbebens von einer Stärke, wie sie das menschliche Bewußtsein seit Jahrtausenden, ja, vielleicht noch nie erlebt hat.

Das heißt, diese Visionen sind möglicherweise nicht nur eine Mahnung, sondern zugleich ein Symbol für jene Veränderung des Bewußtseins, die in unserer Zeit möglich und notwendig zugleich zu sein scheint, um eine Katastrophe abzuwenden. Eben dieser Meinung ist Peter Russell, wenn er schreibt:

> Die Menschheit steht vielleicht an der Schwelle zu einem evolutionären Sprung nach vorn, einem Sprung, der nur einem kurzen Aufblitzen gleichkommt innerhalb der evolutionären Zeitspanne, ein Sprung, wie er sich in einer Milliarde Jahren nur einmal ereignet. Die Veränderungen, die zu diesem Sprung führen, spielen sich vor unser aller Augen ab — oder vielmehr direkt dahinter, in unseren Gedanken.

Und die Menschen mit Nah-Todeserfahrung teilen diese Ansicht — auch hinsichtlich der Rolle, die sie dabei spielen, um mitzuhelfen, die für eine Veränderung notwendigen Bedingungen herzustellen.
Zu ihnen gehört auch die Schriftstellerin und Dozentin Phillis M.H. Atwater, die selbst eine Nah-Todeserfahrung hatte und mit der New-Age-Bewegung sympathisiert. Sie schrieb mir:

> Was hat es zu bedeuten, wenn jemand nicht mehr der Norm entspricht? Was hat es zu bedeuten, wenn sich jemand über die Norm hinaus entwickelt? Ich bin so ein Fall. Und ich bin keine Ausnahme. Ich kenne viele andere. Macht uns das zu Eindringlingen, zu Fremden, die sich gerade erst selbst entdeckt haben, oder bedeutet es vielleicht — nur vielleicht —, daß wir Menschen sind, die irgendwie einen anderen Gang eingelegt und ihr Potential besser nutzbar gemacht haben. Jeder kann diese Bewußtseinsveränderung mit Hilfe der verschiedensten Mittel hervorrufen und sich auf eine höhere Stufe seiner selbst projizieren. *Jeder* kann das! . . . Ich glaube, es gibt viele Möglichkeiten, unsere Schwingungen zu intensivieren und unser Bewußtsein zu erweitern, viele Möglichkeiten, unsere Fähigkeiten zu steigern und vielleicht sogar von der Seele aus zu leben. Und es wird Zeit. Es wird höchste Zeit, daß die Menschen sich ändern — weltweit. Wenn wir uns ändern, werden sich auch die Erde und unsere Umwelt ändern.

Ganz ähnlich sieht das eine andere Frau mit Nah-Todeserfahrung, Patricia Bahr, die ich auf einer meiner Reisen nach Kalifornien bei einem Workshop for Health Professionals kennenlernte. Später schrieb sie mir:

> Meiner Ansicht nach lautet die wichtigste Botschaft: Lebt miteinander in Liebe und Harmonie und vertraut auf das Gute in euch. Wir haben die Chance zu einem Bewußtseins-Quantensprung — nach dem sich alle Lebewesen daran erinnern wer-

den, wer sie wirklich sind, und die Fähigkeit besitzen, auf einer Stufe miteinander zu kommunizieren, auf der wir voneinander die Wahrheit wissen, ohne auch nur den Mund aufzumachen. Betrügen wird dann nicht mehr möglich sein. Wir bewegen uns auf die endgültige Entwicklung des Bewußtseins zu, und wir werden unser Ziel entweder ganz leicht erreichen oder erst nach vielen harten Lektionen. Aber wir haben die Wahl.

Carol Parrish-Harra verwendet ebenfalls den Betriff des »Quantensprungs« als Metapher für die Entwicklung des Bewußtseins, und auch sie hat, wie Patricia, darauf hingewiesen, daß es an uns liegt, den Weg in dieser Richtung weiterzugehen. Carol hat ihre Schlüsse folgendermaßen zusammengefaßt:

> Das Zeichen eines Goldenen Zeitalters ist vor uns aufgetaucht und macht uns Mut zu glauben, uns festzuhalten, uns vorsichtig um den Felsen herumzubewegen, weil man abrutschen könnte, und darunter gähnt der Abgrund. Der menschliche Geist ist durch den göttlichen Funken erhellt worden und hat seinen Aufstieg begonnen. Er wird nicht ausgelöscht werden. Er kann erniedrigt, gequält, für Äonen im Wartestand gehalten werden. Der Menschheit wurde nur ein kurzer Blick auf die göttliche Vollkommenheit zuteil. Nur wenige haben sie schon erreicht. Der gemeinsame Geist, das Kollektivbewußtsein, hat in Ekstase den Aufstieg begonnen.

Zusammenfassung

Durch die Nah-Todeserfahrung haben wir gelernt, den Tod mit anderen Augen zu betrachten, ihn nicht mehr zu fürchten, sondern ihn im Gegenteil als eine Begegnung mit der Liebe zu sehen. Wer den Tod so versteht, wie es Menschen mit Nah-Todeserfahrung tun, braucht einfach keine Angst mehr vor dem Tod zu haben. Und wer von dieser Angst befreit ist, wird das Leben als ein Geschenk betrachten, so selbstverständlich leben wie ein Kind und sich freuen über jeden Tag. Nicht jeder kann oder muß eine Nah-Todeserfahrung haben, aber jeder kann, wenn er will, lernen, das, was eine Nah-Todeserfahrung vermittelt, für das eigene Leben fruchtbar zu machen.

Natürlich steht hinter all dem die grundlegende Einsicht, daß es *nur* Leben gibt — das Leben jetzt, und das Leben, das diesem folgt, welches wir aber noch immer »Tod« nennen. Das sei, sagt Nancy Clark, die Botschaft, die ihr das Licht übermittelt habe und die sie weitergeben soll — das ist die universale Botschaft der Hoffnung, ein *cri de cœur* aller Menschen mit Nah-Todeserfahrung.

Keiner von ihnen liefert natürlich einen *wissenschaftlichen Beweis* für ein Leben nach dem Tod. Aber sie geben etwas weit Wichtigeres: ein persönliches Zeugnis. Sie behaupten, ihr Wissen aus einer Quelle gewonnen zu haben, die über alle Zweifel erhaben ist. Jeder von uns kann mit diesem kollektiven Zeugnis machen, was er will, aber es fällt wohl nicht nur mir schwer zu glauben, daß es nur ein billiger Trost sein soll, was so vielen für uns alle mitgeteilt wurde.

Und hinter all dem steht noch die tiefe *evolutionäre* Bedeutung von Nah-Todeserlebnissen: daß Menschen mit Nah-Todeserfahrung und andere, die vergleichbare Erweckungen erlebt haben, unser planetarisches Schicksal vielleicht irgendwie vorwegnehmen, die nächste Stufe der menschlichen Evolution, den schwindelerregenden Aufstieg zu Omega — zur bewußten Wiedervereinigung mit dem Göttlichen.

ANHANG I

Interview-Schema

Wie Sie wissen, bin ich daran interessiert, so viel wie möglich zu erfahren über das, was sich nach Ihrer Nah-Todeserfahrung in Ihrem Leben ereignet hat _________. (Falls der Befragte eine weitere Nah-Todeserfahrung hatte, von der ich noch nichts weiß, bitte ich, es mir zu sagen.) Als erstes möchte ich Sie jedoch bitten, mir vielleicht einen kurzen Bericht über die besonderen Umstände zu geben, die Sie dem Tod so nahe gebracht haben. (Falls noch etwas unklar ist, bitte entsprechende Fragen stellen!)

Durch dieses Interview möchte ich gern herausfinden, wie Sie über Ihre Erfahrung denken. Es sind jetzt ________ Jahre seit Ihrem Nah-Todeserlebnis vergangen. In dieser Zeit hatten Sie doch bestimmt Gelegenheit, mit anderen darüber zu reden. (Pause für Antwort.) Können Sie mir vielleicht ein bißchen erzählen, wie die Leute reagiert haben, wenn sie von Ihrem Erlebnis erfuhren? Hat es Ihnen geholfen, mit anderen darüber zu sprechen, ich meine, ist Ihnen dadurch manches klarergeworden?

Glauben Sie, daß es einen bestimmten Grund dafür gibt, daß Sie diese Erfahrung gemacht haben? Erscheint Ihnen diese Frage sinnvoll? (Wenn ja, weitere Fragen stellen.) Was war der Grund?

Vielleicht findet man die Bedeutung, die hinter dieser Art von Erfahrung steckt, heraus, wenn man überlegt, ob sich das eigene Leben dadurch irgendwie verändert hat. Um keine nur allgemeine Antwort zu erhalten, möchte ich Ihnen gleich mehrere diesen Komplex betreffende Fragen vorlegen. Falls ich etwas Wichtiges übersehen haben sollte, bringen Sie es bitte zur Sprache, ja?

Erstens: Hat diese Erfahrung in irgendeiner Hinsicht Ihre Auffassung vom Sinn des Lebens beeinflußt? Hat sie Ihnen neue Einblicke ins Leben verschafft? (Falls nötig, weitere Fragen stellen!)

Zweitens: Hat sich die Erfahrung irgendwie praktisch auf Ihr Leben ausgewirkt? Haben Sie beispielsweise Ihren Beruf gewechselt oder haben sich Ihre Interessen auf irgendeine charakteristische Art geändert, die Sie eindeutig auf Ihre Erfahrung zurückführen?

Haben sich Ihre Einstellung oder Ihre Gefühle gegenüber Ihrer eigenen Person geändert? Und wenn ja, wie?

Hat sie sich auf Ihre Gefühle oder auf Ihre Beziehungen zu anderen ausgewirkt? (Stellen Sie dann die unten aufgeführten Fragen, falls diese Punkte vom Befragten nicht spontan zur Sprache gebracht werden.)

Haben Sie:

a. den Wunsch, anderen zu helfen?
b. Mitleid mit anderen?
c. Einfühlungsvermögen oder Verständnis für andere?
d. Geduld/Toleranz für andere?
e. die Fähigkeit, Liebe auszudrücken?
f. die Fähigkeit, andere so zu akzeptieren, *wie sie sind?*

Hat die Nah-Todeserfahrung irgendeine Auswirkung auf Ihre Spiritualität oder Religiosität bzw. Ihre Wertauffassung gehabt? (Stellen Sie die folgenden Fragen, wenn der Befragte nicht von sich aus darauf eingeht.)

a. Auswirkung auf Kirchen-/Tempelbesuch?
b. Gefühle in bezug auf eine organisierte Religion?
c. Aufgeschlossenheit gegenüber religiösen/spirituellen Ideen oder Systemen?
d. Innere Einstellung zu Religion, Gott, usw.?
e. Furcht vor dem Tod?
f. Auffassung vom Tod?
g. Einstellung gegenüber Reinkarnation?
h. Suche nach spirituellen Werten/höherem Bewußtsein, usw.?

Haben sich nach Ihrer Nah-Todeserfahrung Ihrer Meinung nach irgendwelche außergewöhnlichen psychischen Fähigkeiten oder Sensitivität eingestellt bzw. verstärkt oder abgeschwächt? (Wenn ja:) Welcher Art waren die Veränderungen? Können Sie mir ein Beispiel nennen?

Hatten Sie zum Zeitpunkt Ihrer Nah-Todeserfahrung oder danach irgendeine Art Zukunftsvision? Oder irgendein Gefühl, was zwischen jetzt und dem Ende des Jahrhunderts geschehen könnte? (Wenn ja:) Haben Sie eine Ahnung, wann dieses Ereignis stattfinden wird — oder ob es vermeidbar ist? Hatten Sie in diesem Zusammenhang irgendwelche ungewöhnlich lebhaften oder immer wiederkehrenden Träume?

Gibt es noch irgendwelche anderen Dinge über Ihre Nah-Todeserfahrung oder deren Auswirkungen auf Ihr Leben, die Sie mir gern mitteilen würden — und auf die wir bisher noch nicht zu sprechen kamen?

Gut, und nun die Gretchen-Frage! Nachdem wir nun ausführlich über Ihre Erfahrung und die Veränderungen, die sie vielleicht für Ihr Leben heraufbeschworen hat, gesprochen haben: Wie sehen Sie ganz persönlich diese Erfahrung? Welche Bedeutung hat sie für Sie? (Oder anders:) Wie interpretieren Sie sie?

Die Omega-Fragebogen

FRAGEN ZUR PERSON

1. *Name* ______________________________
2. *Geschlecht M W*
3. *Geburtsdatum* ______________________________
4. *Rasse oder Ethnische Gruppe*
   - ____ Weiß
   - ____ Schwarz
   - ____ Spanischer Abstammung
   - ____ (Amerikanischer) Indianer
   - ____ Orientalischer Abstammung
   - ____ Sonstiges (bitte spezifizieren)
5. *Gegenwärtiger Familienstand*
   - ____ Ledig
   - ____ Verheiratet
   - ____ Wiederverheiratet
   - ____ Getrennt lebend
   - ____ Geschieden
   - ____ Verwitwet
6. *Religion – Vorlieben, Neigungen*
   - ____ Katholisch
   - ____ Protestantisch
   - ____ Jüdisch
   - ____ Moslemisch
   - ____ Sonstiges (bitte spezifizieren)
7. *Bildungsstand*
   - ____ Grundschule
   - ____ High-School-Besuch
   - ____ High-School-Abschluß
   - ____ College-Besuch – früher oder zur Zeit
   - ____ College-Abschluß
   - ____ Weiterführendes Studium nach dem Examen
   - ____ Abschlußexamen (bitte spezifizieren)
8. *Gegenwärtige Beschäftigung* ______________________________
9. *Falls Sie je physisch dem Tod nahe waren, geben Sie das ungefähre Datum an*

____

LIFE CHANGES QUESTIONNAIRE (LCQ)

Name ____

Jahr des Nah-Todesereignisses ______________________________

Ein Nah-Todesereignis kann, muß aber nicht, bestimmte Veränderungen im Leben des einzelnen hervorrufen. Wir würden gern erfahren, auf welche Weise Ihre Nah-Todeserfahrung — falls überhaupt — Ihr Leben beeinflußt hat. Bei Beantwortung der folgenden Items brauchen Sie die entsprechende Alternative, gemäß den unten gegebenen Instruktionen, nur einzukreisen. Jede Erklärung sollte mit dem Satz beginnen: »Seit meinem Nah-Todesereignis im ________ (Jahr des Vorfalls) hat . . .« Überlegen Sie jeden Punkt sorgfältig. Denken Sie zum Beispiel über folgende Erklärung nach:

(Seit meiner Nah-Todeserfahrung im ________) hat mein Interesse auf dem Gebiet der Medizin . . .

Wenn Sie das Gefühl haben, daß Ihr Interesse stark zugenommen hat, dann müßten Sie in der Spalte nach diesem Item SZ einkreisen. Wenn Sie das Gefühl haben, daß Ihr Interesse in gewisser Weise zugenommen hat, müßten Sie das Z neben der Erklärung umranden, wenn sich Ihr Interesse nicht geändert hat, dann KV, und wenn Ihr Interesse ein bißchen nachgelassen hat, machen Sie einen Kreis um A. Und schließlich, wenn Ihr Interesse stark nachgelassen hat, dann kreisen Sie SA ein. Um zusammenzufassen:

Starke Zunahme	= SZ	Geringfügige Abnahme	= A
Geringe Zunahme	= Z	Starke Abnahme	= SA
Keine Veränderung	= KV		

1.	mein Wunsch, anderen zu helfen	SZ	Z	KV	A	SA
2.	mein Mitgefühl für andere	SZ	Z	KV	A	SA
3.	meine Wertschätzung der »alltäglichen Dinge« des Lebens	SZ	Z	KV	A	SA
4.	meine Fähigkeit, anderen geduldig zuzuhören	SZ	Z	KV	A	SA
5.	mein Selbstwertgefühl	SZ	Z	KV	A	SA
6.	mein Interesse für die materiellen Dinge des Lebens	SZ	Z	KV	A	SA

8. meine Toleranz anderen gegenüber	SZ	Z	KV	A	SA
9. mein Interesse, einen »guten Eindruck« zu machen	SZ	Z	KV	A	SA
10. mein Interesse für spirituelle Dinge	SZ	Z	KV	A	SA
11. mein Interesse an organisierten Religionen	SZ	Z	KV	A	SA
12. mein Verständnis für mich selbst	SZ	K	KV	A	SA
13. mein Wunsch, ein höheres Bewußtsein zu erlangen	SZ	Z	KV	A	SA
14. meine Fähigkeit, anderen gegenüber meine Liebe zu zeigen	SZ	Z	KV	A	SA
15. mein Interesse daran, ein »gutes Leben« zu führen	SZ	Z	KV	A	SA
16. meine Einsicht in Probleme anderer	SZ	Z	KV	A	SA
17. meine Würdigung der Natur	SZ	Z	KV	A	SA
18. meine religiösen Gefühle	SZ	Z	KV	A	SA
19. mein Verständnis dafür, »worum es im Leben geht«	SZ	Z	KV	A	SA
20. mein persönliches Gefühl für den Zweck des Lebens	SZ	Z	KV	A	SA
21. mein Glaube an eine höhere Macht	SZ	Z	KV	A	SA
22. mein Verständnis für andere	SZ	Z	KV	A	SA
23. mein Gefühl für die Heiligkeit des Lebens	SZ	Z	KV	A	SA
24. meine Ambitionen, einen höheren Lebensstandard zu erreichen	SZ	Z	KV	A	SA
25. mein Wunsch nach Einsamkeit	SZ	Z	KV	A	SA
26. das Gefühl, daß mein Leben irgendeinen Sinn hat	SZ	Z	KV	A	SA
27. meine Teilnahme am Familienleben	SZ	Z	KV	A	SA
28. meine Furcht vor dem Tod	SZ	Z	KV	A	SA
29. mein Wunsch, berühmt zu werden	SZ	Z	KV	A	SA
30. mein Wunsch, zu beten	SZ	Z	KV	A	SA
31. meine Aufgeschlossenheit gegenüber dem Gedanken der Reinkarnation	SZ	Z	KV	A	SA
32. mein Wunsch, mich selbst zu verstehen	SZ	Z	KV	A	SA
33. mein inneres Gefühl für die Gegenwart Gottes	SZ	Z	KV	A	SA
34. meine persönliche Verletzlichkeit	SZ	Z	KV	A	SA

35.	meine Überzeugung, daß es ein Leben nach dem Tod gibt	SZ	Z	KV	A	SA
36.	mein Interesse daran, was andere über mich denken	SZ	Z	KV	A	SA
37.	mein Interesse an politischen Dingen	SZ	Z	KV	A	SA
38.	mein Interesse an materiellem Erfolg im Leben	SZ	Z	KV	A	SA
39.	meine Fähigkeit und Bereitschaft, andere zu akzeptieren und anzuerkennen	SZ	Z	KV	A	SA
40.	meine Suche nach einer persönlichen Bedeutung	SZ	Z	KV	A	SA
41.	mein Interesse an Fragen der sozialen Gerechtigkeit	SZ	Z	KV	A	SA
42.	mein Interesse an Fragen, die mit dem Tod und dem Sterben zusammenhängen	SZ	Z	KV	A	SA

BEHAVIOR RATING INVENTORY (BRI)

Name ____

Beziehung zum Befragten ______________________________

Als jemand, der ____________ sowohl vor als auch nach seinem Nah-Todesereignis gekannt hat, können Sie uns vielleicht äußerst wertvolle Informationen darüber geben, wie dieses Ereignis, wenn überhaupt, den betreffenden Menschen beeinflußt hat. Indem Sie die vorliegenden Fragen beantworten, würden wir Sie gern bitten, uns mitzuteilen, ob Sie nach seiner/ihrer Nah-Todeserfahrung in den Ansichten oder im Benehmen von ____________ irgendwelche Veränderungen festgestellt haben.
Wenn Sie das Gefühl haben, daß sich eine bestimmte Eigenschaft verstärkt hat, dann kreisen Sie das neben der Aussage ein; wenn Sie glauben, daß eine Abschwächung stattgefunden hat, dann umkreisen Sie das A; wenn Sie denken, daß es überhaupt keine Veränderung gegeben hat, dann umranden Sie KV. Bitte äußern Sie Ihre ganz persönliche Meinung und sprechen Sie Ihre Antworten nicht mit der Person, um die es geht, ab. Wenn Sie gern irgendwelche weiteren Bemerkungen anbringen wollen, dann benutzen Sie dazu bitte den leeren Platz nach jedem Item. Am Ende des Formulars können Sie dann gern auch noch zusätzliche Bemerkungen machen zur Sache und zu Items, die im Fragebogen schon behandelt wurden.

In den Jahren seit _________ Nah-Todesereignis hat (haben) sein(e)/ihr(e)

1.	Interesse an geistigen und spirituellen Dingen	Z A KV
2.	Hang, Liebe offen zu zeigen	Z A KV
3.	Fähigkeit, die »alltäglichen Dinge« des Lebens zu genießen	Z A KV
4.	Furcht vor dem Tod	Z A KV
5.	Selbstwertgefühl	Z A KV
6.	Interesse an materiellen Dingen	Z A KV
7.	Tendenz, andere so zu akzeptieren und anzuerkennen, wie sie sind	Z A KV
8.	emotionale Nähe zu Familienmitgliedern	Z A KV
9.	Beschäftigung mit Religion	Z A KV
10.	außergewöhnlich psychischen Fähigkeiten	Z A KV
11.	Wunsch, sich selbst zu verstehen	Z A KV

In den freien Platz unten tragen Sie bitte weitere wichtige Veränderungen ein, die Ihnen bei _______________ nach seinem/ihrem Nah-Todesereignis aufgefallen sind.

RELIGIOUS BELIEFS INVENTORY (RBI)

Name ____

Würden Sie sagen, daß Sie seit Ihrer Nah-Todeserfahrung den folgenden Items mehr oder weniger zustimmen oder daß Sie Ihre religiöse Einstellung nicht geändert haben? Wenn Sie mehr dazu neigen, einer der Aussagen zuzustimmen, dann schreiben Sie bitte in den Raum, der neben der Aussage freigelassen ist, ein Z; wenn Sie jetzt eher dazu neigen, einem Item nicht zuzustimmen, schreiben Sie ein A; wenn Ihre Meinung die gleiche ist wie vorher, schreiben Sie ein KV.

______ 1. Der wesentliche Kern aller Religionen ist gleich.

______ 2. Ich glaube, daß es Himmel und Hölle gibt.

______ 3. Egal, welchen Glauben man hat, es gibt ein Leben nach dem Tod.

______ 4. Es ist wichtig, regelmäßig in die Kirche zu gehen.

______ 5. Ein stilles Gebet ist im religiösen Leben eines Menschen wichtiger als der Besuch öffentlicher Gottesdienste.

______ 6. Ich fühle mich mehr und mehr in jeder Kirche zu Hause.

______ 7. Ich finde die Lehre von der Reinkarnation – den Gedanken, daß wir zur Erde zurückkehren, um wieder in einem physischen Körper zu leben – sehr einleuchtend.

______ 8. Das ewige Leben wird nur jenen von Gott geschenkt, die an Jesus Christus als Retter und Herrn glauben.

______ 9. Gott ist in uns.

______ 10. Um ein wirklich religiöses Leben zu führen, muß man der Kirche oder irgendeiner anderen religiösen Organisation angehören.

______ 11. Die Bibel ist von Gott inspiriert.

______ 12. Eine universale Religion, die die gesamte Menschheit umfaßt, würde ich begrüßen.

IANDS RELIGIOUS BELIEFS INVENTORY (IRBI)

Bitte prüfen Sie Ihre religiöse Neigung:

____ Katholisch
____ Protestantisch (spezifizieren:) __________
____ Jüdisch
____ Östliche Religion (spezifizieren:) __________
____ Andere Religionsgemeinschaften (spezifizieren:) ________
____ Keine spezielle Religion
____ Überhaupt keine Religion

Bitte prüfen Sie Ihren »Nah-Todesstatus«:

____ Hatte eine Nah-Todeserfahrung
____ War dem Tod nahe, hatte aber keine Nah-Todeserfahrung
____ War niemals dem Tod nahe

Unten finden Sie eine Liste mit Aussagen, die den religiösen Glauben betreffen. Wir möchten gern erfahren, ob Sie *jetzt* diesen Items mehr oder weniger zustimmen, als Sie es in der Vergangenheit taten. Wenn Sie eine Nah-Todeserfahrung hatten oder dem Tod nahe gekommen sind, ohne eine Nah-Todeserfahrung gehabt zu haben, dann vergleichen Sie bitte Ihren gegenwärtigen Glauben mit dem Glauben vor dieser Begegnung mit dem Tod. Wenn Sie dem Tod noch nie nahe waren, vergleichen Sie bitte Ihren gegenwärtigen Glauben mit dem, den Sie vor zehn Jahren hatten.

Für jede Erklärung markieren Sie bitte die Zeile vor dem Text, um anzuzeigen, ob Sie jetzt *mehr* geneigt sind, dieser Aussage zuzustimmen, *weniger* geneigt sind, ihr zuzustimmen, oder ob Sie nach wie vor die gleiche Ansicht vertreten.

Ich stimme mehr zu	Genauso	Ich stimme weniger zu	
____	____	____	1. Der wesentliche Kern aller Religionen ist gleich.
____	____	____	2. Ich glaube, daß es Himmel und Hölle gibt.
____	____	____	3. Egal, welchen Glauben man hat, es gibt ein Leben nach dem Tod.
____	____	____	4. Es ist wichtig, regelmäßig in die Kirche zu gehen.
____	____	____	5. Ein stilles Gebet ist im religiösen Leben eines Menschen wichtiger als der Besuch öffentlicher Gottesdienste.
____	____	____	6. Ich fühle mich mehr und mehr in jeder Kirche zu Hause.
____	____	____	7. Ich finde die Lehre von der Reinkarnation — den Gedanken, daß wir zur Erde zurückkehren, um wieder in einem physischen Körper zu leben — sehr einleuchtend.
____	____	____	8. Das ewige Leben wird nur jenen von Gott geschenkt, die an Jesus Christus als Retter und Herrn glauben.
____	____	____	9. Gott ist in uns.
____	____	____	10. Um ein wirklich religiöses Leben zu führen, muß man der Kirche oder irgendeiner anderen religiösen Organisation angehören.
____	____	____	11. Die Bibel ist von Gott inspiriert.
____	____	____	12. Eine universale Religion, die die gesamte Menschheit umfaßt, würde ich begrüßen.

PHYCHIC EXPERIENCE INVENTORY (PEI)

Name ______________________________

Mit Hilfe dieses Fragebogens möchten wir erfahren, ob und in welchem Ausmaß Sie irgendwelche »außergewöhnlichen psychischen Erfahrungen gemacht haben. Bei den meisten Items ist einfach nur ein Einkreisen der Alternative erforderlich, die Ihnen am meisten zusagt. Bei einigen Fragen sind kurze schriftliche Antworten nötig. Bitte, beantworten Sie alle Fragen, und denken Sie über jede sorgfältig nach.

1. Bei außergewöhnlichen psychischen Phänomenen handelt es sich um nach wie vor unerklärbare Dinge wie Hellsehen, Telepathie, Psychokinese etc. Wie denken Sie über derartige, kaum beweisbare Erfahrungen

   a. Ich glaube stark daran, daß sie stattfinden.
   b. Ich neige dazu, an sie zu glauben.
   c. Ich weiß nicht oder bin nicht sicher, ob es sie gibt.
   d. Ich bezweifle eher, daß es sie gibt.
   e. Ich bezweifle sehr, daß es sie gibt.

2. Eines dieser Phänomene ist das Hellsehen, die Fähigkeit, ein Ereignis »außersinnlich« wahrzunehmen (ASW). Beispielsweise kann eine Mutter plötzlich einfach nur »spüren«, daß ihre Tochter 3000 Meilen entfernt bei einem Autounfall ernsthaft verletzt worden ist; einige Stunden später erhält sie einen Telefonanruf, der ihren »psychischen« Eindruck bestätigt. Würden Sie im Hinblick auf diese Art von Bewußtsein sagen, daß es sich seit dem Zeitpunkt ihres Nah-Todesereignisses:

   a. Verstärkt hat
   b. Verringert hat
   c. Gleichgeblieben ist
   d. Weiß nicht genau

3. Wenn Sie bei der letzten Frage die Alternative »a« gewählt haben, dann beschreiben Sie bitte, auf welche Weise sich Ihr hellseherischer Sinn verändert hat, und zwar so genau wie möglich, und führen Sie eventuell auch Beispiele an.

4. Telepathie heißt soviel wie »Gedankenlesen«. Würden Sie sagen, daß Ihre telepathischen Fähigkeiten seit Ihrer Nah-Todeserfahrung im großen und ganzen:

a. Zugenommen haben
b. Sich verringert haben
c. Gleichgeblieben sind
d. Weiß nicht, ob sich was geändert hat

5. Wie häufig haben Sie seit dem Nah-Todesereignis festgestellt, daß Sie offenbar wissen, was andere sagen wollen, noch bevor die auch nur den Mund aufgemacht haben?

a. Häufiger als vorher, und zwar bei Bekannten oder sogar Fremden genauso wie bei engen Freunden oder Verwandten
b. Häufiger als vorher, aber nur bei engen Freunden oder Verwandten
c. Ungefähr genauso häufig wie vorher
d. Nicht so häufig wie vorher

6. Präkognition bedeutet zu wissen, daß etwas stattfinden wird, was man eigentlich noch gar nicht wissen kann. Beispielsweise könnte jemand behaupten, daß an einem ganz bestimmten Tag ein Flugzeug in den Everglades von Florida abstürzen wird — und dann stürzt tatsächlich eins ab. Haben Sie seit Ihrer Nah-Todeserfahrung:

a. Mehr vorausgesehen
b. Weniger vorausgesehen
c. Ungefähr genausoviel vorausgesehen

7. Wenn Sie bei der letzten Frage die Alternative »a« gewählt haben, kommen Ihre Voraussagen dann gewöhnlich (Sie dürfen auch mehr als eine Möglichkeit ankreuzen) vor in:

a. Normalem Wachzustand
b. Träumen
c. Entspannten Zuständen
d. Anderen Zuständen (bitte beschreiben Sie diese kurz)

8. Das Gegenteil von Präkognition ist Retrokognition. Dabei wird man sich plötzlich irgendeiner Sache bewußt, die in der Vergangenheit stattgefunden hat, obwohl man noch nie etwas davon gehört hat. Ist Ihnen das seit Ihrer Nah-Todeserfahrung passiert?

a. Häufiger
b. Nicht so häufig
c. Genauso häufig
d. Ich bin mir nicht bewußt, schon mal etwas Derartiges erlebt zu haben.

9. Déjà-vu ist eine Art »falsches Wiedererkennen«. Zum Beispiel: Sie fahren zum erstenmal in ein abgelegenes französisches Dorf, und plötzlich »wissen« Sie, daß zwei Straßen weiter eine kleine Kirche mit ungewöhnlichen dreieckigen Fenstern steht. Und wenn Sie dort ankommen, ist es ganz genauso, wie Sie es bereits vorher »gewußt« haben — als seien Sie schon mal dort gewesen. Haben Sie seit dem Nah-Todesereignis derartige Déjà-vu-Erlebnisse gehabt?

a. Häufig
b. Nicht so häufig
c. Genauso häufig wie vorher
d. Weiß nicht oder bin mir nicht sicher
e. Ich bin mir nicht bewußt, schon mal etwas Derartiges erlebt zu haben.

10. Eine andere Form des Déjà-vu ist das »Wiedererkennen der Zukunft«. Man sieht zum Beispiel einen Mann auf sich zukommen, und man *weiß*, daß er einen gleich nach einer ganz bestimmten Adresse fragen wird — und das tut er dann auch. Haben Sie seit Ihrem Nah-Todesereignis derartige Erlebnisse?

a. Häufiger
b. Nicht so häufig
c. Genauso häufig
d. Weiß nicht oder bin mir nicht sicher
e. Ich bin mir nicht bewußt, schon mal etwas Derartiges erlebt zu haben

11. Synchronizität ist die Bezeichnung für ein Prinzip, das die sinnvolle, aber nicht kausale Verbindung von Ereignissen erklären soll. Man denkt zum Beispiel an ein Lied, das man seit Jahren nicht mehr gehört hat, und wenn man

dann das Radio anstellt, spielen sie gerade genau dieses Lied. Haben bei Ihnen seit Ihrer Nah-Todeserfahrung derartige Synchron-Ereignisse stattgefunden?

a. Häufiger
b. Nicht so häufig
c. Genauso häufig wie vorher
d. Vielleicht auch nicht häufiger als vorher, aber ich achte jetzt mehr auf solche Dinge

12. Jeder von uns hat sich schon mal in einer Situation befunden, in der alles schiefzulaufen schien oder in der man nicht gewußt hat, was man tun soll. Und dann trat plötzlich etwas ganz Unerwartetes ein, und man war gerettet. Haben Sie seit Ihrer Nah-Todeserfahrung etwas Derartiges erlebt?

a. Häufiger
b. Nicht so häufig
c. Ungefähr genauso häufig wie vorher
d. Ich bin mir nicht sicher

13. Haben Sie das Gefühl, daß Sie seit Ihrer Nah-Todeserfahrung:

a. Intuitiver geworden sind
b. Nicht so intuitiv sind
c. Genauso wie vorher
d. Ich weiß nicht, ob sich was geändert hat

14. Würden Sie sagen, daß Sie jetzt im Vergleich zu der Zeit vor Ihrer Nah-Todeserfahrung:

a. Stärker in Verbindung sind mit einer inneren Quelle des Wissens oder der Weisheit
b. Weniger in Verbindung sind mit einer inneren Quelle des Wissens oder der Weisheit
c. Genauso stark in Verbindung sind wie vorher mit einer inneren Quelle des Wissens oder der Weisheit

15. Würden Sie sagen, daß Sie seit Ihrer Nah-Todeserfahrung:

a. Sich Ihrer Träume bewußter sind
b. Sich Ihrer Träume nicht so bewußt sind
c. Sich Ihrer Träume genauso bewußt sind wie vorher
d. Sich Ihrer Träume nicht bewußt sind, weil Sie nicht darauf achten
e. Sich nicht sicher sind, ob sich etwas geändert hat

16. Haben Sich seit Ihrer Nah-Todeserfahrung die Inhalte oder die Qualität Ihrer Träume auf irgendeine signifikante Weise verändert? Wenn ja, dann erklären Sie bitte, wie.

17. Eine Out-of-Body-Experience (OBE) ist die Erfahrung, außerhalb des Körpers zu sein und sich selbst von außen zu sehen. Haben Sie je eine solche Erfahrung gemacht?

a. Ja
b. Nein

17a. Wenn ja, beantworten Sie bitte folgende Fragen:

Datum (ungefähr) ______________________. Haben Sie Ihren Körper während der OBE gesehen (das muß nämlich nicht immer der Fall sein)?

a. Ja
b. Nein
c. Nicht sicher

17b. Haben Sie diese Erfahrung mehr als einmal gemacht?

a. Ja
b. Nein
c. Nicht sicher

18. Falls die OBE häufiger vorgekommen ist — war es nach dem Nah-Todesereignis:

a. Häufiger
b. Nicht so häufig
c. Ungefähr genauso häufig wie vorher
d. Weiß ich nicht genau

19. Wenn Sie eine oder mehrere OBEs hatten, dann beschreiben Sie bitte die näheren Umstände. Fügen Sie Ihrer Schilderung Datum (oder Daten), Inhalt der Erfahrung, Einzelheiten ihres Zustandekommens usw. bei, und zwar so detailliert wie möglich. Wenn Sie sehr viele solcher Erfahrungen hatten und nicht alle aufzählen können, versuchen Sie bitte einen allgemeinen Bericht zu geben.

20. Ist Ihnen während einer Ihrer OBEs je etwas begegnet, das Ihnen, im Unterschied zur physischen Welt, »eine andere Dimension der Realität« zu sein schien? Wenn ja, beschreiben Sie bitte alles so genau, wie Sie können.

21. Hatten Sie *vor* Ihrer Nah-Todeserfahrung je das Gefühl, mit »Geistern« oder »Führern« in Verbindung zu stehen, die Ihnen geholfen haben, bestimmte Dinge zu verstehen? Wenn ja, schildern Sie bitte einige Einzelheiten.

22. Hatten Sie *nach* Ihrem Nah-Todeserlebnis je das Gefühl, mit »Geistern« oder »Führern« in Verbindung zu stehen, die Ihnen dabei geholfen haben, bestimmte Dinge zu verstehen? Wenn ja, schildern Sie bitte einige Einzelheiten.

23. (Antworten Sie nur, wenn Sie eine oder beide der vorangegangenen Fragen positiv beantwortet haben.) Welche der folgenden Aussagen beschreibt Ihren »Kontakt« mit »Geistern« oder »Führern« seit Ihrem Nah-Todesereignis am genauesten?

a. Ein solcher Kontakt ist häufiger vorgekommen
b. Ein solcher Kontakt ist nicht mehr so häufig vorgekommen
c. Ein solcher Kontakt war vorher und nachher ungefähr gleich häufig
d. Ein solcher Kontakt ist ungefähr gleich häufig vorgekommen, hat aber für mich an Bedeutung gewonnen

24. Haben Sie zum Zeitpunkt Ihres Nah-Todeserlebnisses oder danach je gefühlt oder gewußt, daß Sie eine Art »Vision« von der Zukunft hatten? Wenn ja, beschreiben Sie sie, so gut es geht, in allen Einzelheiten.

25. Würden Sie sagen, daß sich Ihre Sensitivität seit Ihrem Nah-Todesereignis in irgendeiner Weise verändert hat, die bisher noch nicht angesprochen wurde? Wenn ja, dann erklären Sie es bitte.

26. Bei der Beantwortung der nun folgenden Fragen verwenden Sie bitte diese Skala:

+2	= Ich glaube stark daran
+1	= Ich glaube daran
0	= Weiß nicht oder bin mir nicht sicher
–1	= Ich habe Zweifel
–2	= Ich habe großen Zweifel

Und zwar jeweils zweimal. Beantworten Sie die Items zuerst in bezug auf die Zeit *vor* Ihrer Nah-Todeserfahrung und dann im Hinblick auf Ihren gegenwärtigen Glauben.

VORSTELLUNG	VORHER	NACHHER
Astrologie	________	________
Leben nach dem Tod	________	________
Außersinnliche Wahrnehmung	________	________
Reinkarnation	________	________
Out-of-Body-Experiences	________	________
Geistige Führer	________	________
Gott	________	________
Geistheilen	________	________
Dämonische Besessenheit	________	________

FUTURE SCENARIO QUESTIONNAIRE (FSQ)

Name (freiwillig) ______________________________
Geschlecht __________ Alter __________ Höchster Titel __________
Beruf ________________________ Religion ______________________

Waren Sie je dem Tod nahe? Ja ___________ Nein ___________
Wenn ja, hatten Sie je eine Nah-Todeserfahrung?
Ja ___________ Nein ___________

Mit diesem Fragebogen wollen wir Ihre Ansichten über die Zukunft feststellen, von jetzt an bis zum Ende dieses Jahrhunderts. Beantworten Sie bitte alle Fragen. Ihr Name (falls angegeben) wird im Falle einer Veröffentlichung nicht genannt.

I. Machen Sie bitte ein Kreuz (x) neben eines und *nur* eines der folgenden Items, das Ihrer Ansicht über die Zukunft der Erde bis zum Ende des Jahrhunderts am nächsten kommt. *Lesen Sie bitte zuerst die ganze Liste durch, bevor Sie sich entscheiden.*

____ 1. Es wird zu einer allmählichen Verbesserung der Weltlage und der internationalen Beziehungen kommen. Es werden während dieser Zeit keine großen Kriege stattfinden. Es wird zunehmende Harmonie herrschen auf Erden.

____ 2. Die Dinge werden im Prinzip genauso weiterlaufen wie bisher — also es wird periodisch auftretende internationale Spannungen und ökologische Probleme geben, aber es werden in dieser Zeit keine *fundamentalen* Veränderungen stattfinden.

____ 3. Die allgemeinen Bedingungen auf der Erde und die internationalen Beziehungen werden sich verschlechtern. Die globale Unsicherheit wird voraussichtlich wachsen, und die Gefahr eines Atomkriegs ist groß.

____ 4. Es wird viele Katastrophen geben — einschließlich Erdbeben, Vulkanausbrüchen und zerstörerischen Wetterbedingungen. Die internationalen Spannungen und die Gefahr eines Atomkriegs werden wachsen.

____ 5. Es wird zu massiven geophysikalischen Veränderungen kommen (z.B. Erdbeben, Flutwellen, usw.), einschließlich der Möglichkeit, daß sich die magnetischen Pole verschieben, und daraufhin weltweit ungeheure Umwälzungen stattfinden und das Leben weitgehend zerstört wird.

____ 6. Alles, was unter 5 angeführt wurde, wird stattfinden, und außerdem wird es einen Atomkrieg geben.

____ 7. Es wird einen Atomkrieg geben, aber ohne die massiven geophysikalischen Veränderungen, die unter 5 angeführt sind.

____ 8. Es wird eine Zeit großer Spannungen und vieler Umstürze sein, aber bevor irgendwelche Zerstörungen auf globaler Ebene stattfinden, kommt es zu irgendeiner übernatürlichen Intervention (UFOs, Christus, ein neuer Messias, usw.), die den Planeten retten wird.

____ 9. Ich habe keine besondere Vorstellung von der Zukunft der Erde.

____ 10. Meine Ansicht über die Zukunft der Erde unterscheidet sich ganz erheblich von allen hier angeführten Möglichkeiten.

Ia. Wenn Sie Punkt 10 angekreuzt haben, dann geben Sie bitte eine kurze Beschreibung von der Zukunft, die Sie sie sich vorstellen.

II. Wie immer Sie die Zukunft sehen — Ihre Anschauung beruht *vor allem* auf (kreuzen Sie eine Möglichkeit an):

____ 1. Informationen, die Sie Büchern, den Medien usw. entnehmen

____ 2. Einer intuitiven Vorahnung der künftigen Ereignisse

____ 3. Einem Traum, einer Vision oder einer außergewöhnlichen psychischen Erfahrung, die die Zukunft vor Ihnen zu enthüllen schien

____ 4. Anderem (bitte spezifizieren)

IIa. Wenn Sie Punkt 3 angekreuzt haben, dann beschreiben Sie bitte die Umstände Ihres Traums, Ihrer Vision oder Ihrer außergewöhnlichen psychischen Erfahrung (das heißt, wo und wann sie stattgefunden hat) und *was* Ihnen enthüllt wurde.

III. Wie immer Sie sich die Zukunft vorstellen, geben Sie bitte unten mittels einer Zahl (von 0 bis 100) an, mit welchem Grad an *Gewißheit* Sie an das Eintreffen jener Zukunft glauben, die Sie unter I angekreuzt haben. Verwenden Sie die folgende Einteilung, wenn Sie eine Zahl wählen (aber Sie brauchen sich nicht auf die Zahlen, die hier als Leitlinie dienen, zu beschränken; wählen Sie einfach irgendeine Zahl von 0 bis 100):

0	= Überhaupt nicht sicher	60	= Ziemlich sicher
20	= Nicht sehr sicher	80	= Ganz sicher
40	= Einigermaßen sicher	100	= Völlig sicher

Meine Zahl für die Gewißheit, mit der die von mir vorausgesehene Zukunft eintreffen wird: ____________________

ANHANG III

Statistische Daten der Omega-Studie

SCHAUBILD 1 *Würdigung des Lebens*

3. Wertschätzung der «alltäglichen Dinge» des Lebens

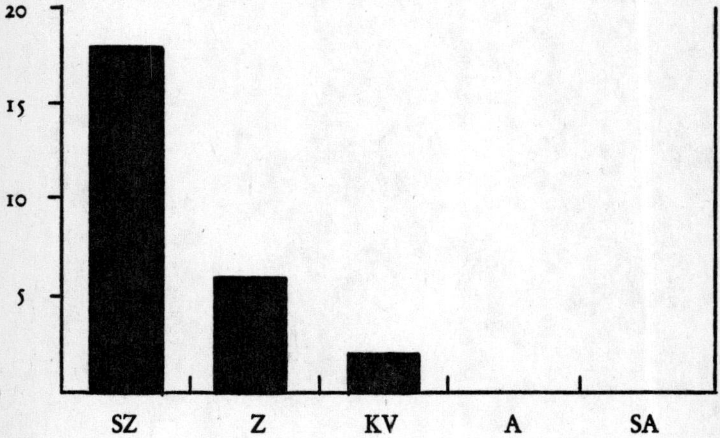

17. Würdigung der Natur

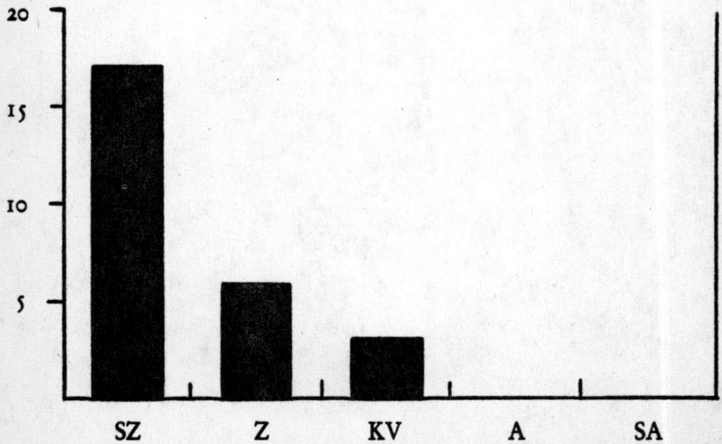

SCHAUBILD 2 *Interesse für andere*

1. Anderen helfen

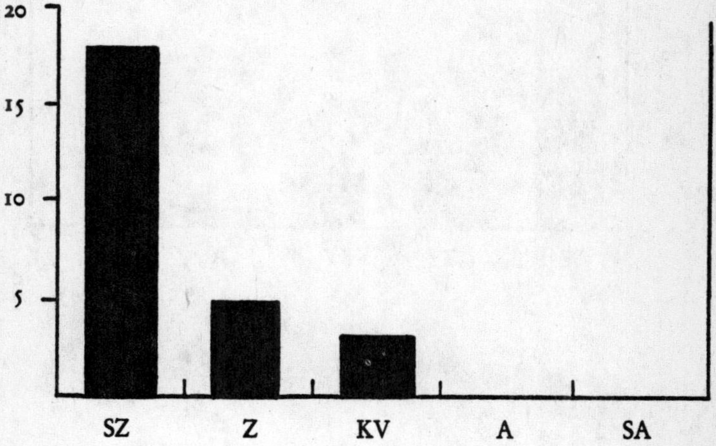

2. Mitgefühl für andere

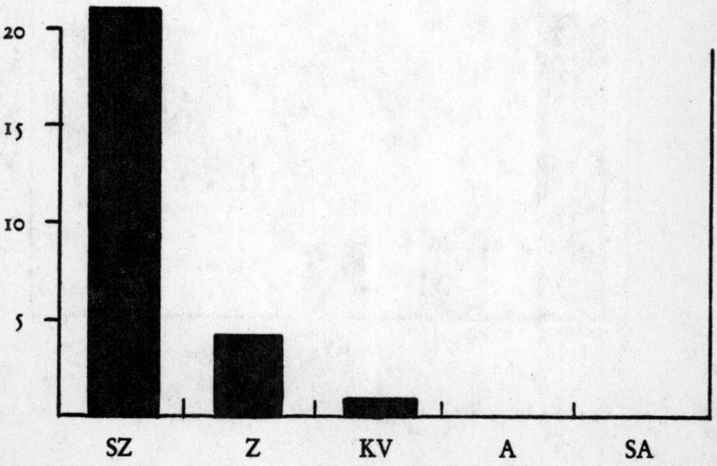

4. Anderen geduldig zuhören können

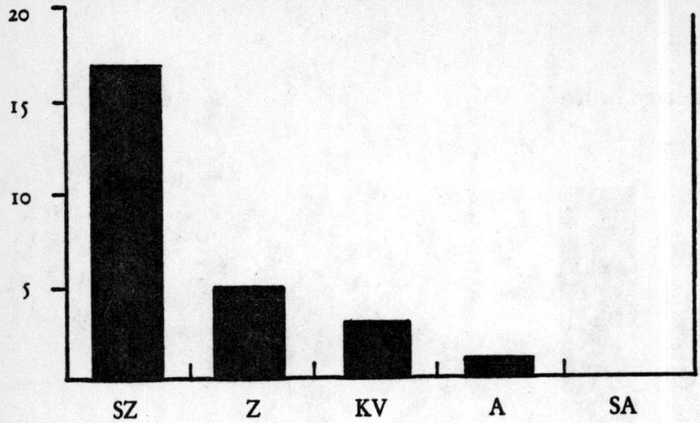

8. Toleranz anderen gegenüber

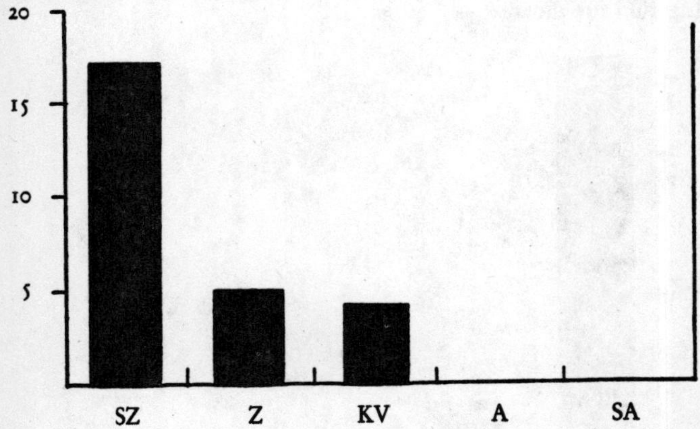

14. Anderen gegenüber Liebe zeigen

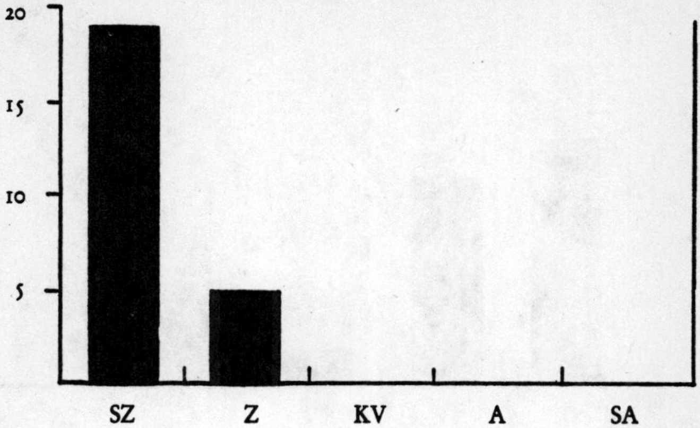

16. Einsicht in die Probleme anderer

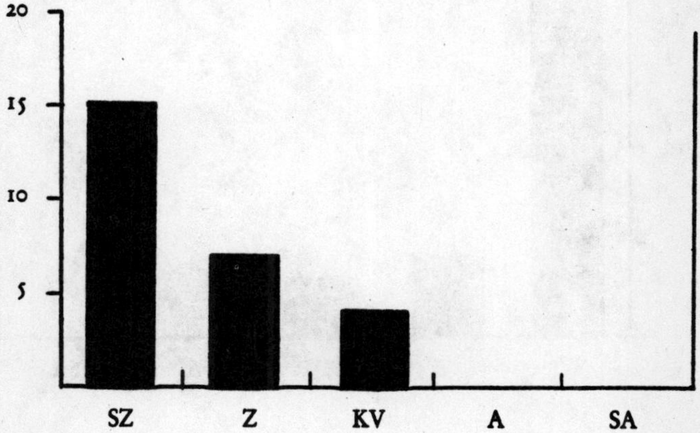

22. Verständnis für andere

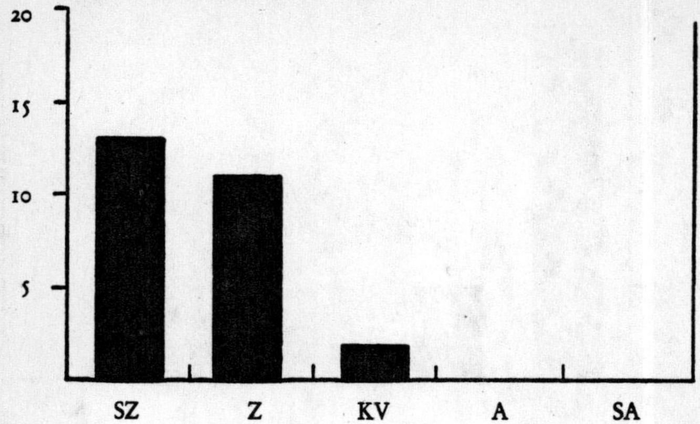

39. Andere akzeptieren und anerkennen

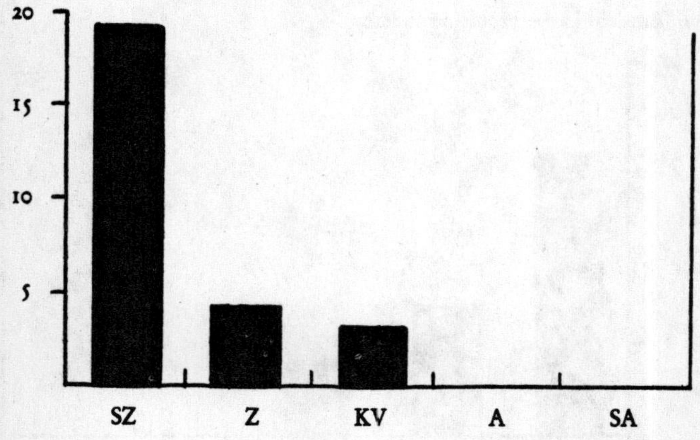

Schaubild 3 *Der Wunsch, andere zu beeindrucken*

9. Einen «guten Eindruck» machen

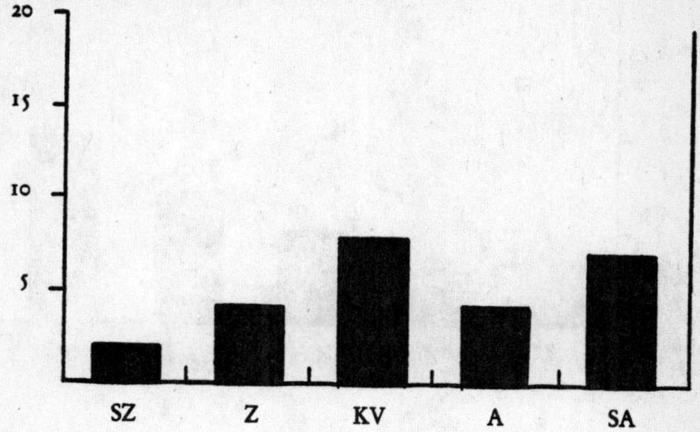

29. Berühmt sein

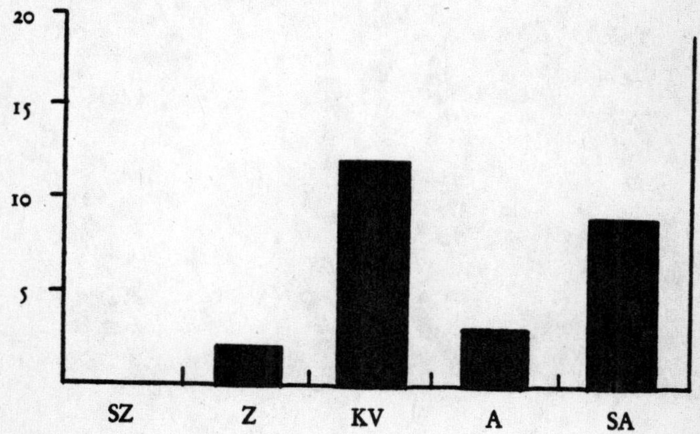

36. Was andere über einen denken

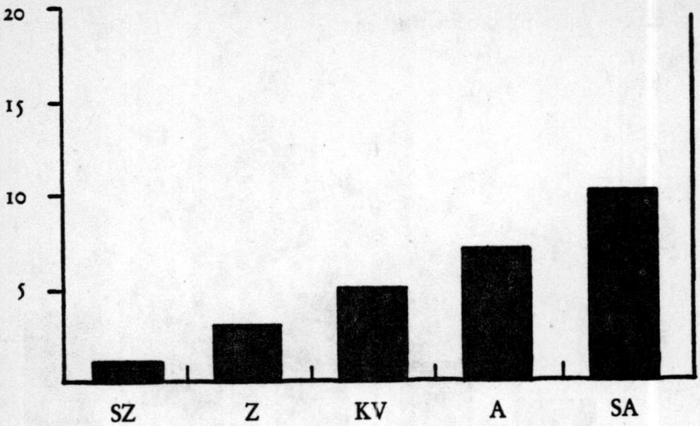

SCHAUBILD 4 *Materialismus*

7. Materielle Dinge

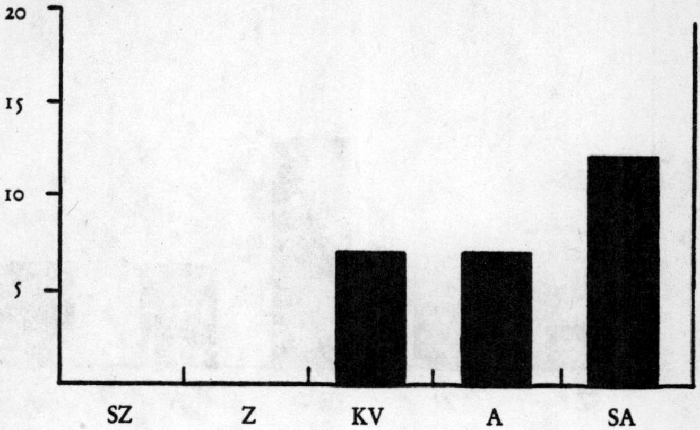

15. Ein «gutes Leben» führen

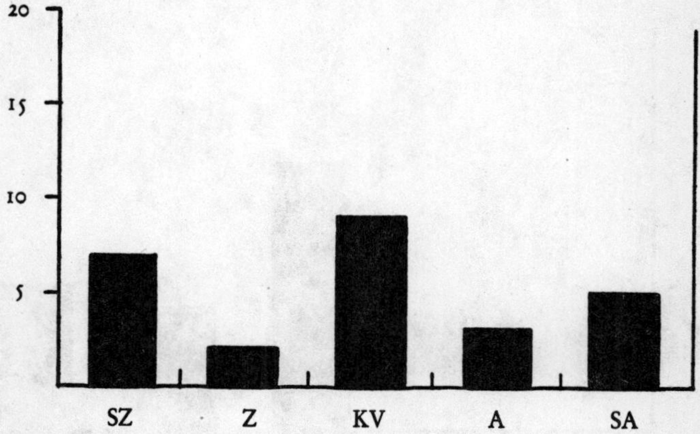

24. Hoher Lebensstandard

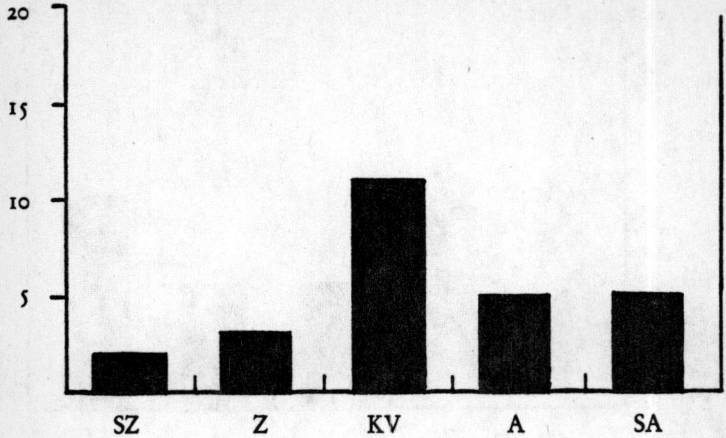

38. Materieller Erfolg

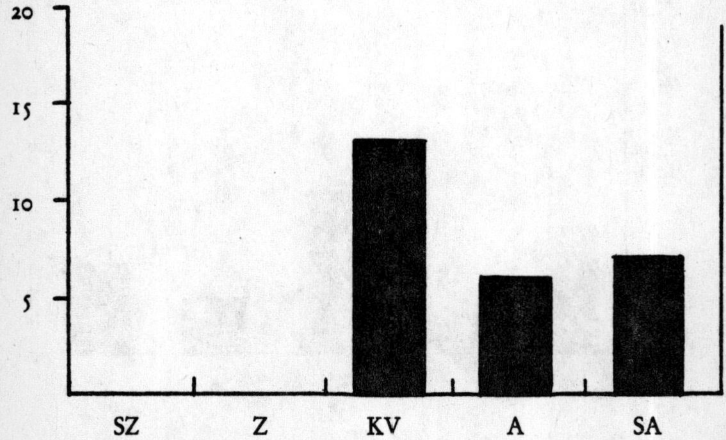

SCHAUBILD 5 *Suche nach Sinn*

13. Höheres Bewußtsein

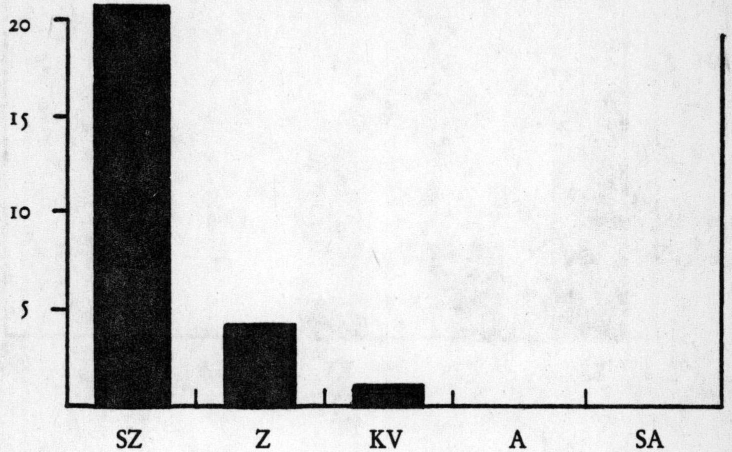

19. «Worum es im Leben geht»

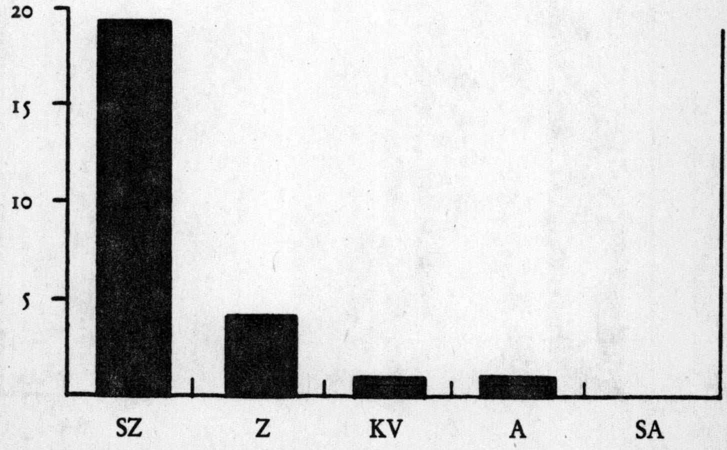

20. Zweck des Lebens

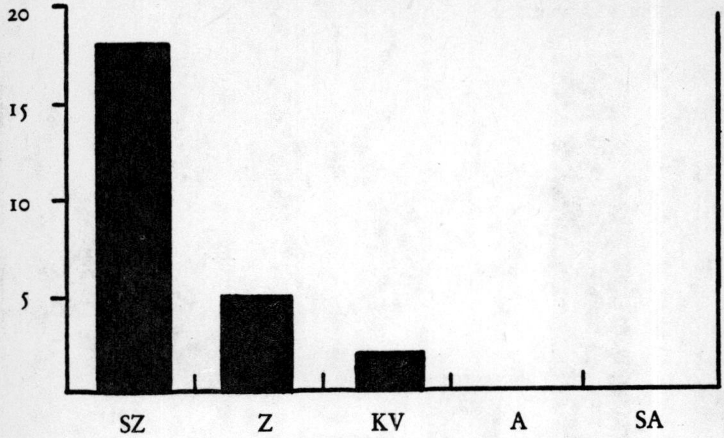

26. Sinn des eigenen Lebens

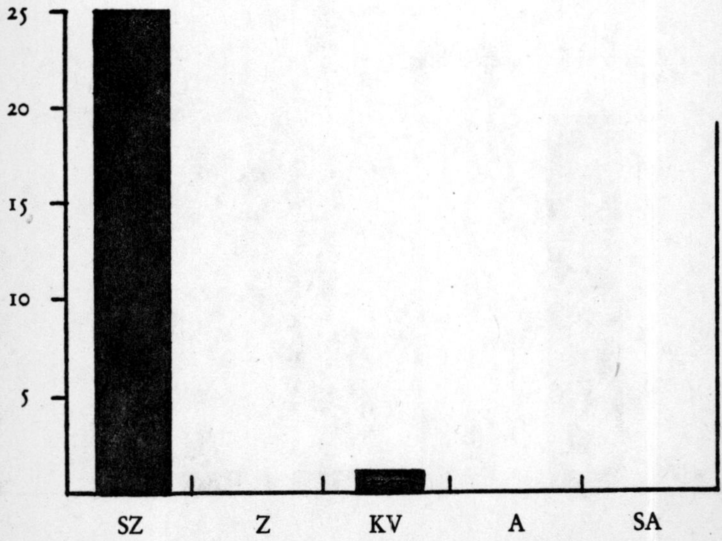

32. Selbstverständnis

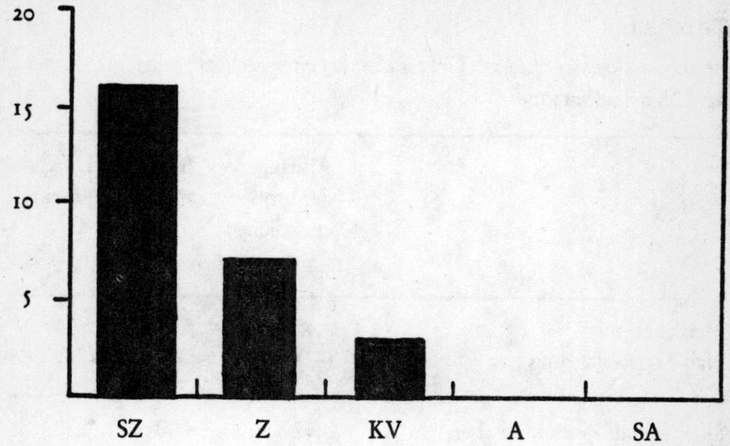

40. Persönliche Bedeutung

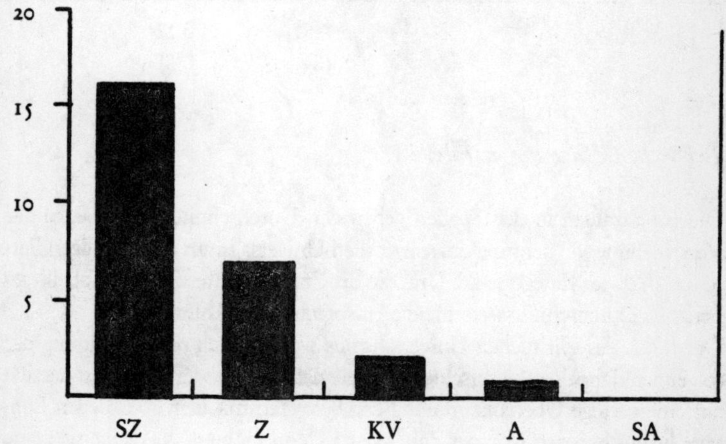

TABELLE 1

Bewertung des spirituellen Universalismus entsprechend religiöser Bindung und Nah-Todesstatus

	Anhänger der großen christlichen Religionen	Alle anderen	Durchschnitt
Menschen mit Nah-Todeserfahrung	4.45 (42)	7.56 (34)	5.84 (76)
Überlebende eines klinischen Todes ohne Nah-Todeserfahrung	4.92 (13)	4.00 (17)	4.30 (30)
Andere	4.41 (29)	3.41 (37)	3.85 (66)
	4.51 (84)	5.12 (88)	

Technische Erläuterung zu Tabelle 1

Die Bruchzahlen in den Spalten geben den Durchschnittsindex (netto) der Verschiebung in Richtung des spirituellen Universalismus der jeweiligen Personen in dieser Kategorie an. Und die Bruchzahlen unterhalb der Tabelle geben den Durchschnittswert für die entsprechenden Kolumnen an.
Der Index des spirituellen Universalismus wurde durch die Berechnung der folgenden doppelten Unterschiedswerte erzielt. Zuerst wurden Items, die sich auf eine geringe Übereinstimmung der Befragten mit dem spirituellen Universalismus bezogen, von der Zahl jener Fälle subtrahiert, bei denen sich eine gestiegene Übereinstimmung zeigte. Das gleiche Verfahren wurde dann bei Fragen zu traditionellen religiösen Positionen angewandt. Der absolute Un-

terschied zwischen diesen Werten gibt die Netto-Verschiebung des jeweiligen Befragten in Richtung des spirituellen Universalismus an; ein positiver Wert zeigt demnach eine Verschiebung in Richtung des spirituellen Universalismus an. Die algebraische Formel sieht folgendermaßen aus:

$$U_s = |\Sigma (U_a - U_d)| - |\Sigma (T_a - T_d)$$

U_s = Verschiebung in Richtung des spirituellen Universalismus
U_a = Gestiegene Übereinstimmung mit der Aussage, die sich auf den spirituellen Universalismus bezieht
U_d = Gesunkene Übereinstimmung mit der Aussage, die sich auf den spirituellen Universalismus bezieht
T_a = Mehr Übereinstimmung mit der traditionellen Aussage
T_d = Weniger Übereinstimmung mit der traditionellen Aussage

Das folgende hypothetische Beispiel soll zeigen, wie sich dieser Index im Einzelfall berechnen ließe. Nehmen wir zum Beispiel an, daß die RBI-Antworten eines Befragten wie folgt lauten (dabei gilt + = mehr Übereinstimmung, — = weniger Übereinstimmung und 0 = keine Veränderung):

Item	1	2	3	4	5	6	7	8	9	10	11	12
Antwort	+	—	+	—	+	0	—	—	+	—	+	—

Wir teilen die Aussagen zunächst in zwei Grundkategorien ein, und zwar in universale und traditionelle:

	Universal						*Traditionell*					
Item	1	3	4	5	9	12	2	4	7	8	10	11
Antwort	+	+	+	0	+	—	—	—	—	—	—	+

Für das universale Itembündel steht die Formel (4 — 1) = 3, während für das traditonelle Itembündel (1 — 5) = — 4 gilt. Wenn wir die absolute Differenz *zwischen* diesen verschiedenen Werten nehmen, erhalten wir /3/—/—4/=7. Somit würden die Antworten dieser Person ein Muster zeigen, das eine Neigung zu größerer Übereinstimmung mit Items andeutet, die dem spirituellen Universalismus entsprechen, und weniger Übereinstimmung mit den traditionellen, was zu einer Netto-Verschiebung von +7 in Richtung des spirituellen Universalismus führen würde.

Das also sagen uns diese Zahlen. Welche Schlüsse können wir daraus ziehen? Als erstes können wir aus den Werten der Tabelle ersehen, daß alle Kategorien der Befragten jetzt mehr dazu neigen, sich für den spirituellen Universalismus auszusprechen, als sie es früher getan haben. Da praktisch alle Befragten Mitglieder der IANDS sind, kommt dieses Ergebnis allerdings nicht ganz unerwartet. Für unsere Zwecke ist jedoch der *Unterschied* zwischen den Kategorien von wesentlichem Interesse. Sehen wir ihn uns als nächstes an.

Wenn Sie die Durchschnittswerte für jede Reihe anschauen (am rechten Rand von Tabelle 1), werden Sie erkennen, daß Menschen mit Nah-Todeserfahrung — aus allen Gruppen — am meisten dem spirituellen Universalismus zuneigen, gefolgt von den Überlebenden eines klinischen Todes und anderen, und zwar in dieser Reihenfolge. Dieser Unterschied ist statistisch signifikant ($p < .05$). Kurz, Menschen mit Nah-Todeserfahrung neigen, im Unterschied zu anderen Gruppen, ganz besonders dazu, den Items zuzustimmen, die sich für den spirituellen Universalismus aussprechen. Im Durchschnitt ist der Unterschied (zwischen Anhängern der großen christlichen Religionen und allen anderen) jedoch nicht signifikant.

Sehen Sie sich nun noch einmal genau die einzelnen Werte an. Betrachten Sie den Wert in der oberen rechten Ecke der Tabelle, dann haben Sie das wichtigste Ergebnis dieser Analyse vor Augen, das den Schluß bestätigt, der im vorigen Absatz gezogen wurde. Es sind ja eindeutig jene Menschen mit Nah-Todeserfahrung, die nicht den großen christlichen Religionen angehören, die eine extrem starke Neigung zeigen, sich für den spirituellen Universalismus auszusprechen. Tatsächlich können wir (wenn wir die Kolumne der Christen durchgehen) leicht erkennen, daß sie — egal ob mit Nah-Todeserfahrung oder ohne — etwa im gleichen Umfang Verschiebungen in Richtung des spirituellen Universalismus zeigen, nämlich zwischen 4.4 und 4.9 Punkten. Menschen ohne Nah-Todeserfahrung, die nicht zu den großen christlichen Religionen gehören, zeigen im Durchschnitt eine Verlagerung, die etwas niedriger liegt, nämlich zwischen 3.4 und 4.0. Aber jemand mit Nah-Todeserfahrung, der den großen christlichen Religionen nicht oder nicht mehr angehört, macht einen ungeheuren Sprung in Richtung des spirituellen Universalismus. (Die Relation ist hier ganz deutlich: $F = 4.12$, $p < .05$.)

TABELLE 2

Prozentuale Übereinstimmung mit den im RBI angeführten universalistischen spirituellen Ansichten, entsprechend dem Nah-Todesstatus

RBI-Items	Menschen mit Nah-Todeserfahrung (nur andere) n = 34	Menschen mit Nah-Todeserfahrung (alle) n = 76	Überlebende eines klinischen Todes ohne Nah-Todeserfahrung n = 30	Andere n = 66
1. Alle Religionen gleich	85.3	71.1	40.0	47.0
3. Leben nach dem Tod	91.2	85.5	53.3	62.1
5. Gebet	85.3	77.6	70.0	43.9
6. In der Kirche zu Hause	38.2	43.4	20.0	31.8
9. Gott in uns	94.1	80.3	60.0	48.5
12. Universale Religion	79.4	68.4	46.7	40.9
2. Himmel / Hölle	52.9	47.4	33.3	31.8
4. Kirchenbesuch	67.7	55.3	56.7	39.4
7. Reinkarnation	67.7	51.3	46.7	43.9
8. Jesus Christus	79.4	65.8	66.7	36.4
10. Kirchenmitglied	85.3	71.1	73.3	51.5
11. Bibel	55.9	39.5	40.0	21.2
Mittlere Zustimmung in Prozent	73.5	63.1	50.6	41.5

TABELLE 3

Häufigkeitszählungen für Menschen mit Nah-Todeserfahrung, die an der Omega-Studie beteiligt waren, zu einigen LCQ-Aussagen

LCQ-Items	SZ	Z	KV	A	SA
10. Spirituelle Dinge	22	0	4	0	0
11. Organisierte Religionen	4	7	7	3	5
18. Religiöse Gefühle	15	7	2	2	0
21. Höhere Macht	23	2	0	0	0
23. Heiligkeit des Lebens	19	4	3	0	0
30. Gebet	11	9	3	3	0
31. Reinkarnation	10	7	6	1	2
33. Gegenwart Gottes	20	5	1	0	0
35. Leben nach dem Tod	23	1	2	0	0

TABELLE 4

Vorstellungsveränderungen und Durchschnittswerte hinsichtlich PEI-Items (n = 25)*

Vorstellung	Z	KV	A	–X
Gott	15	10	0	2.00
Leben nach dem Tod	24	1	0	1.92
Außersinnliche Wahrnehmung	16	9	0	1.92
Out-of-Body-Experiences	23	2	0	1.80
Geistheilen	21	3	1	1.52
Geist-Führer	17	8	0	1.08
Reinkarnation	15	6	4	0.32
Dämonische Besessenheit	9	10	6	0.04
Astrologie	8	10	7	–0.36

* Eine der Befragten hat die Instruktionen falsch ausgelegt; daher wurde ihre Antwort aus dieser Tabelle gestrichen.

TABELLE 5

Ausgewählte Vergleichswerte aus Greysons Studie über außergewöhnliche psychische Phänomene

Variable	Werte vor der Nah-Todeserfahrung in Prozenten	Werte nach der Nah-Todeserfahrung in Prozenten	p*
ASW-Erfahrungen im wachen Zustand	24.6	55.1	<.0001
ASW-Träume	18.8	33.3	NS
Out-of-Body-Experiences	11.6	43.5	.0001
Begegnung mit Erscheinungen	13.0	44.9	.0001
Wahrnehmung von Auren	11.6	33.3	.0015
Kommunikation mit den Toten	11.6	27.5	NS
Déjà-vu-Erlebnisse	48.5	60.3	NS
Mystische Erfahrungen	23.2	59.4	<.0001
Wöchentliche Wiederholung bestimmter Träume	36.8	63.2	<.0021
Meditation	21.7	50.0	.0026

* Die Werte in dieser Kolumne geben die Wahrscheinlichkeitsquote an, mit der der Unterschied zufällig zustande gekommen sein könnte. Beispielsweise bedeutet a p = .0001, daß ein solcher Unterschied nur in einem von zehntausend Fällen zufällig auftreten würde. NS bedeutet, der Unterschied könnte so oft zufällig vorgekommen sein, daß er statistisch nicht als *wirklicher* Unterschied angesehen werden kann.

TABELLE 6

Ausgewählte Vergleichswerte aus Kohrs Studie über außergewöhnliche psychische Phänomene

Variable	Menschen mit Nah-Todes-erfahrung	Überlebende eines klinischen Todes	Andere	Signifikanz
Arten von Psi-/psi-ähnlichen Erfahrungen	7.20	5.95	5.51	Ja
Gesamtzahl der Psi-/psi-ähnlichen Erfahrungen	34.80	27.38	25.00	Ja
Häufigkeit von mystischen Erfahrungen	3.27	2.84	2.52	Ja
Häufigkeit von ungewöhnlichen Traumzuständen*	9.30	10.29	9.97	Ja
Häufigkeit von Meditation*	1.83	2.20	2.13	Ja

* Bei diesen Variablen zeigt ein niedriger Wert eine große Häufigkeit an.

ANHANG IV

Die Internationale Vereinigung für Nah-Todesforschungen

(The International Association for Near-Death Studies — IANDS)

Seit ihrer Gründung im Dezember 1980 ist die IANDS ein Zentrum für die Erforschung von Nah-Todeserfahrungen und damit zusammenhängenden Phänomenen. Die IANDS, deren Domizil nahe der University of Connecticut liegt, möchte sowohl Fachleuten als auch Laien dienen, die sich für die Nah-Todesforschung und eine vernünftige Anwendung aller damit verbundenen Informationen interessieren. Die wesentlichen Ziele der IANDS sind:

1. Wissen über Nah-Todeserfahrungen und ihre Bedeutung weiterzugeben.
2. Forschungen, die sich mit der Nah-Todeserfahrung und mit ihr zusammenhängenden Phänomenen befassen, anzuregen und zu unterstützen.
3. Die Übermittlung von Ergebnissen der Nah-Todesforschung an Institutionen wie Krankenhäuser, Heime und Bestattungsunternehmen sowie die Unterstützung von diese Erkenntnisse weitergebenden Fortbildungsveranstaltungen.
4. Lokale Gruppen zu bilden und Menschen mit Nah-Todeserfahrung, deren Familien und andere, die an Nah-Todeserfahrungen interessiert sind, zu unterstützen.
5. Internationale Symposien, Kongresse und andere Veranstaltungen, die sich mit der Nah-Todeserfahrung und ihrer Bedeutung befassen, zu unterstützen.
6. Eine Bibliothek und ein Archiv für Material über Nah-Todeserfahrungen zu unterhalten.

Mehr als 700 Personen aus praktisch allen Bundesstaaten der USA und vielen Ländern der ganzen Welt sind Mitglieder der IANDS und nehmen an ihren Aktivitäten teil. Die IANDS gibt für ihre Mitglieder *Vital Signs*, ein vierteljährliches Informationsblatt, heraus und veröffentlicht außerdem für alle, die sich für die Nah-Todesforschungen interessieren, halbjährlich ein Fachjournal: *Anabiosis – The Journal for Near-Death Studies.*

Wenn einer meiner Leser daran interessiert sein sollte, der IANDS beizutreten, oder wenn er mehr über ihre Arbeit wissen möchte, dann kann er kostenlos Informationsmaterial unter folgender Adresse anfordern:

IANDS
Box U-20
University of Connecticut
Storrs, CT 06 268

Die IANDS ist außerdem telefonisch zu erreichen unter der Nummer (203) 486-4170.

Dank

Jedes Buch entsteht in Zusammenarbeit mit anderen, egal wer als Autor zeichnet; das vorliegende Werk bildet da keine Ausnahme. An dieser Stelle möchte ich nur einigen wenigen der vielen danken, die mir, wissentlich oder unwissentlich, auf meinem Weg zu Omega geholfen haben.

Die Liste wird angeführt von meinen Mitarbeitern im »Nah-Todeshotel«, die mich auf die verschiedenste Weise bei Vorbereitung und Entstehen des Manuskripts unterstützt haben — allen voran Norma Kraenzle, deren Liebe (und Kritik) manchmal mehr waren, als ich zu verdienen glaubte. Dank schulde ich auch Steve Straight für unsere vielen anregenden Diskussionen über Nah-Todeserfahrungen. Maria Castedo danke ich nicht nur, weil sie meine oft rücksichtslose Art stets freundlich toleriert hat, sondern auch für die mühsame Erstellung von Tabellen und die Überprüfung einiger Daten. Außerdem war sie mir eine unschätzbare Hilfe bei der Sichtung des Materials.

Den größten Teil des Buches habe ich geschrieben, nachdem ich mich von der University of Connecticut hatte beurlauben lassen. Während dieser Zeit war ich auch von meiner administrativen Arbeit für IANDS, der International Association for Near-Death Studies, befreit. Das war nur möglich dank dem Entgegenkommen vor allem zweier Menschen: Nancy Evans Bush, unserer Geschäftsführerin, die jede Störung von mir fernhielt, und Bruce Greyson von der University of Michigan, der die Präsidentschaft von IANDS übernahm, solange ich an dem Buch arbeitete.

Bruce ist einer — wenn auch vielleicht der erste — meiner vielen Kollegen, mit dem ich meine Arbeit im Laufe ihrer Entstehung diskutieren konnte, und dafür möchte ich ihm sehr herzlich danken. Weiter möchte ich an dieser Stelle, auch wenn die Liste bei weitem nicht vollständig sein wird, Michael Grosso, Charles Flynn, Raymond Moody, John Audette, Mineda McCleave und Boyce Batey erwähnen. Außerdem möchte ich Caroline Myss danken für die gründliche Durchsicht des Manuskripts und ihre kritischen Anmerkungen, die sehr nützlich waren. Und schließlich spreche ich meinem Freund Tom Penrose, der mich mehr beeinflußt hat, als er ahnt, meinen Dank und meine Liebe aus.

Aus irgendwelchen mir unbekannten Gründen scheint es nicht üblich zu sein, dem Agenten für seine Dienste zu danken. Meine Agentin ist ein Juwel, und ich möchte, daß sie das weiß. Herzlichen Dank also an Sallie Gouverneur für ihre Unterstützung und Ermutigung. Meiner Verlegerin Alison Brown Cerier danke ich ebenfalls sehr für die vielen Verbesserungen des Manuskripts. Und für eine ganz andere Art der Unterstützung gilt mein Dank der Academy of Religion and Psychical Research, die mir eine kleine Beihilfe gewährt hat, um die Kosten für einige der Forschungen, von denen in diesem Buch berichtet wird, abzudecken.

Kein Buch würde je das Licht der Welt erblicken, ohne die Arbeit der vielen Schreibkräfte und (heutzutage) Computerfachleute. Auch sie möchte ich an dieser Stelle nennen: Sandy English, die das Originalmanuskript geschrieben hat, sowie die stets zuverlässigen und freundlichen Mitarbeiterinnen von der Parousia Press: Carolyn Lemire und Dara Palmer, die das Abtippen besorgten, sowie Elaine Venty, die die Daten für den Anhang aufbereitet hat.

Zum Schluß möchte ich natürlich den vielen hundert Menschen mit Nah-Todeserfahrungen danken, deren Leben während der vergangenen sechs Jahre auch mein Leben gewesen ist. Viele von ihnen haben Sie durch dieses Buch kennengelernt und verstehen daher vielleicht, daß zwischen ihnen und mir eine besondere Beziehung besteht. Ich habe von ihnen mehr gelernt, als ich je zum Ausdruck bringen kann, und ich hoffe, ihnen, wenigstens bildlich gesprochen, viele Leben lang das, was sie mich in diesem einen Leben gelehrt haben, zurückgeben zu können. Und ich kann auch nur hoffen, daß es mir gelungen ist, die Erkenntnisse, die sie mir während der vergangenen Jahre anvertraut haben, in diesem Buch in angemessener Weise zu vermitteln. Der Versuch, Sprachrohr zu sein für jene, die nicht selbst Bücher schreiben, ist mir das größte Anliegen gewesen.

Literaturverzeichnis

Aurobindo, Sri, *The Mind of Light*, New York 1971.

—, *Das göttliche Leben*, 3 Bde., Gladenbach/Hessen 1974/5.

Becker, Carl, »Out of Their Bodies or Out of Their Minds? On the Extrasomaticity of the OBE's«, Teil I, in: *Journal of Religion and Psychical Research*, Nr. 6, 1983, S. 86-93.

Bentov, Itzhak, *Töne — Wellen — Vibrationen. Quantität und Qualität des Bewußtseins*, München 1984.

Bucke, Richard M., *Die Erfahrung des kosmischen Bewußtseins. Eine Studie zur Evolution des menschlichen Geistes*, Freiburg i.Br. 1975.

Dean, Stanley, »Metapsychiatry: The Confluence of Psychiatry and Mysticism«, in: S.D. (Hrsg.), *Psychiatry and Mysticism*, Chicago 1975, S. 3-18.

Dippong, Joseph F., »Dawn of Perception«, in: *CHIMO*, Nr. 8, 1982, S. 31-37.

Everett, H., III., »›Relative State‹ Formulation of Quantum Mechanics«, in: *Reviews of Modern Physics*, Nr. 29, 1957, S. 454-462.

Ferguson, Marilyn, *Die sanfte Verschwörung. Persönliche und gesellschaftliche Transformation im Zeitalter des Wassermanns*, München 1984.

Gallup, George/Proctor, William, *Begegnungen mit der Unsterblichkeit. Erlebnisse im Grenzbereich zwischen Leben und Tod*, München 1983.

Giovetti, P., »Near-Death and Deathbed Experiences: An Italian Survey«, in: *Theta*, Nr. 10, 1982, S. 10-13.

Goleman, Daniel, »The Buddha on Meditation and States of Consciousness«, in: C. Tart (Hrsg.), *Transpersonal Psychologies*, New York 1975, S. 203-230.

Goodman, J., *We are the Earthquake Generation*, New York 1979.

Grey, Margot, »Beyond Death: The Near-Death Experience«, Master's thesis in humanistic psychology, Antioch University (England) 1983.

Greyson, Bruce, »Near-Death Experiences and Attempted Suicide«, in: *Suicide and Life Threatening Behavior*, Nr. 11, 1981, S. 10-16.

–, »Near-Death Studies, 1981-1982: A Review«, in: *Anabiosis*, Nr. 2, 1982, S. 150-158.

–, »Increase in Psychic and Psi-Related Phenomena Following Near-Death Experiences«, in: *Theta* (demnächst).

Grof, Stanislav, *Topographie des Unbewußten. LSD im Dienst der tiefenpsychologischen Forschung*, Stuttgart ²1983.

Grosso, Michael, »Toward an Explanation of Near-Death Phenomena«, in: *Journal of the American Society for Psychical Research*, Nr. 75, 1981, S. 37-60.

Hampe, Johann Ch., *Sterben ist doch ganz anders. Erfahrungen mit dem eigenen Tod*, Gütersloh 1983.

James, William, *Die Vielfalt religiöser Erfahrung*, Olten 1979.

Joy, William Brugh, *Weg der Erfüllung. Die heilenden Körperenergien erfahren*, Interlaken 1984.

Kohr, Richard, »Near-Death Experience and Its Relationship to Psi and Varied Altered States«, in: *Theta*, Nr. 10, 1982, S. 50-53.

Krishna, Gopi, *Die neue Dimension des Yoga*, Bern und München 1975.

–, *Höheres Bewußtsein. Die evolutionäre Kundalini-Kraft*, Freiburg i.Br. 1975.

–, *Kundalini. Erweckung der geistigen Kraft im Menschen*, Bern und München 1983.

–, *Die geistige Kraft in Mensch und Kosmos. Kundalini, ein Mythos wird entschleiert, die umfassende Bedeutung der »Schlangenkraft«*, Stuttgart 1984.

–, *Über Bewußtseinserweiterung, Meditation und Yoga. Illusionen, Selbsttäuschung, Wirklichkeit*, Stuttgart 1984.

McCleave, M., »Kundalini, Headaches and Biofeedback«, in: *Spiritual India and Kundalini*, Nr. 2, 1978, S. 19-24.

Martin, W., »Waiting for the End«, in: *The Atlantic Monthly*, Juni 1982, S. 31-37.
Moody, Raymond, jr., *Leben nach dem Tod*, Reinbek 1977.
—, *Nachgedanken über das Leben nach dem Tod*, Reinbek 1978.
Motoyama, Hiroshi, *Science and the Evolution of Consciousness*, Brookline, Mass., 1978.
—/Brown, Rande, *Chakra-Physiologie. Die subtilen Organe des Körpers und die Chakra-Maschine* . . ., Freiburg i.Br. 1980.

Noyes, R., jr., »Panoramic Memory«, in: *Omega*, Nr. 8, 1977, S. 181-193.

Osis, Karlis/Haraldsson, Erlendur, *Der Tod — ein neuer Anfang. Visionen und Erfahrungen an der Schwelle des Seins*, Freiburg i.Br. 1982.

Parrish-Harra, Carol, *A New Age Handbook on Death and Dying*, Marina del Rey, Calif., 1982.
—, *Messengers of Hope*, Black Mountain, N.C., 1983.
Pasarow, Reinee, »Death — My Luminous Journey«, in: *Fate*, Nr. 35, August 1982, S. 65-69.
Patanjali, *Die Wurzeln des Yoga*, Bern und München 1976 u.ö.
Prabhavananda, Swami/Isherwood, Christopher, *How to Know God: The Yoga-Aphorisms of Patanjali*, New York 1969.

Rama, »The Awakening of Kundalini«, in: John White (Hrsg.), *Kundalini, Evolution and Enlightenment*, Garden City, N.Y., 1979, S. 27-47.
Ring, Kenneth, *Life at Death*, New York 1980.
—, »Paranormal and Other Non-ordinary Aspects of Near-Death Experiences«, in: *Essence*, Nr. 5, 1981, S. 33-41.
—, »Precognitive and Prophetic Visions in Near-Death Experiences«, in: *Anabiosis*, Nr. 2, 1982, S. 47-74.
—, *Near-Death Studies: A New Area of Consciousness Research*, Storrs, Conn., 1982.
—/Franklin, Stephen, »Do Suicide Survivors Report Near-Death Experiences?«, in: *Omega*, Nr. 12, 1981/2, S. 191-208.
Rivard, Pamela, *A Comparision of Near-Death Experience and Religious Experience*, Storrs, Conn., Univ. of Conn. term paper.

Robinson, John T., »Man, Evolution and Society«, in: *Indiana Historical Society Lectures, 1973-1974*, Indianapolis 1974.
—, »Man, Morals and Metaevolution«, in: *Central Issues in Anthropology*, Nr. 2, 1980, S. 69-87.
Russell, Peter, *Die erwachende Erde*, München 1984.
Sabom, Michael, *Erinnerungen an den Tod*, München 1983.
Sannella, Lee, *Kundalini — Psychose oder Transzendenz?*, München 1983.
Sheldrake, Rupert, *Das schöpferische Universum. Die Theorie des morphogenetischen Feldes*, München 1983.

Tanous, Alex, *Beyond Coincidence*, Garden City, N.Y., 1976.
Teilhard de Chardin, Pierre, *Das Auftreten des Menschen*, Olten [2]1965.
Twemlow S./Gabbard, G./Jones, F., »The Out-of-Body-Experience: A Phenomenological Typology Based on Questionnaire Responses«, in: *American Journal of Psychiatry*, Nr. 139, 1982, S. 450-455.

Vicchio, S., »Near-Death Experiences: A Critical Review of the Literature and Some Questions for Further Help«, in: *Anabiosis*, Nr. 1, 1981, S. 66-87.
Visuddhimagga, Kandy, Sri Lanka, 1975.

White, John, *Pole Shift*, Garden City, N.Y., 1980.
—, »Jesus, Evolution, and the Future of Humanity«, Teil 1, in: *Science of Mind*, Septemper 1981, S. 8-17.
— (Hrsg.), *Kundalini, Evolution and Enlightenment*, Garden City, N.Y., 1979.
— /Krippner, Stanley (Hrsg.), *Future Science*, Garden City, N.Y., 1977.
Wilber, Ken, *Halbzeit der Evolution. Der Mensch auf dem Weg vom animalischen zum kosmischen Bewußtsein. Eine interdisziplinäre Darstellung der Entwicklung des menschlichen Geistes*, Bern und München 1984.

Zohar, D., *Through the Time Barrier*, London 1982.
Zukav, Gary, *Die tanzenden Wu Li Meister. Der östliche Pfad zum Verständnis der modernen Physik: Vom Quantensprung zum Schwarzen Loch*, Reinbek 1981.

Personen- und Sachregister

A

B

I

J

K

L

Sachbuch

Gibt es ein Leben nach dem Tod?

Als Band mit der Bestellnummer 10 086 erschien:

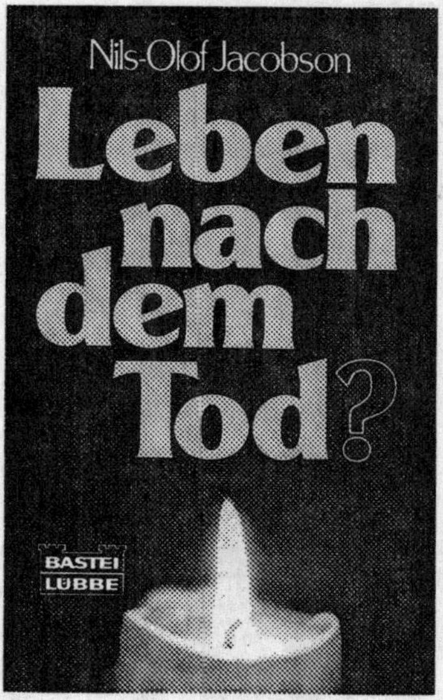

Was geschieht im Augenblick des Todes? Gibt es nach dem Tod des Gehirns noch irgendeine Form von Bewußtsein? Fragen aus dem Grenzbereich menschlichen Wissens, die Nils-Olof Jacobsen in seinem Buch beantwortet.